国家卫生和计划生育委员会"十三五"规划教材

全国高等学校教材

供 麻 醉 学 专 业 用

疼痛诊疗学 第4版

Pain Medicine

主　编　郭　政　王国年

副主编　熊源长　曹君利　蒋宗滨

U0208084

编　委　(以姓氏笔画为序)

王　彬 (重庆医科大学附属第一医院)　　　张达颖 (南昌大学第一附属医院)

王国年 (哈尔滨医科大学附属肿瘤医院)　　欧册华 (西南医科大学附属医院)

王祥瑞 (上海交通大学医学院附属仁济医院)　袁红斌 (第二军医大学长征医院)

王清义 (牡丹江医学院红旗医院)　　　　郭　政 (山西医科大学)

申　文 (徐州医科大学附属医院)　　　　曹君利 (徐州医科大学)

冯　艺 (北京大学人民医院)　　　　　　蒋宗滨 (广西医科大学第一附属医院)

刘金锋 (哈尔滨医科大学附属第二医院)　　傅志俭 (山东省立医院)

刘靖芷 (天津医科大学第二医院)　　　　鄢建勤 (中南大学湘雅医院)

杨建新 (山西医科大学第二医院)　　　　熊源长 (第二军医大学长海医院)

何睿林 (广西医科大学第一附属医院)

秘　书　张林忠 (山西医科大学第二医院)

人民卫生出版社

图书在版编目（CIP）数据

疼痛诊疗学/郭政,王国年主编.—4版.—北京:人民
卫生出版社,2016
　全国高等学校麻醉学专业第四轮规划教材
　ISBN 978-7-117-22563-2

　Ⅰ.①疼…　Ⅱ.①郭…②王…　Ⅲ.①疼痛-诊疗-
高等学校-教材　Ⅳ.①R441.1

　中国版本图书馆 CIP 数据核字(2016)第 100994 号

人卫社官网　www.pmph.com	出版物查询,在线购书
人卫医学网　www.ipmph.com	医学考试辅导,医学数据库服务,医学教育资源,大众健康资讯

疼痛诊疗学
第 4 版

主　　编:郭　政　王国年
出版发行:人民卫生出版社（中继线 010-59780011）
地　　址:北京市朝阳区潘家园南里 19 号
邮　　编:100021
E－mail:pmph @ pmph.com
购书热线:010-59787592　010-59787584　010-65264830
印　　刷:中农印务有限公司
经　　销:新华书店
开　　本:850×1168　1/16　印张:16
字　　数:430 千字
版　　次:2000 年 6 月第 1 版　　2016 年 6 月第 4 版
　　　　　2024 年 1 月第 4 版第 12 次印刷（总第 30 次印刷）
标准书号:ISBN 978-7-117-22563-2/R・22564
定　　价:42.00 元

打击盗版举报电话:010-59787491　E-mail:WQ @ pmph.com
（凡属印装质量问题请与本社市场营销中心联系退换）

全国高等学校麻醉学专业规划教材，是国家教育部《面向 21 世纪麻醉学专业课程体系和教学内容改革研究》课题的重要组成部分，2000 年、2005 年和 2011 年分别出版了第一轮、第二轮和第三轮，为我国麻醉学的发展作出了重要贡献。为适应我国高等医学教育改革的发展和需要，在广泛听取前三版教材编写及使用意见的基础上，2015 年 4 月，全国高等学校麻醉学专业第四届教材编审委员会成立，讨论并确立本科麻醉学专业本轮教材种类及编委遴选条件等。全国一大批优秀的中青年专家、学者、教授继承和发扬了老一辈的光荣传统，以严谨治学的科学态度和无私奉献的敬业精神，积极参与本套教材的修订与编写工作，并紧密结合专业培养目标、高等医学教育教学改革的需要，借鉴国内外医学教育的经验和成果，不断创新编写思路和编写模式，不断完善表达形式和内容，不断追求提升编写水平和质量，努力实现将每一部教材打造成精品的追求，以达到为专业人才的培养贡献力量的目的。

第四轮教材的修订和编写特点如下：

1. 在广泛听取全国读者的意见，深入调研教师与学生的反映与建议基础上，总结并汲取前三轮教材的编写经验和成果，进行了大量的修改和完善。在充分体现科学性、权威性的基础上，科学整合课程，实现整体优化，淡化学科意识，注重系统科学。全体编委互相学习，取长补短，通盘考虑教材在全国范围的代表性和适用性。

2. 依然坚持教材编写"三基、五性、三特定"的原则。

3. 内容的深度和广度严格控制在教学大纲要求的范畴，精练文字，压缩字数，力求更适合广大学校的教学要求，减轻学生的负担。

4. 为适应数字化和立体化教学的实际需求，本套规划教材除全部配有网络增值服务外，还同步启动编写了具有大量多媒体素材的规划数字教材，以及与理论教材配套的《学习指导与习题集》，形成共 7 部 21 种教材及配套教材的完整体系，以更多样化的表现形式，帮助教师和学生更好地学习麻醉学专业知识。

本套规划教材将于 2016 年 6 月全部出版发行，规划数字教材将于 2016 年 9 月陆续出版发行。希望全国广大院校在使用过程中，能够多提宝贵意见，反馈使用信息，以逐步修改和完善教材内容，提高教材质量，为第五轮教材的修订工作建言献策。

为适应高等医学教育事业信息化、数字化步伐，进一步满足院校教育改革需求和新时期麻醉学专业人才培养需要，全国高等学校麻醉学专业第四届教材编审委员会和人民卫生出版社在充分调研论证的基础上，在全国高等学校麻醉学专业第四轮规划教材建设同时启动首套麻醉学专业规划数字教材建设。全套教材共7种，以第四轮规划教材为蓝本，借助互联网技术，依托人卫数字平台，整合富媒体资源和教学应用，打造麻醉学专业数字教材，构建我国麻醉学专业全媒体教材体系。

本套数字教材于2015年7月31日召开了主编人会，会议确定了在充分发挥纸质教材优势的基础上，利用新媒体手段高质量打造首套麻醉学专业数字教材。全部纸质教材编写团队均参与数字教材编写，并适当补充懂技术、有资源的专家加入编写队伍，组成数字教材编写团队。2015年年底前，全套教材均召开了编写会，确定了数字教材的编写重点与方向，各教材主编认真把握教材规划，全体编委高度重视数字教材建设，确保数字教材编写的质量。

本套数字教材具有以下特点：

1. 坚持"三基、五性、三特定"的编写原则，发挥数字教材优势，服务于教育部培养目标和国家卫生计生委用人需求，并紧密结合麻醉学专业教学需要与特点，借鉴国内外医学教育的经验特点，创新编写思路及表达形式，力求为学生基础知识掌握与临床操作能力培养创造条件。

2. 创新媒体形式，融合图片、视频、动画、音频等多种富媒体形式，使教材完成从纸质向全媒体转变。全新的数字教材支持个人电脑、平板电脑、手机等多种终端，在满足一般的阅读学习需求外，还可实现检索、测评、云笔记、班级管理等功能。

3. 数字教材可不断地优化及更新。数字教材具有数字产品的优势，支持内容的更新发布和平台功能的优化升级，期望紧跟时代的发展，为广大读者提供更加优质的服务及用户体验。

全国高等学校麻醉学专业规划数字教材在编写出版的过程中得到了广大医学院校专家及教师的鼎力支持，在此表示由衷的感谢！希望全国广大院校和读者在使用过程中及时反馈宝贵的使用体验及建议，并分享教学或学习中的应用情况，以便于我们进一步更新完善教材内容和服务模式。

国家级医学数字教材

国家卫生和计划生育委员会"十三五"规划数字教材

全国高等学校本科麻醉学专业规划数字教材

疼痛诊疗学

Pain Medicine

主　　编　郭　政　傅志俭

副主编　熊源长　曹君利　蒋宗滨　冯　艺

编　　委　（以姓氏笔画为序）

王　彬（重庆医科大学附属第一医院）　　　邹　最（第二军医大学长征医院）

王国年（哈尔滨医科大学附属肿瘤医院）　　张　冉（北京大学人民医院）

王祥瑞（上海交通大学医学院附属仁济医院）　张达颖（南昌大学第一附属医院）

王清义（牡丹江医学院红旗医院）　　　　　欧册华（西南医科大学附属医院）

申　文（徐州医科大学附属医院）　　　　　袁红斌（第二军医大学长征医院）

冯　艺（北京大学人民医院）　　　　　　　郭　政（山西医科大学）

刘金锋（哈尔滨医科大学附属第二医院）　　曹君利（徐州医科大学）

刘靖芷（天津医科大学第二医院）　　　　　蒋宗滨（广西医科大学第一附属医院）

许　华（第二军医大学长海医院）　　　　　傅志俭（山东省立医院）

杨建新（山西医科大学第二医院）　　　　　鄢建勤（中南大学湘雅医院）

何睿林（广西医科大学第一附属医院）　　　熊源长（第二军医大学长海医院）

秘　　书　张林忠（山西医科大学第二医院）

规划教材目录

序号	书名	主编			副主编		
1	麻醉解剖学(第4版)	张励才			曹焕军	马坚妹	
2	麻醉生理学(第4版)	罗自强	闵苏		曹 红	刘菊英	张 阳
3	麻醉药理学(第4版)	喻 田	王国林		俞卫锋	杨宝学	张 野
4	麻醉设备学(第4版)	连庆泉			贾晋太	朱 涛	王晓斌
5	临床麻醉学(第4版)	郭曲练	姚尚龙		衡新华	王英伟	高 鸿
6	危重病医学(第4版)	邓小明	李文志		袁世荧	赵国庆	缪长虹
7	疼痛诊疗学(第4版)	郭 政	王国年		熊源长	曹君利	蒋宗滨

规划数字教材目录

序号	书名	主编			副主编			
1	麻醉解剖学	张励才	曹焕军		马坚妹	宋焱峰	赵志英	马 宇
2	麻醉生理学	罗自强	闵苏		曹 红	刘菊英	张 阳	汪萌芽
					顾尔伟	张良清		
3	麻醉药理学	王国林	喻 田		李 军	张马忠	董海龙	
4	麻醉设备学	连庆泉	李恩有		贾晋太	朱 涛	王晓斌	赵仁宏
					阮肖晖			
5	临床麻醉学	郭曲练	姚尚龙	于布为	王英伟	高 鸿	郑 宏	赵 晶
					戚思华			
6	危重病医学	李文志	袁世荧	邓小明	赵国庆	缪长虹	刘克玄	于泳浩
					张 蕊	思永玉		
7	疼痛诊疗学	郭 政	傅志俭		熊源长	曹君利	蒋宗滨	冯 艺

学习指导与习题集目录

序号	书名	主编			副主编		
1	麻醉解剖学学习指导与习题集(第3版)	张励才			赵小贞	王红军	
2	麻醉生理学学习指导与习题集	闵苏	张 阳	罗自强	曹 红	刘菊英	王凤斌
3	麻醉药理学学习指导与习题集	喻 田	王国林		俞卫锋	杨宝学	张 野
4	麻醉设备学学习指导与习题集	连庆泉	李恩有		贾晋太	朱 涛	王晓斌
					赵仁宏	阮肖晖	
5	临床麻醉学学习指导与习题集	郭曲练	姚尚龙	刘金东	郑 宏	李金宝	戚思华
6	危重病医学学习指导与习题集	李文志	朱科明	于泳浩	刘敬臣	思永玉	徐道妙
7	疼痛诊疗学学习指导与习题集	王国年	曹君利	郭 政	杨建新	王祥瑞	袁红斌

全国高等学校麻醉学专业第四轮规划教材

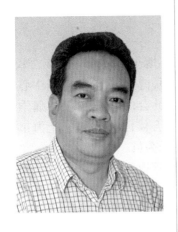

郭　政

男，1960年2月生于山西省太原市，英国利兹大学麻醉学博士学位（Ph. D.）。现任山西医科大学麻醉学教授、麻醉学系主任，山西医科大学第二医院麻醉科主任；兼任中国高等教育学会医学教育专业委员会麻醉教育学组副组长、中国医师协会麻醉学医师分会常委、中华医学会麻醉学分会常委、山西省麻醉医师协会会长、山西省欧美同学会副会长。

从事教学工作至今33年，创办山西医科大学麻醉学系。在器官损伤与保护的神经科学领域进行近20年的持续研究。培养博士、硕士研究生68人。主持完成国家自然科学基金项目四项，省、部委科研项目十余项。该研究领域与临床糖尿病和老年化对机体器官功能储备、易损性改变、器官损伤等密切相关，对糖尿病和老年患者的围术期安全、精准治疗、促进围术期康复等方面具有重要意义，相关研究结果发表于 *British Journal of Anaesthesia* 等国际学术刊物（32篇被SCI收录）和国内主要专业学术期刊。担任 *International Journal of Cardiology*、《中华麻醉学杂志》《国际麻醉学与复苏杂志》《临床麻醉学杂志》、*Journal of Anesthesia and Perioperative Medicine* 等刊物审稿专家、编委。

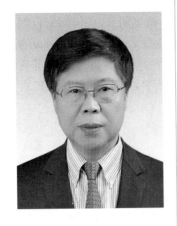

王 国 年

男，1964年2月出生于黑龙江省绥化市。现任黑龙江省医学科学院疼痛研究所所长，哈尔滨医科大学附属肿瘤医院副院长、麻醉科主任、疼痛科主任，主任医师、二级教授，博士生导师，中国抗癌协会肿瘤麻醉与镇痛专业委员会第二届候任主任委员、中华医学会麻醉学分会常务委员、中国医师协会麻醉学医师分会常务委员、中华医学会疼痛学分会委员、中国生理学会疼痛转化研究专业委员会委员、中国高等教育学会医学教育专业委员会麻醉教育学组理事，《中华麻醉学杂志》《中国疼痛医学杂志》《国际麻醉与复苏杂志》《哈尔滨医科大学学报》编委，*Journal of Clinical Anesthesia* 审稿专家，黑龙江省医师协会麻醉分会主任委员、黑龙江省抗癌协会肿瘤麻醉与镇痛专业委员会主任委员、黑龙江省医学会麻醉学分会副主任委员。

从事教学工作至今29年。近五年主持国家自然科学基金面上和省部级课题6项。以第一作者和通讯作者发表SCI收录论文21篇，累计影响因子46.5。获得黑龙江省高校、卫生计生委科技进步一等奖2项，获得黑龙江省政府科技进步二等奖2项。副主编《疼痛诊疗学》《肿瘤学概论》2部，参编《临床免疫学》《麻醉学新进展》2部。获得中国医师协会第九届中国医师奖、省杰出青年科学基金。

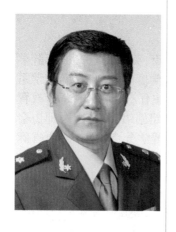

熊源长

男,1963年11月出生于安徽芜湖,博士学位。现任第二军医大学长海医院麻醉科教授,主任医师,博士生导师,疼痛中心主任。中国医师协会疼痛医师专业委员会,中华医学会疼痛学分会委员、上海医学会疼痛学专业委员会候任主任委员,上海市康复医学会疼痛康复专业委员会副主任委员。

从事教学工作31年。曾获军队医疗成果二等奖4项、三等奖1项,上海市科学技术三等奖1项,国际疼痛学会颁发的杰出贡献奖1项。参与申请并获得国家自然科学基金2项,省部级科研基金2项。主编专著1部,副主编专著1部,参编专著7部,在SCI收录及核心期刊发表专业论文60余篇。

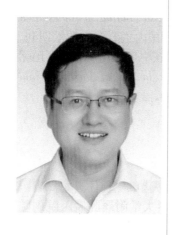

曹君利

男,1968年3月出生于江苏省邳州市。现任徐州医科大学麻醉学院院长,江苏省麻醉学重点实验室(麻醉学国家重点实验室培育建设点)主任。

从事麻醉学医疗、教学和科研工作22年。主要从事慢性疼痛的脑机制及疼痛-抑郁共病的神经生物学机制研究,获得国家自然科学基金重点课题等项目资助,研究成果发表在 PNAS, Journal of Neuroscience, Pain, Anesthesiology 等国际著名学术期刊,获得江苏省科技进步一、二等奖等。入选教育部长江学者特聘教授,国家"百千万人才工程"和国家"有突出贡献的中青年专家"。

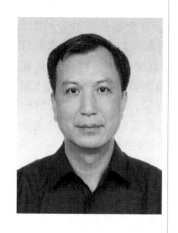

蒋宗滨

男,1962年7月生于广西玉林。现任广西医科大学第一附属医院疼痛科、西院手术麻醉科主任。中国医师协会疼痛医师专业委员会常委、世界疼痛医师协会中国分会常委、中国高等教育学会医学教育专业委员会麻醉教育学组理事、广西医学会理事、广西医学会疼痛学分会副主任委员、广西医师协会麻醉学医师分会副会长;担任《中华麻醉学杂志》《临床麻醉学杂志》《国际麻醉学与复苏杂志》《中国疼痛医学杂志》等十多本专业杂志编委。

从事麻醉学教学工作30多年,工作以来发表论文80余篇,其中SCI收录5篇;编写教材及专著19部;获省部级科研课题13项、科技进步奖5项。

　　《疼痛诊疗学》第 1～3 版由人民卫生出版社出版,并且作为全国高等学校教材使用多年,为麻醉学本科专业教育、教学提供了重要的支撑。随着临床医学的发展,疼痛诊疗工作逐步走向专业化。疼痛诊疗学相关的系统知识、理论和技能在临床医学和麻醉学专业本科阶段教育中的必要性和重要性日益凸显。《疼痛诊疗学》第 3 版于 2011 年出版,至今已使用 5 年。使用者反馈的信息令人鼓舞,同时,使用者也提出了不少建设性的修订建议。全国高等学校麻醉学专业第四届教材编审委员会和人民卫生出版社组织来自全国 19 所院校、医院的专家对《疼痛诊疗学》第 3 版进行了修订,在听取师生意见和建议的基础上编写完成了《疼痛诊疗学》第 4 版。

　　在前三版教材基础上,本次修订中保留了上一版的总体结构。对疼痛诊疗学有关疼痛的基础理论、临床特征、诊断和治疗方面内容进行了系统的修订和充实,修改部分约占第 3 版内容的 1/3。在修订过程中,本届编委专家对前 3 版编委(尤其是第 3 版教材全体编委)深感敬意。许多参加第 3 版教材编写工作的专家,因健康、年龄、工作和学科持续发展等原因,推荐其他专家参加第 4 版教材的修订和编写,对于他们在本次教材修订中的贡献,我们表示诚挚的感谢。在他们工作的基础上本次教材修订工作顺利进行。第 4 版《疼痛诊疗学》教材包括规划纸质教材、规划数字教材和学习指导与习题集。本教材主要使用对象为全国高等医学院校麻醉学专业本科医学生。第 4 版教材的启用恰逢我国"十三五"规划实施开局之年,希望本教材能够对未来五年麻醉学教育、教学提供更好的支撑和帮助。

　　《疼痛诊疗学》第 4 版的编写和出版得到了 19 位编者及其所在院校、医院的大力支持,在此致以真诚的感谢。希望广大师生和读者对本教材的不足之处提出宝贵意见,以便修订再版时进一步提高教材质量。

郭政　王国年

2016 年 5 月

目录

17

第一节　疼痛的概念与疼痛诊疗发展史

疼痛诊疗工作是现代临床医学的重要组成部分。疼痛诊疗学(pain medicine)是一门以诊断和治疗疼痛及各种疼痛性疾病为主要任务的新型临床医学科学;是临床医学特别是麻醉学发展进步的衍生科学。疼痛涉及外科、内科、神经科、妇产科、皮肤科和肿瘤科等许多临床学科的疾病,其诊断技术包括传统诊断学技术和电生理学、影像学技术,在此基础上,细胞、分子生物学技术应用于某些疼痛(如神经病理性疼痛)的诊断已近在咫尺。疼痛的治疗技术包括物理疗法、药物疗法、神经阻滞、中医针灸、心理治疗和手术治疗等多种方法。疼痛的微创介入治疗则是现代医学在疼痛治疗方面新的重要进步和内容。

一、疼痛的概念

(一) 疼痛的定义

疼痛(pain)是人类大脑对机体一定部位组织损伤或可导致组织损伤的刺激作用产生的一种不愉快的主观感觉。丧失意识的患者(如昏迷患者)对组织损伤或者伤害性刺激的反应称为伤害感受(nociception)。不论是疼痛还是伤害感受均可诱发机体产生代谢、内分泌、呼吸、循环、应激等功能改变。

疼痛的感觉是痛觉感受器受到伤害和病理刺激后通过神经冲动传导到大脑皮质层而产生的。生物学家认为引起疼痛的刺激易于造成组织的损伤,因此疼痛总是与组织损伤相关。临床工作中发现有些患者主诉疼痛,但是采用目前常规诊断检查尚不能发现组织损伤,这种情况通常需要进一步观察,其中一部分患者的症状可能是由目前常规技术难以探测到的病理改变所诱发。

国际疼痛研究学会(International Association for the Study of Pain, IASP)强调疼痛的主观性并且要与情绪因素相区分。疼痛的概念涉及躯体和内脏,同时包括反应成分,如动物或人体受到伤害性刺激时的逃避反应。因此,疼痛是一个复杂的神经活动,并且可能对正常生理功能产生影响,甚至威胁和损害人体健康。在人们尚没有完全掌握其病理规律之前,还难以对疼痛作出完整、确切的定义。

(二) 疼痛与疾病的关系

疼痛是许多疾病的常见或主要症状。如牙齿及牙龈疾病诱发的牙痛,胆石症引起的胆绞痛,肾和输尿管结石引起的肾绞痛,冠心病发作时的胸痛,脑肿瘤引起的头痛和晚期肿瘤的癌性疼痛等。2001 年 WHO 将疼痛列为继体温、呼吸、脉搏和血压之后的第五生命体征,可见疼痛的重要性。

疼痛不仅给患者带来躯体和精神上的影响，而且对中枢神经、循环、呼吸、内分泌、消化和自主神经等系统可能产生不良影响和导致病理改变，甚至严重影响患者的正常生活。患慢性疼痛时，疼痛不仅是疾病过程中伴随的症状，其本身就是一种疾病或综合征。因此，疼痛治疗应该是全面的，不仅要缓解疼痛，同时要治疗疾病本身及其产生的心理方面的改变。

二、疼痛诊疗发展史

疼痛诊疗学是人类长期同疾病、伤痛作斗争的经验总结与理论的深化。公元前 1500 年，古埃及就用大麻、罂粟等进行止痛。西方医学奠基人希波克拉底（Hippcrates，公元前 460—前 377）在《希波克拉底全集》中上千次描述到疼痛，并提到"哪里有疼痛，哪里就需要治疗；感到特别疼痛的地方就是有病情的地方"、"疼痛因为过冷过热、过量或不足而产生"。在我国，公元前 457—前 227 年，春秋战国时代的医书《黄帝内经》记载了针灸治疗头痛、耳痛、腰痛和胃痛等疼痛症状。在公元前 3 世纪，希腊哲学家 Theophrastus 第一次记载了阿片的应用。公元前 1 世纪，阿拉伯医师阿维森纳描述了用冷冻、分散引起疼痛的注意力和降低疼痛的敏感性等方法来缓解疼痛。

19 世纪末到 20 世纪初期，随着生物电和动作电位等重大科学发现，疼痛理论研究取得突飞猛进的进展，冯·弗雷（Maximilian Von Frey，1852—1932）和谢林顿（Charles Sherrington，1857—1952）提出了外周存在痛感受器的概念。1930—1940 年是现代疼痛治疗发展的重要阶段。1930 年，法国外科医师 Leriche 首先认为慢性疼痛是一种疾病状态。Woodbrige，Ruth，Mandlc，Rovenstine 和 Wertheim 等推荐应用神经阻滞术控制疼痛。1936 年，美国麻醉学家 Rovenstine 教授创建了疼痛门诊（pain clinic）。20 世纪 50 年代以后，世界各国相继设立了疼痛门诊或病室，开展了以神经阻滞为主要方法的疼痛治疗工作。约翰·博尼卡（John Bonica）于 1953 年编著出版 The Management of Pain，于 1960 年建立了世界上第一个"多学科疼痛门诊"，对疼痛治疗产生了重大影响。随后由 Fishman，Ballantyne，Rathmell 共同修订，出版 Bonica's Management of Pain，作为疼痛学教科书，以纪念约翰·博尼卡对世界疼痛医学的贡献。1965 年，Melzack 和 Wall 提出了有关机体对疼痛信号传导调控机制的"闸门学说"（gate control theory），提出痛觉信号在到达大脑皮质前正常情况下在脊髓内进行有效的突触前和突触后抑制性调控。"闸门学说"还预测在许多病理情况下，脊髓内抑制机制的削弱或者破坏可导致疼痛持续，甚至发展为慢性疼痛。"闸门学说"的提出，是学术界对疼痛及其调控机制认识进步的里程碑，同时开启了疼痛调控机制研究进入细胞分子时代的大门。中国科学家邹刚（1932—1999）和张昌绍（1906—1967）的研究发现，将微量吗啡注射到中脑导水管周围灰质可以产生明显的镇痛效应，这一工作开启了内源性阿片镇痛系统和痛觉下行抑制系统研究的序幕。在 20 世纪的 70—80 年代，大量研究证实了内源性痛觉下行抑制系统的存在，也发现了机体存在阿片受体和内源性阿片肽。如果说在 20 世纪 80 年代之前，大量关于疼痛的理论研究集中揭示了生理性疼痛的调控机制，而在 80 年代之后，人们对病理性疼痛特别是各种原因导致的慢性疼痛机制有了更为清晰的认识，其中典型的代表是 Woolf 等于 20 世纪 80 年代中期提出的慢性疼痛的中枢敏化理论。随着生命科学其他领域特别是神经科学、分子生物学以及脑功能成像的理论和技术研究的快速进步，越来越多的参与生理性和病理性疼痛调控的基因、分子/信号通路和脑区/神经环路被发现，这些发现极大地丰富了疼痛调控机制。

20 世纪 90 年代后期，疼痛诊疗工作更加普及，对疼痛发生机制、慢性疼痛治疗的研究更加深入，对疼痛医学教育更加重视。据美国疼痛学会 1991 年的调查，全美共有 299 所疼痛治疗机构，41 所多学科疼痛治疗中心。据日本 1992 年统计，全国 82 所大学医学院的附属医院大多数设有疼痛治疗门诊。目前,在美国、欧洲各国和日本,疼痛治疗被规定为医院的一项基本服务内容。随着现代医学的发展和临床经验的积累,对疼痛的认识也不断发展,疼痛已被现代医学列为继呼吸、脉搏、血压、体温之后的第五大生命体征。1999 年在维也纳召开的第九届世界疼痛大会上首次提出疼痛不仅是一种症状,也是一种疾病。2002 年在美国加利福尼亚州圣迭戈召开的第十届世界疼痛大会上,与会专家对"疼痛是一种疾病"已达成共识。从 1998年后,在不举行世界疼痛大会的年度举行疼痛专家研讨会,被命名为"Nth IASP Research Symposium"。1998—2000 年,重点讨论的专题有慢性疼痛的物理治疗、癌痛的有创治疗、神经源性疼痛的机制、幻肢痛、尿生殖源性疼痛及疼痛分子生物学、疼痛影像学研究和疼痛与记忆等。2001 年后,重点研究方向为脊髓损伤疼痛、灼伤痛的处理、癌痛病因研究、临终疼痛控制、慢性疼痛预防、神经源性疼痛与分娩关系、COX-2 抑制剂和肾脏关系、疼痛与文化、疼痛与抑郁等。2005 年 8 月 21—26 日,在澳大利亚举行的第 11 届世界疼痛大会上,重点分析了第三世界国家疼痛处理现状,非洲疼痛知识教育普遍缺乏,药物和医疗缺乏。在亚洲和拉丁美洲需进一步加强对疼痛知识的宣传教育,镇痛药物,尤其是阿片类药物用量不足。在世界范围内,弱势人群的疼痛治疗仍未得到保障。大会还重点交流了车祸后持续性颈痛的预测因素,根据 WHO 三阶梯镇痛原则处理儿童癌痛以及阿片类联合苯二氮䓬类药物对疼痛控制的影响等问题。无论是 2008 年 8 月在英国格拉斯哥召开的第 12 届世界疼痛大会,还是同年 5 月在韩国汉城召开的第 13 届世界疼痛医师协会(WSPC)大会,在功能性磁共振造影技术在疼痛的应用、认识疼痛的机制、抑制在疼痛放大与产生的作用、细胞素在疼痛的角色、疼痛记忆的消除、脊髓神经牵涉性疼痛等研究方面,都取得了新的进展。

从 20 世纪 50 年代开始,我国一些医院的麻醉科采用硬膜外阻滞治疗腰椎间盘突出症的腰背及下肢疼痛,用神经阻滞方法治疗三叉神经痛。20 世纪 70 ~ 90 年代是我国现代疼痛医学发展的重要阶段,上海生理研究所、北京医科大学神经研究所等单位开展了疼痛原理及针刺镇痛研究。80 年代以后,吉林、北京、天津、河北、山东、武汉、哈尔滨、广西、广东和上海等地的医学院校附属医院麻醉科相继建立了疼痛治疗中心或开设疼痛门诊。此后全国各地相继建立了各种形式的疼痛研究治疗机构并开展疼痛诊疗工作。1988 年,在河北省承德市召开了中华医学会麻醉学分会第一次全国疼痛治疗学术会议,同时成立了中华医学会麻醉学分会疼痛治疗学组,对我国疼痛医学的发展起到重要的促进作用。1989 年,原卫生部(89)12 号文件明确将麻醉科定为医院中的一级临床科室,业务范围包括临床麻醉、急救复苏与重症监测和疼痛治疗。此后全国各地二级以上医院纷纷成立疼痛门诊和病房。1992 年成立中华医学会疼痛学分会。2007 年在北京成立了世界疼痛医师协会中国分会。各种疼痛组织的建立,极大地推动了我国疼痛医学的发展,也为我国疼痛医学走出国门,与国际交流开辟了广阔途径。

在疼痛诊疗机构和学术发展的同时,学科建设、学术研究、疼痛医学教育和人才培养都取得了很大发展。20 世纪 80 年代,我国创建了麻醉学专业教育(本科),编著了全国高等学校《疼痛诊疗学》教材和原卫生部住院医师培养教材——《疼痛诊疗学》,为促进我国疼痛医学的发展,加快疼痛医学人才培养起到了重要作用。20 世纪 90 年代以后,我国无论在疼痛的基础研究,还是在疼痛的临床研究方面,都做了大量和富有成效的工作。在疼痛机制研究方面,神经病理性疼痛的研究及神经阻滞疗法、微创治疗、介入治疗和中西医结合疗法治疗慢性疼痛都达到或接近国际先进水平。在术后镇痛、分娩镇痛方面也得到快速发展。目前,全国越来越多的医院建立疼痛治疗门诊、中心和病房,从事疼痛诊疗工作的医疗队伍不断壮大。2007 年 7 月 16 日,原卫生部 227 号文件决定我国二级以上医院成立一级临床科室"疼痛科",这是我国疼痛医学发展的新的里程碑,标志着我国疼痛医学进入了一个新的专业化时代。

第二节 疼 痛 分 类

　　疼痛可涉及全身各部位、各系统器官和组织,引起疼痛的病因是多方面的,包括创伤、炎症、内脏的牵张、神经病变等。为了便于对疼痛的流行病学、病因、预后和治疗效果等各方面进行研究和临床诊断与治疗效果评估,对疼痛的分类应运而生。1994 年,国际疼痛研究会(IASP)制订了疼痛的五轴分类法,但由于方法比较复杂,难以被普及应用。而应用更为普遍的是根据疼痛发生部位、原因、性质及持续时间等进行的疼痛分类方法。

一、根据疼痛持续时间分类

　　根据疼痛的持续时间可分为急性痛(acute pain)和慢性非癌性疼痛(chronic non-cancer pain,CNCP)。急性痛的持续时间不超过 3 个月。慢性非癌性疼痛是指持续时间至少在 3 个月以上的非癌症引起的疼痛,包括肌肉骨骼源性疼痛(musculoskeletal pain)、神经病理性疼痛(neuropathic pain)、纤维组织性肌痛(fibromyalgia)、骨性关节炎(osteoarthritis)、风湿性关节炎(rheumatoid arthritis);不包括头痛、偏头痛、心绞痛、癌痛和特殊疾病引起的疼痛,如多发性硬化症(multiple sclerosis)。急性疼痛与慢性非癌性疼痛的临床特点如表 1-1 所述。

表 1-1　急性疼痛与慢性疼痛的临床特征

急 性 疼 痛	慢 性 疼 痛
由器官疾病所诱发预警信号	对机体无益
有明确的病因	无确定的病因
随着原发疾病治愈而消失	通常对多种治疗无明显疗效
属于阿片类药物适应证并且十分有效	阿片类药物疗效不佳
原发病症	继发病症

二、根据疼痛发生的系统和器官分类

　　可分为躯体痛、内脏痛和中枢痛。
　　1. **躯体痛(somatic pain)**　疼痛部位在躯体浅表部。躯体痛多为局部性,疼痛剧烈、定位清楚。如牙痛、肩周炎、膝关节炎等。
　　2. **内脏痛(visceral pain)**　疼痛位于深部,一般定位不准确,可呈隐痛、胀痛、牵拉痛或绞痛。如胆石症的胆绞痛、肾输尿管结石的肾绞痛、胃痛等。
　　3. **中枢痛(central pain)**　中枢痛主要指脊髓、脑干、丘脑和大脑皮质等中枢神经疾病所致疼痛,如脑出血、脑肿瘤、脊髓空洞症等引起的疼痛。

三、根据发生疼痛的躯体部位分类

　　可分为头痛、颌面部痛(或头、颜面和脑神经痛)、颈部痛、肩及上肢痛、胸痛、腹痛、腰及骶部痛、下肢痛、盆部痛、肛门及会阴痛等。每个部位的疼痛又包含各种疼痛性疾病或综合征。

四、根据疼痛的性质分类

1. 刺痛　又称第一疼痛、锐痛或快痛,其痛刺激冲动是经外周神经中的 Aδ 纤维传入中枢的。痛觉主观体验的特点是定位明确,痛觉产生迅速,消失也快,常伴有受刺激的肢体出现保护性反射,一般不产生明显的情绪反应。

2. 灼痛　又称第二疼痛、慢痛或钝痛,其痛觉信号是经外周神经中的 C 纤维传入的。其主观体验的特点是定位不明确,往往难以忍受。痛觉的形成慢,消失也慢。

3. 酸痛　又称第三疼痛,其痛觉冲动经外周神经中的 Aδ 纤维和 C 纤维传入。其主观体验的特点是痛觉难以描述,感觉定位差,很难确定痛源部位。

五、根据疼痛的原因分类

根据疼痛的原因分类主要有:创伤性疼痛、炎性疼痛、神经病理性疼痛、癌痛和精神(心理)性疼痛等。

1. 创伤性疼痛　创伤性疼痛主要是皮肤、肌肉、韧带、筋膜、骨的损伤引起的疼痛,如骨折、急性或慢性腰扭伤、肱骨外上髁炎、烧伤等。

2. 炎性疼痛　由于生物源性炎症、化学源性炎症所致的疼痛,如风湿性关节炎、类风湿关节炎、强直性脊柱炎等。

3. 神经病理性疼痛　神经病理性疼痛(neuropathic pain)是指发生于神经系统包括周围神经和中枢神经任何部位的神经病变和损害相关的痛觉过敏、痛觉异常所致的疼痛,如带状疱疹后神经痛、糖尿病性神经病变等。

4. 癌痛　癌痛(cancer pain)是由于肿瘤压迫使组织缺血、肿瘤浸润周围器官、神经引起的疼痛,常见于肝癌、胃癌、胰腺癌、胆管癌和恶性肿瘤骨转移的疼痛。

5. 精神(心理)性疼痛　精神(心理)性疼痛(psychogenic pain)主要是由于心理障碍引起的疼痛,往往无确切的病变和阳性检查结果,患者常主诉周身痛或多处顽固性痛。可伴其他心理障碍表现,如失眠、多梦、困倦等。

六、疼痛的五轴分类法

1994 年 IASP 制订的慢性疼痛五轴分类法(第 2 版)是根据疼痛产生的部位、病变的系统、疼痛发生的类型及特征、疼痛强度及疼痛发生原因五方面进行疼痛划分。例如剧烈的紧张性头痛,时间>6 个月的代码为 0. 3397C。

第三节　疼痛诊疗的范畴和意义

一、疼痛诊疗的范畴

疼痛诊疗的范畴是在医学发展和临床实践中形成并不断拓展的。疼痛诊疗的范畴包括慢性非癌性疼痛、急性疼痛、神经病理性疼痛、癌性疼痛。许多临床学科与疼痛相关的疾病或疼痛都可纳入临床疼痛诊疗的范畴,主要包括以下几方面。

（一）慢性非癌性疼痛

一般具有较长时间的慢性疼痛病史，主要包括：

1. 肌肉及软组织慢性疼痛 这类疼痛有肌筋膜炎、腱鞘炎、肩周炎和慢性腰肌劳损等。

2. 骨关节疼痛 常见的有膝关节炎、强直性脊柱炎、骶髂关节炎、风湿性关节炎、类风湿关节炎、痛风性关节炎、颈椎间盘突出症和腰椎间盘突出症等。

3. 创伤后慢性疼痛 严重创伤和术后疼痛如得不到及时有效的治疗，可迁移为慢性疼痛。

（二）急性疼痛

急性疼痛包括发病急速，无明显慢性疼痛病史的疼痛、手术创伤引起的术后疼痛、脏器疾病急性发作出现急性疼痛和分娩痛。

1. 急性创伤性疼痛 常见于外伤、急性腰扭伤、韧带拉伤、骨关节损伤和肌肉软组织损伤。

2. 术后疼痛 术后疼痛是指因手术创伤所造成的刀口及创面疼痛，不仅增加患者的痛苦，还可能影响患者全身生理功能和术后正常恢复。

3. 分娩痛 分娩痛是一种生理性疼痛，但分娩疼痛往往令产妇难以忍受，剧烈的疼痛亦可影响产妇和胎儿的生理功能。在我国，无痛分娩正在逐渐推广和普及。

4. 内脏痛 内脏痛必须明确诊断，不宜贸然进行疼痛处理，明确诊断后主要由疾病所属科室治疗原发疾病，如存在剧烈疼痛，药物治疗无效时，疼痛科可配合治疗。

5. 其他 急性脑出血、急性心肌梗死、主动脉夹层、张力性气胸、烧伤等均属于其他相关专科诊断与治疗。

（三）神经病理性疼痛

神经病理性疼痛是由神经系统损伤引起的一种慢性疼痛，例如三叉神经痛、带状疱疹后神经痛、雷诺综合征、血栓闭塞性脉管炎、糖尿病神经病变等，是临床常见的顽固的慢性疼痛。神经病理性疼痛具有病程长、反复发作、对一般镇痛治疗效果不好等特点，对患者的正常生活和健康影响较大。

（四）癌性疼痛

癌性疼痛属于混合性疼痛，主要为肿瘤浸润或压迫神经、重要脏器或骨转移引起的多原因疼痛，多为慢性病经过，亦可表现为暴发性疼痛。

此外，某些非疼痛性疾病，如面神经功能障碍、顽固性呃逆、不定陈述综合征等，采取以神经阻滞为主的综合治疗，有一定疗效。因此疼痛门诊也常常收治这类患者。

二、疼痛诊疗的意义

疼痛和其他疾病一样，影响机体健康。疼痛可能是某种严重疾病的症状，许多慢性疼痛给患者带来肉体和精神的影响，即影响患者的正常生活，使患者处于非健康状态或者疾病状态。对患者工作就业、社会活动、经济状况、家庭的安定产生影响，甚至患者失去生存信心，导致自杀。疼痛诊疗的意义在于安全、及时、有效和合理地诊断与控制疼痛，使患者恢复健康。目前医学的发展给大部分疼痛性疾病的治疗质量和治愈率带来明显的改善，尤其是疼痛治疗学的形成和发展、疼痛诊疗工作的专业化和职业化将对疼痛诊疗水平产生积极、持续的推进作用。

疼痛诊疗强调发病早期就医,明确诊断、采用针对性和综合性治疗。某些顽固的慢性疼痛,如神经病理性疼痛,通过早期综合治疗可能收到较好的疗效;如能对疼痛及其对健康的不良影响具有全面、足够的认识和重视,及时就医,得到科学治疗,绝大多数疼痛可得到及时诊断和有效治疗,避免次生伤害和不良后果。尽管 WHO 曾提出:到 2000 年之前为所有癌症患者提供镇痛、止痛治疗的目标。但是,人们对疼痛的认识仍存在误区,患者和一些医疗机构、医护人员对于疼痛的合理治疗,在认识和行动上距离对疼痛科学合理诊疗的目标存在差距。因此,必须加强宣传和教育,使人们认识到疼痛的危害和及时诊疗的重要性与必要性。认识到开展疼痛诊疗、缓解患者痛苦是医疗健康服务的一项重要任务,是医疗道德和现代医疗保健事业进步的体现。每一个临床医疗和护理工作者都应认识到,解除患者的疼痛是一项神圣的事业,要以积极的关怀态度对待每一位疼痛患者,及时、认真地诊断和进行有效的治疗,改善患者的生活质量。

第四节　疼痛诊疗常用技术

一、诊断技术

疼痛的诊断是依据主诉、病史、体征以及通过其他辅助检查、技术手段来判断疼痛本质和确定相关疾病或者病症名称的过程,是有效治疗疼痛的前提。诊断技术包括传统诊断学技术和电生理学、影像学技术,在此基础上,细胞、分子生物学技术越来越多地应用于某些疼痛(如神经病理性疼痛)的诊断。本教材第三章对疼痛的诊断以及目前常用技术进行了系统阐述。

二、治疗技术

随着对疼痛发病机制和病理特征有关知识认识的不断拓展,疼痛治疗更加有效和精准。关于对不同性质和不同病程疼痛的治疗采用何种治疗方案和选择哪种技术,本书进行了系统阐述。在治疗中应该按照安全、有效、方便、经济原则作出临床治疗决定。

第五节　疼痛诊疗中相关伦理

我国传统医学和国家医师法都强调"医德",即医师要有高尚的医德。随着社会的进步,医学科学的发展,人们对医学的认识已由单纯的生物学范畴,扩展到心理学、社会学等学科领域。医学模式由生物学模式转向生物-心理-社会医学模式。以患者为中心,以患者康复为宗旨的医疗服务体系正在形成。新的理念认为影响健康的因素除了与生物学因素有关以外,还与人们的性格特征、情绪、心理活动、社会和文化背景及受教育程度等多种因素有关。

疼痛作为许多疾病的症状和(或)一种疾病(如许多慢性疼痛本身就是一种疾病),不仅对患者的肉体产生伤害,往往伴随精神上的影响,并可能诱发各种异常心理活动;不仅影响患者本人的健康,还可能影响其家庭、亲友的正常生活。现代医学应该对疼痛给患者健康产生的影响从机体、心理和社会活动,即从生物学、心理学和社会学等多方位进行认识、关怀和援助。因此,疼痛治疗不仅是用药物和技术消除疼痛,治疗疾病,同时也是实践医学心理学、医学道德和医学伦理学的过程。

一、疼痛治疗中的道德规范

道德是社会活动中人们相互关系的行为准则和规范。一个人的善、恶、良心、谦和与礼让等都是道德的体现。道德是一定社会、一定阶层约束人们相互关系的个人行为原则和规范。任何社会、任何职业都有其道德规范。

医药卫生工作者的道德规范,是在职业活动中应遵守的行为准则。我国医德的基本原则是"救死扶伤,防病治病,实行社会主义的人道主义,全心全意为人民身心健康服务"。在疼痛治疗工作中必须遵守这一原则,认真贯彻执行医德规范,做到以患者为中心,关心同情患者,安全、有效地缓解患者的疼痛。

在我国卫生部发布的医德规范中明确规定,医务人员要尊重患者的人格与权利。在全部医疗诊治过程中向患者履行"告知义务",是医师尊重患者的核心体现。从人格上讲,患者与医务人员是平等的,但是患者是患有疾病或者有伤痛的人,医务人员应该尊重患者的人格和享有获得医治的权利。医务人员应把解除患者的痛苦,恢复患者的健康作为一种神圣的事业,全心全意地为患者的健康服务是医务人员高尚医德的体现。

二、疼痛治疗的伦理观

伦理学(ethics)是关于道德问题的一门古老科学,现代伦理学又授予它许多新的内容。伦理与道德有着密切的联系,伦理学简单地理解为在社会活动中,一个人应该具有的理念、品质、境界和遵守的道德规范。

疼痛是一种疾病。疼痛的感受不仅有肉体上的影响,还有心理的应激造成的创伤。比如,慢性疼痛,如晚期癌痛、神经病理性疼痛,不仅疼痛十分剧烈,而且往往长期折磨患者,甚至影响到个人的职业、家庭和生活,以致有些患者痛不欲生。作为医务人员,应怀着人与人平等的情感关怀和职责所在,给予患者专业的帮助,使患者尽早解除病痛,恢复健康。这就是医务人员的医德。医务人员在疼痛治疗中贯彻医学伦理,不仅要了解、掌握病情,及时治疗,还要充分了解患者的思想、要求、个人和家庭情况,进行心理治疗,给患者康复以信心和援助。

此外,在疼痛治疗过程中还要注意尊重患者的人格,保守患者的隐私,尊重患者了解病情、治疗措施、预后、医疗费用的权利。

三、告知义务和医患关系

医患关系是指治疗过程中医务人员与患者在交往中形成的社会性联系。医生与患者在就医和诊疗过程中,患者成为医生、护士服务的对象,享有"知情权",医生、护士则是为患者解除疾病痛苦的服务者,要充分行使"告知权"。在医疗活动中充分地履行告知义务,是诊疗工作顺利进行和建立良好医患关系的基础。

告知义务是建立良好的、信赖的、理解与融洽的医患关系的基础,良好的医患关系体现在以下几方面。

1. 医务人员与患者之间的相互尊重;
2. 医务人员与患者之间的相互理解;
3. 医务人员与患者之间的相互信任;
4. 医务人员与患者之间的相互沟通;
5. 在医疗过程中患者与医务人员的相互合作。

在疼痛治疗过程中,医生是主体,是服务者。因此,医护人员要主动对患者行使告知义务,以满足患者的"知情权"需求,只有通过医患合作才能更好地解除患者的疾病痛苦。医务人员应做到以下几点:

1. 树立良好的医德医风;
2. 具有精湛的医疗技术;
3. 充分行使"告知权",满足患者及家属的"知情权"需求。

（郭　政）

第二章 | 疼痛的基本理论

第一节 概 述

疼痛是由实际或潜在的组织损伤所致的一种不愉快的感觉和情感经历。疼痛是一种复杂的生理心理活动,包括两个成分:一个是伤害性刺激作用于机体所致的痛感觉;另一个是机体对伤害性刺激的痛反应,表现为一系列的躯体运动性反应、情感反应、自主神经反应以及痛行为。神经损伤(神经病理性疼痛)或炎症状态下,痛觉不会因伤害性刺激源的消除而消失,而可能长期存在;在这种情况下,疼痛的意义不再体现为有益人体的警示信号,而是转变为一种危及健康的有害刺激。

临床上,疼痛可分为伤害感受性疼痛(nociceptive pain)、炎性疼痛、神经病理性疼痛、心因性疼痛及功能性疼痛等。伤害感受性疼痛是伤害性刺激引起的短暂疼痛,可以引起自主神经反应和回缩反射,是十分重要的生理性感觉。炎性疼痛(inflammatory pain)是由组织损伤和炎症引起的自发性疼痛和超敏感性(hypersensitivity)疼痛。神经病理性疼痛(neuropathic pain)是由躯体感觉系统的损害或疾病导致的疼痛。神经病理性疼痛可分为两类:周围神经病理性疼痛和中枢神经病理性疼痛。精神(心理)性疼痛(psychogenic pain)是指无器质性病因或无足够器质性理由可以解释的一类慢性疼痛。功能性疼痛是由正常神经信号经中枢异常处理所致的超敏感性疼痛。在临床实践中,患者常表现为多种类型疼痛的混合,例如癌性疼痛患者可能同时有神经病理性疼痛、炎性疼痛以及肌筋膜疼痛。

疼痛的传导是一个复杂的过程,包括多种疼痛传入(上行)通路和下行(传出)通路。痛感觉的形成源于上行和下行感觉信号在中枢的复杂汇聚和调制。

一、疼痛传入通路与调制

(一) 周围神经传导与调制

外界或体内的伤害性刺激均可导致局部组织破坏,而后释放各种内源性致痛因子。局部微环境中致痛因子浓度的变化转变为神经纤维上的动作电位,然后向上传递到脊髓。脊髓是疼痛信号处理的初级中枢,伤害性刺激的信号传入脊髓背角经初步整合后,一方面作用于腹侧角运动细胞,引起局部的防御性反射如屈肌反射等,而另一方面则继续向上传递。

(二) 脊髓内传导与调制

痛觉相关的脊髓传导上行通路包括躯干四肢的痛觉通路、头面部的痛觉通路和内脏痛通路。

1. 躯干四肢的痛觉通路
(1) 新脊髓丘脑束:外周神经细胞纤维由背根外侧部进入脊髓,在背角换元,发出纤维上行,在中央灰质前交叉到对侧的前外侧索内,沿脊髓丘脑侧束的外侧部上行,抵达丘脑的腹后外侧核(ventral posterolateral nucleus,VPL)。该束传递的信息可经丘脑的特异感觉核群投射到大脑皮质中央后回的上2/3处,具有精确的定位分析能力。

（2）旧脊髓丘脑束:由背角的轴突组成,交叉后沿脊髓丘脑侧束的内侧部上行。在上行途中多数纤维终止在脑干的内侧网状结构等处,再经中间神经元的多级转换传递而到达丘脑髓板内核群等结构,与疼痛伴随强烈情绪反应和内脏活动密切相关。

2. 头面部的痛觉通路　头面部痛觉第一级神经元细胞体位于三叉神经半月神经节,其轴突终止于三叉神经感觉主核和三叉神经脊束核。由此换元发出纤维越过对侧,组成三叉丘系,投射到丘脑腹后内侧核(ventral posteromedial nucleus,VPM)。自VPM发出的纤维,经内囊枕部投射至大脑皮质的中央后回(3、1、2区)下1/3处。

3. 内脏痛通路　内脏痛的传入途径比较分散,即一个脏器的传入纤维可经几个节段的脊髓进入中枢,而一条脊神经又可含几个脏器的传入纤维,因此内脏痛往往是弥散的,定位不够明确。

（三）脊髓上行传导与调制

神经系统中存在一个调制痛觉传递的神经网络。脊髓是痛觉调制的初级中枢。初级传入神经的中枢突、背角神经元和下行纤维末梢在脊髓后角浅层胶质区(板层Ⅰ～Ⅱ)汇聚,这一区域含有众多的神经活性物质、受体和中间神经元,伤害性信息在此处进行传入和整合。伤害性刺激通过传入神经纤维进入脊髓背角(dorsal horn,DH),与DH中的神经元发生突触联系,使其产生兴奋性突触后电位(excitatory postsynaptic potential,EPSP),这样就完成了背根神经节(dorsal root ganglion,DRG)神经元与DH神经元之间的信息传递。DRG神经元上的多种受体如瞬时受体电位香草酸亚型1通道(transient receptor potential vanilloid 1 channel,TRPV1)受体、P2X3嘌呤受体、N-甲基-D-天冬氨酸受体(N-methyl-D-aspartic acid,NMDA)和阿片受体等与相应的配体结合后,调制传入神经纤维中枢端中各种化学物质的释放,从而影响伤害性信息由外周向中枢传递的过程。

二、疼痛中枢下行调制通路

除了在脊髓的痛觉调制中枢外,神经系统内还存在一个以脑中线结构为中心,由许多脑区组成的调制痛觉的神经网络系统。中脑导水管周围灰质(peri-aqueductal gray,PAG)、延髓头端腹内侧区、蓝斑、蓝斑底核和外侧网状核、延髓中缝大核和网状旁巨细胞核等是脑内调节伤害性感受信号的关键部位,它们通过下行抑制系统和下行易化系统来调制伤害性感受信号的上传。

（一）下行抑制系统

神经系统下行抑制系统(descending inhibition system of nervous system)主要由PAG、延髓头端腹内侧核群和一部分脑桥背外侧网状结构组成,经脊髓背外侧束下行对延髓和脊髓背角痛觉感受性信息的传入产生抑制性调制。延髓头端腹内侧网状结构RVM也是内源性痛觉调制系统中的重要结构,主要包括中缝脊髓系统和中缝旁脊髓系统。除了PAG和延髓头端腹内侧核群,延髓尾部的外侧网状核和蓝斑核也是下行抑制系统中的一个重要结构。

（二）下行易化系统

下行易化系统(descending facilitatory system)通过降低痛阈值来提高机体对伤害性刺激的反应能力,对痛觉过敏和中枢敏化的形成具有重要作用。下行易化系统通过PAG和延髓头端腹内侧核群内的神经多肽、脊髓内的胆囊收缩素和受体结合,促进兴奋性氨基酸释放,从而易化痛觉的传递。丘脑和大脑皮质也直接或间接参与痛觉信息的调制过程。心理因素和应激状态等也参与了痛觉的调制过程。如大脑皮质的心理活动、情绪等均可通过下行纤维提高或降低对疼痛的耐受性。

针对疼痛传入和传出通路上的不同靶点,可进行干预以达到治疗疼痛的目的(图2-1)。

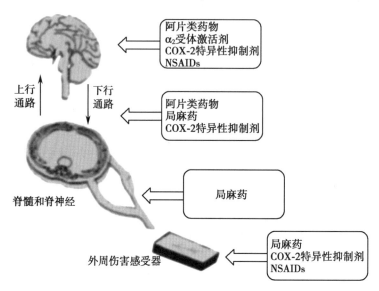

图2-1　疼痛的传导通路和干预靶点

三、疼 痛 机 制

疼痛机制可概括地分为外周机制和中枢机制。疼痛的外周机制包括初级传入纤维和伤害性感受器以及外周敏化等机制;疼痛的中枢机制包括中枢敏化、脱抑制(disinhibition)和扩大的易化(augmented facilitation)以及结构重组(structural reorganization)等机制。外周敏化和中枢敏化是引起损伤后超敏感性疼痛的主要原因。外周敏化是产生炎性疼痛和一些神经病理性疼痛(如带状疱疹后神经痛)的主要机制。中枢敏化可以引起炎性疼痛、神经病理性疼痛和功能性疼痛。脱抑制和扩大的易化、结构重组以及异位兴奋性是产生神经病理性疼痛的特有机制。研究疼痛的机制有益于临床疼痛的诊断和开发新的治疗手段。本章将着重简述疼痛的外周机制和中枢机制。

第二节　疼痛的外周机制

疼痛的外周机制包括初级传入纤维和伤害性感受器以及外周敏化等机制(图2-2)。伤害性感受(nociception)是引起伤害感受性疼痛的唯一机制,包含四个生理过程:①转导(transduction);②传导(conduction);③传递(transmission);④知觉(perception)。转导是伤害性感受器(外周端)将伤害性温度、机械和化学刺激转化为电信号或电效能,此过程是由伤害性感受器上表达的特异性受体离子通道介导的(图2-2A)。传导是伤害性感受器产生的动作电位沿其轴突传送至伤害性感受器中枢端的过程。传递是指神经突触将神经信号从一个神经元转移和调节到另一个神经元。外周敏化(peripheral sensitization)是产生炎性疼痛和一些神经病理性疼痛(如带状疱疹后神经痛)的机制(图2-2B)。

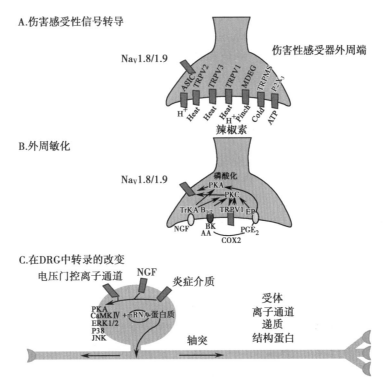

图 2-2　初级感觉神经元在疼痛中的作用

A. 伤害感受性信号转导（nociceptive transduction）：伤害性感受器外周端对热、机械和化学刺激反应的各种转导受体或离子通道。伤害性感受器外周端（nociceptor peripheral terminal）；辣椒素（capsaicin）。$Na_V1.8/1.9$，电压门控钠离子通道；ASIC，酸敏感离子通道；ATP，腺苷三磷酸；TRP，瞬时型感受器电压受体；$P2X_3$，配体门控 ATP 嘌呤受体。B. 外周敏化（peripheral sensitization）：外周敏化机制：炎症介质，如前列腺素 E_2（PGE_2）、缓激肽（BK）和神经生长因子（NGF），激活伤害性感受器外周端激酶，使伤害性感受器离子通道磷酸化（phosphorylation），从而降低其阈值或者钠离子通道兴奋性增高。PKA，蛋白激酶 A；PKC，蛋白激酶 C；TrKA，酪氨酸激酶 A 受体；$B_{1/2}$，缓激肽 B_1 和 B_2 受体；TRPV1，瞬时体电位香草酸亚型 1 通道（transient receptor potential vanilloid 1 channel）；EP，前列腺素 E 受体；AA，花生四烯酸；COX-2，环氧化酶-2。C. 在 DRG 中转录的改变（transcriptional change in the DRG）：活性物质、神经生长因子（NGF）和炎症介质（inflammatory mediator）作用于感觉神经元，从而激活胞内信号转导级联反应；这些级联反应控制转录因子，调节基因表达，引起受体（receptors）、离子通道（ion channels）和其他功能蛋白（proteins）水平的改变。CaMK Ⅳ，钙调激酶Ⅳ；ERK，胞外信号调节激酶；JNK，jun 激酶。电压门控离子通道（voltage-gated ion channel）；细胞体（cell body）；轴突（axon）；递质（transmitters）；结构蛋白（structural proteins）

一、初级传入纤维和伤害感受器

初级传入纤维（primary afferent fiber）也称感觉传入神经元（primary afferent neuron），是中枢神经系统与外界环境发生联系的媒介。支配皮肤、肌肉、关节、脑膜、血管和内脏的初级传入纤维，将其局部微环境中的刺激转变为神经干上的动作电位，然后向中枢传递。各类初级传入神经纤维均具有相似的结构，包括外周端、胞体和中枢端。躯体初级传入纤维的细胞体位于背根神经节（DRG）。多数内脏初级传入纤维的细胞体也位于 DRG，但一些内脏初级传入纤维的细胞体位于交感神经节或源器官。

（一）初级传入神经纤维的分类

根据传入纤维解剖与功能的特征，初级传入神经纤维主要分为三类：①大直径、有髓（鞘）

和传导速度最快的 Aβ 初级感觉纤维（Ⅱ类，依据传导速度进行分类），是低阈值机械感受器，有特异性结构的神经末梢（如迈斯纳和环层小体或本体感受末梢）；②直径较小、薄髓（鞘）和传导速度较慢的 Aδ 纤维（Ⅲ类），是低阈值和高阈值机械或温度感受器，有特异性结构的神经末梢；③小直径、无髓（鞘）和传导速度最慢的 C 纤维（Ⅳ类），有游离的神经末梢，是高阈值机械、温度和化学感受器。

（二）伤害感受器的分类与分布

对伤害性刺激敏感的感受器，称为伤害感受器（nociceptor）。伤害感受器属于 Aδ 和 C 类感觉纤维。刺激皮肤的 Aδ 伤害感受器可引起定位准确，呈尖锐、针刺样的快痛，而刺激 C 纤维则可引起烧灼性或钝性、定位不准的延迟性疼痛。

1. 伤害感受器的分类 根据伤害感受器功能的特征，可以分为以下几类：①高阈值机械性伤害感受器：大多数是 Aδ 纤维，也称为 A 纤维Ⅰ型机械-热伤害性感受器，是高阈值、迅速传导的机械伤害感受器，但对高强度热刺激反应较差；主要分布在光滑的皮肤，但皮肤的主要疼痛神经分布为 C 多觉型感受器。②有髓的机械-热伤害感受器：亦属于 Aδ 纤维，称为 A 纤维Ⅱ型机械-热伤害性感受器，对逐渐增强的刺激产生反应；特点是激活阈值相当低，对疼痛热刺激迅速产生反应。③C 类机械-热伤害感受器：典型表现为易疲劳、习惯化和敏化。④温热伤害感受器：仅对热产生反应，表现为全或无特性。⑤C 多觉型伤害性感受器：大多数 C 类纤维属于高阈值纤维，对高强度温度、机械刺激和化学刺激敏感；这些感受器中的沉默性伤害感受器（silent nociceptor），在正常情况下很少产生活动，仅对强度极高的机械刺激起反应；但炎症或组织损伤可引起这些神经纤维的敏化，从而引起损伤部位疼痛加剧且痛阈降低，即原发性痛觉过敏（primary hyperalgesia）。

2. 伤害性感受器的分布

（1）皮肤：伤害性感受器大多数分布于灵长类或人类的皮肤（约 70% 的 C 纤维、10% 的 Aδ 纤维和 20% 的 Aβ 纤维）。

（2）肌肉：肌肉疼痛由 C 纤维介导，薄髓纤维（如 Aδ 纤维）和无髓纤维（如 C 纤维）主要为游离神经末梢，被认为是伤害性感受器。

（3）关节：关节存在无髓和有髓伤害性感受器，在运动达到极限范围时传递疼痛，在炎症致敏时任何运动均可引起疼痛。

（4）骨骼和牙齿：骨骼和牙齿由 Aδ 和 C 纤维支配，牙齿尚有 Aβ 纤维。骨膜由 Aδ 和 C 纤维密集支配，并且在所有深部组织中的疼痛阈值最低，骨松质也有丰富的神经支配，但骨皮质和骨髓几乎无疼痛感受神经支配。

（5）脑血管：脑血管周围有密集的感觉神经分布，并且均由单一的 C 类多觉型感受器构成。

（6）内脏器官：C 类和 Aδ 类多觉型感受器也存在于内脏器官（如心脏和消化道），内脏神经的密度一般较皮肤低，并且内脏疼痛神经单位更大、定位较差、感受野较多；这些因素导致内脏疼痛的定位不准确，从而解释了需要空间整合来诱发疼痛的原因。

（7）头面部：来自面和口咽的本体感受性信息通过三叉神经传递到三叉神经中脑核的细胞体（中枢神经系统内唯一的周围感觉神经）；其他初级传入纤维在半月神经节内有细胞体，像背根神经节一样，需要通过感觉三叉神经根投射到脑干，主要终止于三叉神经感觉主核和脊束核，特别是脊束核接收三叉神经系统疼痛信息的传入。

二、外周敏化

组织损伤和持续性炎症是非常强烈和长期的有害刺激。一定强度的刺激在长期传入后，增强了疼痛通路的反应性，这种现象称为敏化（sensitization），其构成了神经性"记忆"和"学习"的主要形式。敏化可发生于从周围的伤害性感受器到脊髓和大脑的任何部位。利用致炎物刺激神经元感受野可导致组织内炎症物质的释放，同时伴有伤害性感受器阈值的降低，将这一现象称为外周敏化（peripheral sensitization）（图 2-2B）。痛觉纤维发生敏化后，其对正常情况下的非伤害性刺激能产生反应，称为痛觉超敏或触诱发痛（allodynia）。痛觉超敏常见于许多神经性疾病，如带状疱疹后神经痛、慢性局部疼痛综合征以及某些外周神经病变。对正常情况下引起疼痛的刺激反应增加，称为痛觉过敏（hyperalgesia），是由伤害性感受器传入处理过程异常所致。

手术或创伤等机械损伤、化学激惹、热损伤或疾病所致的损伤或炎症可引起下列两种疼痛：①原发性痛觉过敏：位于最初的组织损伤部位，以自发痛和对机械、热和化学刺激的敏感性升高为特点；②继发性痛觉过敏（secondary hyperalgesia）：在损伤区周围未受损的组织对机械刺激的敏感性升高，但在损伤区周围未受损的部位对热的敏感性并未升高。原发性痛觉过敏主要由外周机制引起，发生于各水平的初级传入疼痛纤维；而继发性痛觉过敏主要由中枢机制介导。

（一）激活和敏化小直径初级传入纤维的化学物质

组织损伤和炎症可以产生与释放多种化学物质和（或）炎症介质，这些炎症介质也称为炎症液（inflammatory soup），激活邻近的传入神经末梢，包括沉默性伤害感受器，导致伤害性感受器外周端化学环境的显著改变，易化传入纤维即对阈下刺激发生反应。化学物质的主要来源有：①血液产物：5-羟色胺和组胺等；②炎症细胞：蛋白酶、细胞因子、趋化因子和生长因子等；③组织损伤产物：缓激肽、前列腺素、H^+/K^+ 和 ATP 酶等；④传入神经末梢释放：P 物质（substance P，SP）和降钙素基因相关肽（calcitonin gene-related peptide，CGRP）等（图 2-3）。这些化学物质中的一些介质直接作用于伤害性感受器，使之激活从而产生疼痛；另一些介质通过敏化伤害性感受器，使之对随后的刺激过度敏感。这些化学物质能激活炎症细胞，使之释放缓激肽、细胞因子和 H^+/K^+ 等物质，加上血浆渗出物，共同导致游离神经末梢的激活和敏化。这些化学物质作用于各自的受体或通道，引起胞膜除极，或者通过胞内第二信使系统，引起一系列生化反应，发挥其生物学效能（图 2-2C 和图 2-3）。

本部分将这些化学物质进行分类，对其中的代表性化学物质及其受体或离子通道及其干预靶点简述如下。

1. 氨基酸类物质　多种理化刺激可促使组胺（存在于肥大细胞颗粒、嗜碱性粒细胞和血小板中）和 5-羟色胺（存在于肥大细胞和血小板中）的释放，包括机械性外伤、热刺激、组织损伤的某些副产物、凝血酶、胶原、去甲肾上腺素、肾上腺素、花生四烯酸（arachidonic acid，AA）家族成员、前列腺素类、白三烯等。

（1）组胺、谷氨酸及其受体：组胺、谷氨酸分别作用于组胺受体（H_1/H_2）以及 α-氨基-3-羟-5-甲基-4-唑丙酸（α-amino-3-hydroxy-5-methyl-4-isoxazole propionate acid，AMPA）和（或）N-甲基-D 天（门）冬氨酸（N-methyl-D-aspartic acid，NMDA）受体，可在周围产生敏化效应。

（2）5-羟色胺（5-HT）和 $5-HT_3$ 受体：可在多个部位生成，并直接通过门控离子通道的 $5-HT_3$ 受体兴奋伤害性感受器，或通过内信使系统敏化伤害性感受器。初级传入纤维末梢有许

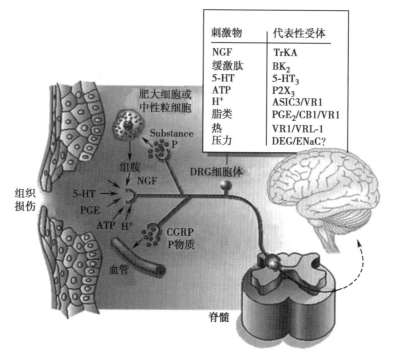

图2-3 组织损伤后释放的炎症介质引起伤害性感受器的反应

组织损伤(tissue injury);肥大细胞或中性粒细胞(mast cell or neutrophil);组胺(histamine);前列腺素(prostaglandin,PGE);血管(blood vessel);钙基因相关肽(CGRP);P物质(substance P);DRG细胞体(DRG cell body);脊髓(spinal cord)。刺激物(stimulus):NGF,神经生长因子;缓激肽(bradykinin);5-羟色胺(serotonin),5-HT;ATP,腺苷三磷酸;H^+,氢离子;脂类(lipids);热(heat);压力(pressure)。代表性受体(representative receptors):TrKA,酪氨酸激酶受体A;BK_2,缓激肽受体2;5-羟色胺受体3,5-HT_3;$P2X_3$,配体门控ATP嘌呤受体;ASIC3/VR1,酸敏感离子通道3/香草酸受体1;PGE_2/CB1/VR1,前列腺素2/大麻受体1/香草酸受体1;VR1/VRL-1,香草酸受体1/香草酸类受体-1;DEG/EnaC,二甘醇/上皮细胞钠离子通道

多5-HT_{2A}受体,激活这些受体可使G蛋白偶联的钾离子流减弱,所以阻断5-HT_{2A}受体能减轻炎性疼痛。

（3）去甲肾上腺素及其受体：交感传出纤维末梢通过释放去甲肾上腺素和前列腺素,引起伤害性感受器激活和敏化。交感传出纤维末梢产生的去甲肾上腺素,不能直接兴奋伤害性感受器,但可通过神经膜上的α_1和α_2肾上腺素受体增强伤害性感受器的敏化。去甲肾上腺素引起的痛觉过敏仅出现在损伤组织或炎症组织。在神经损伤后,去甲肾上腺素对完整的和受损的感觉神经均有兴奋作用。在损伤后感觉神经的α_2受体表达上调。这些肾上腺素受体介导的效应经过G蛋白的相互作用来调控离子通道的活性。

2. 激肽类物质 损伤时可由多种激肽类物质的释放,其中缓激肽最为重要。缓激肽通过作用于游离神经末梢上的特异受体B_1/B_2而发挥作用,能使C和Aδ纤维发生敏化,使之对前列腺素、氢离子、5-羟色胺以及热和机械刺激的反应增强。缓激肽还能促进前列腺素的生成,而前列腺素又能使缓激肽所作用的神经末梢发生敏化。临床上抗炎药物如阿司匹林、环氧化酶(cyclooxygenase,COX)1和2抑制剂发挥镇痛作用的机制即在于阻断了此敏化过程。

缓激肽或神经激肽(NK)受体激活会诱导磷脂酶C活化,导致初级传入神经元末梢放电增多。细胞内钙离子浓度增加也会增强腺苷酸环化酶的活性,提高cAMP水平。另外,特定的

阳离子通道被磷酸化后活动增强,最终也导致细胞放电增多。

3. 脂酸类物质 各种组织均可产生前列腺素,但在组织损伤和炎症情况下,免疫活性细胞和交感传出纤维末梢是最主要的生成部位。肥大细胞和嗜碱性粒细胞被激活后,其胞膜磷脂在磷脂酶 A_2 的作用下分解产生花生四烯酸,后者通过环氧化酶和脂氧化酶途径进一步代谢,分别生成前列腺素类和白三烯。多种前列腺素类物质(如 PGE_2)能直接激活 C 纤维。另外一些物质,如 PGI_2、血栓素 A_2(TXA_2)和白三烯等,均能显著易化 C 纤维的兴奋性。这些效应均是通过特异的细胞膜受体介导的。

4. 细胞因子及其受体 在炎症反应中,巨噬细胞被激活,释放一些细胞因子(如白细胞介素),后者能对 C 纤维产生强大的敏化作用。例如,白细胞介素-1(IL-1)通过前列腺素使 C 纤维敏化。损伤和炎症过程中形成的炎症介质,如巨噬细胞和中性粒细胞释放肿瘤坏死因子 TNF-α 和 IL-1 等,提高对内源性致痛物质的反应强度和对外界刺激的反应程度。另外,IL-2 在外周和中枢神经系统具有镇痛作用。

神经生长因子:神经生长因子(NGF)对外周神经系统(如初级传入和交感神经节后交感神经元)的发育起重要作用。NGF 不直接激活伤害性感受器,而是通过酪氨酸激酶(tyrosine kinase,TrK)A 受体来改变伤害性感受器的敏感性。

5. 肽类物质 P 物质(SP)和降钙素基因相关肽(CGRP)均可在外周产生敏化效应。外周 C 纤维末梢能释放 SP 和 CGRP,引起肥大细胞脱颗粒、局部血管扩张、血浆渗出以及水肿,使支配局部皮肤的感觉神经元(包括伤害性感受器)激活和敏化。

6. 氢/钾离子 损伤的组织中氢/钾离子(H^+/K^+)浓度升高(pH 降低),H^+/K^+ 直接激活 C 纤维,易化其放电,使之对特定刺激的反应性增强(痛觉过敏)。在组织损伤后,组织中 H^+/K^+ 浓度缓慢增高(pH 降低),作用于伤害性感受器表达的酸敏感离子通道(acid-sensing ion channel,ASIC)和辣椒素受体,即 TRPV1 或香草酸受体 1(vanilloid receptor,VR1),从而产生疼痛。H^+/K^+ 通过刺激瞬时的钠离子通道或通过选择性较差的开放性 Na^+、K^+、Ca^{2+} 通道而使伤害性感受器发生除极。一些伤害性感受器对 H^+/K 或辣椒素产生反应,但常见的作用部位有明显的重叠。

7. 蛋白激酶类物质 炎症细胞释放激肽释放酶和胰蛋白酶,后者将结合在小直径初级传入纤维表面的蛋白质分解,分解后的蛋白产物作用于邻近的蛋白激酶激活受体(proteinase activated receptors,PARs),使末梢去极化,产生神经冲动,从而引起受伤组织中 CGRP 和 SP 的释放。

8. 嘌呤类 腺苷三磷酸(ATP)通过刺激配体门控 ATP 嘌呤受体(P2X)家族的变力性受体诱发疼痛,该受体减敏迅速而且具有阳离子渗透功能,起源于肿瘤细胞、内皮细胞、血小板、交感神经末梢等。ATP 通过 $P2X_3$ 受体迅速激活伤害性感受器而引起疼痛。

(二) 初级传入神经纤维的离子通道及其干预靶点

1. 钠离子通道 钠离子(Na^+)通道至少有 10 个不同的亚型。根据 Na^+ 通道对其阻滞剂河豚毒素(tetrodotoxin,TTX)的敏感程度以及电压依赖性和动力学的不同,又将其分为不同的亚型。在初级感觉神经元上至少表达 6 种 Na^+ 通道,DRG 和三叉神经节胞体上有 3 种。初级感觉神经元表达的多种不同亚型的 Na^+ 通道(NaV)参与痛觉的形成。电压门控性 Na^+ 通道在初级感觉神经元的活化过程中起重要作用。每个 DRG 神经元均表达一种以上的 Na^+ 通道,而每个 Na^+ 通道均由不同的基因编码。大、中神经元 DRG 主要表达两种河豚毒素(TTX)敏感(TTX-S)的 Na^+ 通道(NaV1.6 和 Nax),还有一类 TTX-S Na^+ 通道称为 NaV1.7,主要分布于 DRG 的近端末梢。DRG 也表达 TTX 不敏感的 Na^+ 通道(TTX-R),包括 NaV1.9 和 NaV3.1。

TTX-R Na$^+$通道电流失活缓慢,而 TTX-S Na$^+$通道则失活较为迅速。小直径伤害性神经元的 DRG 主要表达 NaV1.8 和 NaV3.1。完整的、未受损的 DRG 神经元通常表达两种 TTX-R Na$^+$通道(NaV1.8 和 NaV1.9,图 2-2)和一种沉默的 TTX-S Na$^+$通道(NaV1.3)。

2. 钾离子通道　钙激活的钾离子(K$^+$)通道包括三大类:低电导(SK)、中电导(IK)和高电导(BK)钾离子通道,每类 K$^+$通道可以分为更多不同的亚型。细胞内钙离子掌控着所有这些 K$^+$通道的活动。SK 通道激活能够引起膜电位长时间的超极化(也称后超极化),抑制或限制动作电位的发生。K$^+$通道对神经元兴奋性也有着重要的作用。

3. 钙离子通道　体内的钙离子(Ca^{2+})通道有很多种,根据 α 亚单位的结构不同将其分为 L-、P/Q-、N-、R-和 T-型。N-型 Ca^{2+}通道介导感觉神经元、交感神经和中枢神经元的兴奋-分泌偶联反应。特异的 Ca^{2+}通道(N-、T-和 P-型)阻滞剂能在一定程度上治疗神经病理性痛,抑制 DRG 的异位电活动,由此提示 Ca^{2+}通道在慢性痛状态下是有过度活动的。一些抗癫痫药物(如卡马西平和加巴喷丁等)能有效缓解神经病理性痛,其作用机制可能与这些药物对钙离子通道的影响有关。

三、其他外周机制

(一) 神经损伤后长芽

损伤的轴突发芽,以及发芽的神经末梢形成神经瘤,而后表现出正常轴突所没有的传导特点,包括对多种适当的刺激发生过度兴奋反应,对介质(如细胞因子、前列腺素和儿茶酚胺)的敏感性增加以及对机械因素(如压力和触摸)的敏感性增加。临床上,这是腕管综合征出现蒂内尔征的原因。

(二) DRG 和(或)神经瘤中神经元间异常的通讯模式

损伤的外周神经纤维之间形成兴奋性“沟通”。相邻轴突膜的附着可产生直流电,引起纤维之间“假突触”兴奋性干扰,从而引起疼痛。因此,交感纤维或低阈值 Aβ 纤维能激活高阈值 C 纤维,产生机械的异常疼痛。“交叉后放电”沟通包括神经元的除极,导致邻近神经元反复触发,可能由可扩散的介质(ATP 或 K$^+$)介导。

(三) 与交感神经有关的疼痛

神经损伤后,交感刺激引起初级传入纤维反应性明显增强;交感神经末梢扩展到神经瘤长芽的传入纤维轴突内,与机械异常性疼痛的发生时间一致。神经节后的交感神经末梢也长芽,形成篮状细胞样的突起围绕 DRG 的细胞体,特别是形成与 Aβ 纤维相应的巨大的细胞体。细神经纤维也可能受到影响。已经证实,交感神经传出纤维不仅兴奋神经瘤,而且也兴奋 DRG 神经元。兴奋的主要机制是释放的去甲肾上腺素上调损伤的初级传入纤维和(或)高敏的 α 肾上腺素能受体的直接作用。交感神经末梢表达的 α$_2$ 受体能介导交感神经末梢释放前列腺素。有关交感神经系统方面的其他机制还包括血管通透性和血流的变化,水肿对压力敏感性伤害感受器的压力,血管收缩和局部缺血性改变。临床上,交感神经维持和非交感神经依赖的疼痛状态可通过观察交感神经阻滞后是否能减轻症状来区分。

(四) 神经免疫与神经元-胶质细胞的相互作用

外周敏化是炎症细胞产生的化学信号分子作用于神经纤维,从而造成神经免疫相互作用的一种表现形式。其他类似的相互作用是外周神经损伤促进中枢神经元 COX-2 的生成,此是脊髓体液炎症信号分子、中枢释放的 IL-1 以及活化的小胶质细胞相互作用的结果。这些类巨噬细胞在正常的脊髓是静止的，但在神经损伤后能快速被激活，可能是许多细胞因子和趋化因子的来源，这些因子对神经元和相邻的胶质细胞起作用，从而改变这些细胞的特征或基因表达。神经损伤后外周胶质细胞（施万细胞）通过释放转导信号物质（如 TNF-α 和生长因子），直接激活邻近的损伤和未损伤的感觉神经纤维。中枢胶质细胞（星形细胞）可以起相似的作用。

第三节　疼痛的中枢机制

疼痛的中枢机制包括中枢敏化、脱抑制和扩大的易化以及结构重组等（图 2-4）。中枢敏化能够引起炎性疼痛、神经病理性疼痛和功能性疼痛。脱抑制和扩大的易化、结构重组以及异位兴奋性是神经病理性疼痛的特有机制。

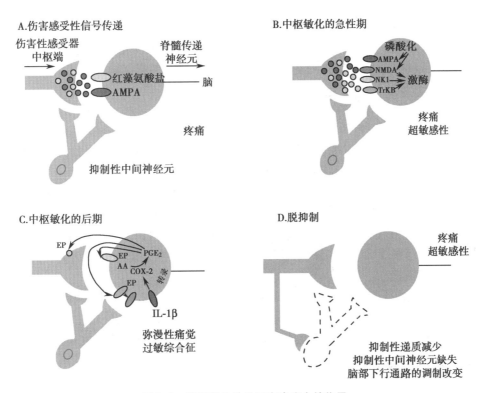

图 2-4　脊髓背角神经元在疼痛中的作用

A. 伤害感受性信号传递（nociceptive transmission）：伤害性感受器中枢端（nociceptor central terminal）；脊髓传递神经元（spinal cord transmission neuron）；红藻氨酸盐（kainate）；AMPA，α-氨基-3-羟-5-甲基-4-唑丙酸；脑（brain）；疼痛（pain）；抑制性中间神经元（inhibitory interneuron）。B. 中枢敏化的急性期（the acute phase of central sensitization）：磷酸化（phosphorylation）；激酶（kinase）；NMDA，N-甲基-D-天（门）冬氨酸；NK1，神经激肽-1；TrKB，酪氨酸激酶 B；疼痛超敏感性（pain hypersensitivity）。C. 中枢敏化的后期（the late phase of central sensitization）：一些基因表达的改变被活化，并且局限于区域效应；但其他一些基因表达的改变呈广泛性，并且导致中枢神经系统功能改变，如外周炎症后诱导中枢神经元环氧化酶-2 的产生。AA，花生四烯酸；EP，前列腺素 E 受体；PGE$_2$，前列腺素 E$_2$；IL-1β，白介素-1β；转录（transcription）；弥漫性痛觉过敏综合征（diffuse pain sensitivity sickness syndrome）。D. 脱抑制（disinhibition）：抑制性递质减少（reduced inhibitory transmitter）；抑制性中间神经元缺失（loss of inhibitory interneuron）；脑部下行通路的调制改变（altered descending modulation from brain）

一、中　枢　敏　化

中枢敏化（central sensitization）是中枢神经系统在痛觉形成过程中表现出来的一种可塑性变化。可塑性（plasticity）是不同环境刺激引起神经系统调整其功能的能力。神经元胞膜兴奋性与突触效能的增加以及抑制作用的降低，导致伤害感受性通路神经元和环路功能的增强，从而引起中枢敏化。

外周组织损伤后呈现两个突出的特征：一是产生疼痛；二是对伤害性刺激产生夸大的反应，临床上观察到的机械性触诱发痛现象即属于此类，认为 Aβ 纤维介导了机械性触诱发痛的形成。临床上有许多病例其机制涉及中枢敏化。典型的例子是截肢后患者产生的幻肢痛，致痛源已经去除，但疼痛仍绵延不断，如同被截去的患肢还真实存在一样。

一般而言，中枢敏化是指脊髓的反应性升高，是长期、强烈的疼痛信息传入后疼痛反应升高的重要原因。反应性升高的神经元包括背角神经元、中间神经元和前角神经元。丘脑、皮质和其他脑组织也可形成相关的改变。中枢敏化的最终效应是将原有的突触阈下冲动汇聚到伤害感受性神经元，从而产生增加或扩大的动作电位输出，是一种易化、强化及扩大化或夸大化的状态。以下仅对神经元敏化和中枢易化以及背角中枢敏化的机制做一简述。

（一）神经元敏化和中枢易化

背角神经元只接受短暂的重复刺激就可发生敏化。以中等速率重复刺激 C 纤维则会产生易化反应（即 C 纤维的反应进行性增强），称之为"上发条"（wind-up）现象，是由 Mendell 首先提出的。wind-up 作用可能是疼痛的细胞水平机制。

长期、强烈的疼痛刺激可提高神经兴奋性和反应，在细胞水平表现为 3 种电生理特点：①一个刺激引起神经元更长时间和强度的反应，产生更多的动作电位（痛觉过敏）；②神经元感受野扩大，以至于在更大范围内产生反应，既往在这一区域内诱发放电是无效的（继发性痛觉过敏）；③神经元兴奋反应阈值降低，低于有害刺激强度的正常刺激即可活化神经，Aβ 纤维也产生反应（痛觉超敏）。

组织发生炎症或受到损伤时，外周会释放活性因子，使患处产生持续的疼痛，这是多感受细胞或广动力范围细胞（wide dynamic range cell，WDR）对外来刺激的反应性增高，处于易化状态造成的。这种现象与已知的 C 纤维持续放电引发脊髓神经元反应特性改变的结果相一致。

（二）背角中枢敏化的机制

背角中枢敏化的机制十分复杂，在此仅简述脊髓内参与痛敏状态形成的物质道及其干预靶点（图 2-4）。

1. 神经递质　初级传入神经元中枢端的末梢内含有多种递质。初级传入纤维被激活后通常产生兴奋性突触后电位，使下一级神经元激活。这种激活是由传入末梢释放的兴奋性神经递质（肽类物质：P 物质、CGRP、甘丙肽、血管活性肠肽和生长抑素；兴奋性氨基酸：谷氨酸和天冬氨酸；嘌呤类：ATP）所介导的。背角神经元的初始激活依赖于伤害性传入末梢释放的特殊神经递质。C 纤维释放的肽类（如 P 物质、神经激肽 A 和 CGRP 等）和兴奋性氨基酸（如谷氨酸），引起第二级神经元的激活。脊髓内给予阿片类物质能够阻断 C 纤维末梢释放递质，其机制是在突触前阻断电压敏感的钙离子通道。脊髓给予阿片受体激动药和 α2 肾上腺素受体激动药能减少伤害性传入纤维末梢递质的释放，产生镇痛。

（1）P 物质、神经激肽 A 和 CGRP：脊髓内释放的 P 物质能引起急性痛行为，并导致对热刺激的反应潜伏期缩短（热痛觉过敏）。C 纤维受到刺激后，其末梢释放的 P 物质和神经激肽

A（NKA）分别作用于各自的受体 NK-1 和 NK-2，促进背角神经元的敏化。NK-1 受体可以加强 NMDA 受体在敏化中的作用，给予上述两种受体的特异拮抗药能缓解疼痛。脊髓 CGRP 能增强 NMDA 和 NK-1 受体通道的开放概率。

（2）谷氨酸：谷氨酸通过离子型的非 NMDA 受体（AMPA 受体）作用于下一级神经元，即背角神经元的初始激活不依赖 NMDA 受体。鞘内给予 AMPA 和 NMDA 受体的激动药会引发显著的痛行为以及后期的痛觉过敏和超敏。重复刺激小直径纤维引起的 wind-up 现象被 NMDA 受体拮抗药（氯胺酮）所削弱。组织损伤是一种持续刺激，首先引起脊髓谷氨酸的释放，鞘内注射 AMPA 受体拮抗药能提高组织损伤引起的急性伤害反应的阈值。

在正常生理状态下，NMDA 受体通道被镁离子封闭，当细胞膜发生去极化时，膜电位发生改变，导致镁离子移开，通道开放，神经元发生兴奋性活动。因此，激活 NMDA 受体必须满足以下条件：①释放的谷氨酸与 NMDA 受体结合；②甘氨酸与士的宁不敏感位点的结合；③非 NMDA 受体激活，引起细胞膜去极化，解除镁离子阻滞。刺激 C 纤维引起谷氨酸释放，同时也释放兴奋性肽类物质，后者可以导致膜的去极化。因此，NMDA 受体激活所导致的一系列事件均由初始传入冲动所致。而且 NMDA 受体激活引起细胞内钙离子浓度的增高，后者所引发的一系列反应正是持续传入冲动的最终效应的体现。

2. 前列腺素 脊髓神经元内含有环氧化酶，给予环氧化酶抑制剂或前列腺素受体拮抗药均可减弱组织损伤后的痛觉过敏，此提示前列腺素在脊髓内的重要作用。研究发现，损伤后脊髓 PGE_2 释放增多。前列腺素能促进 C 纤维末梢释放 P 物质。目前已肯定存在于脊髓的 COX-2 催化伤害性感受器内 PGE_2 的释放。NMDA 受体激动药所致的痛敏状态可被环氧化酶抑制剂所阻断。这些研究表明，NMDA 受体激活后能促进前列腺素的释放，从而增强脊髓的伤害性反应。

细菌和炎症诱生的细胞因子（IL-1β 和 TNF-α 等）能激活星形胶质细胞和小胶质细胞，促进其表达酶类（如 COX-2）、离子通道及受体。在中枢神经系统内，这种非神经元来源的蛋白表达能促进前列腺素释放，促使神经元末梢释放的递质增多。

3. 一氧化氮 小直径神经元胞体及其突触后膜内均含有一氧化氮（NO）合成酶（NOS）。鞘内给予 NOS 抑制剂能减弱损伤后以及 NMDA 激动药引起的痛觉过敏。已经证实，NO 能易化神经末梢对谷氨酸的释放。

4. 蛋白激酶和磷酸化 细胞内增加的钙离子能激活蛋白激酶和磷脂酶，使蛋白发生磷酸化或去磷酸化。神经激肽受体激活后可通过 1,4,5-三磷酸肌醇（IP_3）通路增加钙离子，也可经 NMDA 受体或电压门控钙通道使钙离子内流增加。在脊髓背角和背根神经节，发挥磷酸化作用的酶系统由以下几大类激酶组成：①丝裂原激活的蛋白激酶（MAPK）；②cAMP 依赖的蛋白激酶；③钙调激酶（cam kinase）Ⅱ 等。蛋白激酶 C（PKC）与蛋白激酶 A（PKA）一起参与脊髓的易化反应。许多痛敏状态均有 NMDA 受体的参与，NMDA 受到 PKA 和 PKC 磷酸化的调节，鞘内给予 PKC 抑制剂能特异地减弱损伤引起的痛觉过敏。

5. 细胞内钙离子 细胞内钙浓度、钙离子流和蛋白激酶活化是背角神经元敏化的重要的细胞内机制。钙离子增加使胞体内的蛋白激酶活化，最终产生一些基因型和表现型的改变。增加的细胞内钙离子和蛋白激酶 C 增强 NMDA 受体的活性，也激活核转录因子，促进基因（c-fos 和 c-jun）的表达，后者编码各种肽、蛋白质和受体等，调控对疼痛刺激的反应。

综上所述，损伤后脊髓反应主要包括：①持续的传入冲动导致初级神经元末梢释放的兴奋性氨基酸和肽类递质增多，使背角神经元去极化；②持续的去极化使钙离子内流增加，激活一系列细胞内的酶（如 COX-2、NOS）和各种蛋白激酶（如 PKC）；③脊髓内释放的前列腺素和一氧化氮能促进传入神经末梢释放氨基酸和肽；④蛋白激酶被激活后使膜受体和通道发生磷酸化（如 NMDA 受体发生磷酸化后能使钙离子内流增加）。

二、脱抑制和扩大的易化

脊髓背角和脑干的突触传递并非是直通的,而是受到明显的调控。某些情况下调控减少了疼痛信息,但在另外一些情况却易化了这种传递,并强化了疼痛信息。阿片类药物、α_2肾上腺素受体、5-羟色胺(5-HT)受体、腺苷受体、毒蕈碱、γ-氨基丁酸(γ-aminobutyric acid,GABA)和其他受体的激活可减弱新传入的疼痛信息。

激活传入的疼痛信息可引起脊髓和脊髓上水平大量环路的激活,从而改变了刺激感觉的神经元系统。抑制性调控存在于中枢神经系统(包括脊髓背角)的几个水平,但这些减弱疼痛的调控系统有两个初级的内源性起源:①下行球脊髓通路(血清素源性或去甲肾上腺素能性);②背角内的中间神经元(脑啡肽能、GABA 能或甘氨酸能)。高强度伤害传入信息可引起背角内单胺和内啡肽的释放。脊髓的横断抑制了这种效应,显示这种释放依赖脊髓-球-脊髓负反馈环调控。

在大脑、延髓和脊髓背角,下行通路不仅发挥抑制作用,而且的确存在下行易化作用。下行易化作用在疼痛形成中的作用也很重要,例如直接损伤大脑会导致脑内 GABA 能控制减弱,从而使下行易化通路脱抑制。防止此易化作用有助于降低疼痛的超敏感性。

(一) 抑制性神经元活动减弱

大多数抑制性中间神经元通过直接作用于伤害性特异神经元或 WDR 神经元和(或)突触前传入神经末梢来降低伤害性感受。此抑制作用是由脊髓背角释放抑制性递质(甘氨酸和GABA)的抑制性神经元所介导的(图 2-4D)。研究发现,慢性痛状态下脊髓背角抑制性中间神经元的活动减弱,导致 WDR 神经元兴奋性增强,这与临床上的痛觉过敏和机械性触诱发痛现象相吻合。背角 GABA 和甘氨酸能神经元的缺失会导致其他神经元包括 WDR 神经元的兴奋性增强。利用 GABA 和甘氨酸受体拮抗药(荷包牡丹碱和士的宁)能导致一种类似临床触诱发痛的症状,而 GABA 激动药则可以缓解损伤导致的痛觉超敏。此提示脱抑制引起神经病理性疼痛患者超敏感性疼痛(图 2-4D)。

(二) 下行通路的调制作用

1. **5-羟色胺能神经元** 感觉信号向高级中枢的传递有赖于传入和传出信号在低级中枢的整合。参与脑干下行抑制和易化作用的神经递质有很多种。最近的研究表明,5-羟色胺(5-HT)能神经元活动增强与背角神经元敏化有关。初级传入神经末梢、兴奋性中间神经元以及背角投射神经元胞膜上均有 5-HT 受体亚型的分布。有证据表明,5-HT 能纤维对 P 物质阳性神经元的易化作用是由 5-HT$_3$受体介导的。激活抑制性中间神经元的 5-HT$_{1A}$受体能增强钾离子流而抑制钙离子流,提示这些 5-HT$_{1A}$受体被抑制后能促进背角神经元敏化(痛觉超敏)。

2. **下行多巴胺能投射系统** 下行多巴胺能投射系统在调节脊髓神经元兴奋性中也具有一定的作用。激活 D1 样(D1 和 D5)受体可引起腺苷酸环化酶活性增加,神经元兴奋性增强;与之相反,激活 D2 样(D2、D3、D4)受体抑制神经元的活动,其机制在于抑制了腺苷酸环化酶活性和钙离子内流,而促进了钾离子外流。

3. **下行肾上腺素能通路** 支配脊髓的下行肾上腺素能通路主要发自蓝斑核、蓝斑下核和延髓中缝核,此下行通路通过作用于特殊的肾上腺素受体而对脊髓背角神经元产生易化或抑制性影响。α_1类受体通过与蛋白激酶 C 偶联,促进细胞内钙离子动员以及细胞膜上电压依赖的钙通道开放。α_2类受体各亚类的激活与抑制腺苷酸环化酶活化、促进钾离子流、抑制钙离子流有关。β 类受体激活的作用是活化腺苷酸环化酶,增加神经元兴奋性。在正常情况下,下行的肾上腺素能纤维很少有自发性活动。许多事件均能改变这一通路的活性,从而对下行调节过程产生影响。例如,伤害性刺激能激活下行肾上腺素能通路,释放的肾上腺素作用于背角神经元上的 α_2 受体,产生疼痛诱发的镇痛作用。

有证据表明,急性和慢性伤害性刺激能激活肾上腺素能下行抑制系统。还有研究发现,α_1 肾上腺素受体介导高级中枢对脊髓神经元的易化作用,通过增加细胞内钙离子水平而使之超兴奋。破坏传入末梢上的神经生长因子(NGF)p75 受体并不能改变外周损伤导致的神经元超兴奋性,但却打断了下行 α_2 受体通路的抑制作用,因此使神经元产生过度兴奋,导致神经病理性疼痛。

4. 中脑导水管周围灰质　中脑导水管周围灰质(PAG)抑制脊髓和脊髓上组织,对有害刺激产生反应,从而抑制脊髓背角疼痛刺激的传递。一些 PAG 神经元直接投射到脊髓,但大部分脊髓和 PAG 之间的连接是间接的。PAG 神经元投射到:①中缝大核(nucleus raphe magnus,NRM)和邻近的网状结构,位于延髓头端腹内侧区(roster ventromedial medulla,RVM);②蓝斑和其他拟鳃器区的核团(背外侧脑桥)。刺激 PAG 可通过如下方式,抑制背角特异性疼痛细胞或伤害性特异细胞(nociceptive specific cell,NS),即 NS 神经元(包括脊髓丘脑束细胞):①通过 5-HT 和 5-HT$_{1A}$ 受体、α_2 肾上腺素受体(去甲肾上腺素和 α_2 激动药直接作用于脊髓产生镇痛作用)、GABA$_A$ 和甘氨酸受体产生抑制;②对 5-羟色胺受体的作用是通过从中缝大核投射的轴索和由去甲肾上腺素介导的肾上腺素受体引起,由从蓝斑投射的去甲肾上腺素轴索释放的 5-羟色胺介导;③通过抑制背角中间神经元,或者通过其他来自髓质的长下行轴索释放 GABA 和甘氨酸。

PAG 也是重要的阿片类镇痛亚结构,有较高密度的阿片肽及其受体。将阿片肽微量注射到 PAG 可产生剂量依赖性、由 μ 受体介导的并可由纳洛酮逆转的抗止痛作用。

三、结 构 重 组

感觉神经元的伤害性感受器中枢端终止于背角最表层的板层,而由触、压、振动及关节正常活动所激活的低阈值感觉纤维终止于背角深层的板层。在疼痛感知中涉及大量传入到背角最表层的长芽现象。初级传入纤维损伤后,Aβ 纤维末梢长芽增多,从深层、非疼痛刺激的Ⅲ、Ⅳ层和Ⅴ层向涉及感知、加工和传导非疼痛刺激信息的Ⅱo 层转移,重新分布于较浅表的板层。在Ⅱo 层,Aβ 纤维长芽会对正常情况下不能到达的 NS 神经元或 WDR 神经元突触(或其他方面)产生影响。因此,这些刺激被误解为疼痛。这一过程同时还伴有 NK1 受体的上调,表型转换会产生 P 物质和血管活性多肽。C 纤维和下行通路损伤可影响背角的某些区域:再生的受损的 C 纤维扩展到包含 NS 或 WDR 神经元的深层并产生异常信号。此结构重组或许是很多神经病理性痛难以治疗的原因,也使我们思考这些结构改变如何防止以及是否为不可逆等重要问题。

神经损伤后,脊髓神经通路的改变可能与 NGF 水平下降有关。正常情况下,仅作为伤害性感受器的无髓纤维投射到背角Ⅱ层,而有髓的 A 类纤维均投射到Ⅰ、Ⅲ、Ⅳ、Ⅴ层。然而当神经受伤后,这种投射关系发生了改变,有髓的神经纤维发出芽支,伸入Ⅰ层和Ⅱ层。目前认为,这种解剖上的结构重组是 A 纤维介导疼痛的基础。给予 NGF 治疗能阻止神经长芽现象的发生。

(王国年)

疼痛的诊断是依据患者的疼痛主诉,经过详细的病史采集、系统的体格检查和重点的专科检查以及其他辅助检查来判断疼痛的来源和确定疼痛性疾病名称的过程,是取得预期疗效的前提。正确的早期诊断可使疾病得到及时合理的治疗,缩短或终止自然病程,早期治愈康复;反之,模糊或错误的诊断,可能造成盲目或错误的治疗,延误或加重病情。因此,必须掌握疼痛诊断知识和技术,应用基本的诊断方法和程序,综合分析判断,得出正确的结论。

第一节　疼痛病史采集

病史采集是医师通过对患者的系统询问而获取临床资料的一种诊断过程。详细真实的病史是正确诊断疾病的前提和基础。由于疼痛是一种主观感受,因而难免有不确切的描述,故疼痛病史的采集既要系统全面,又要重点突出,同时应排除医患双方的主观性和片面性干扰,力求病史资料的完整性和客观性,为正确的诊断提供依据。疼痛患者的病史采集主要包括以下内容。

一、病　　史

病史包括现病史、既往史和家族史等。现病史应包括性别、年龄、职业、民族、婚育状况等人口资料,一些疼痛病症与人口特征相关,如强直性脊柱炎常见于青年男性,骨质疏松症多见于老年女性,长期伏案工作者易患颈椎病,未婚少女痛经的发生率较高等。主诉应明确本次就诊的疼痛部位、疼痛性质和病程时间。现病史应反映疼痛的特征和疼痛发生发展过程以及诊治经过和效果。既往史主要包括重要脏器疾病史、手术外伤史、药物过敏史等。另外还应询问有无烟酒嗜好和长期用药史,了解生活习惯以及家族成员中有无类似病史。

二、疼痛的原因或诱因

疼痛常由某些因素诱发或有明显的原因,如搬重物时突然引起腰腿痛,截肢术后可能导致残肢痛(stump pain)或幻肢痛(phantom limb pain),湿冷天气易诱发类风湿关节炎等。有些疼痛并没有明显的原因。因此,应询问有无感染、外伤、过劳、情绪激动、体位性疲劳、饮食习惯等,这有助于对病因的判断,进而帮助诊断。

三、疼痛的特征

疼痛的特征包括疼痛部位、疼痛性质、持续时间、伴随症状以及加重或缓解的因素。多数疼痛性疾病,其疼痛部位即为病变所在,而有些疼痛则远离病变部位,往往反映支配该区的神经病变或该神经走行径路上的病变。例如,同为大腿部痛,坐骨神经痛在后侧,股神经痛在前侧,股外侧皮神经痛在外侧,而闭孔神经病变引起内侧痛。不同的疾病可引起不同性质的疼痛,但相似的疼痛也可由不同的疾病所致。神经病理性疼痛(neuropathic pain)多为电击样、烧灼样、冷痛、刺痛和痒感等;内脏痛(visceral pain)多为钝痛、绞痛、胀痛等;骨骼肌性疼痛多为酸痛、跳痛、刺痛、撕裂样痛等;根性痛多为放射痛、麻木痛等。特别是放射痛(radiating pain),多为神经根受到激惹或损伤所致,如椎间盘突出症表现的上肢(臂丛神经)或下肢(坐骨神经)痛。疼痛沿受损神经向末梢放射,在受损神经支配区有较典型的感觉、运动、反射异常的体征。病程长者有肌萎缩及皮肤神经营养不良性表现。牵涉痛(referred pain)是指胸腹和盆腔脏器疾病损伤部位疼痛传递到脊神经后根或脊髓丘脑束神经元,通过"聚合-易化"或"聚合-投射"作用,使同一节段的神经元兴奋,在相应的支配区出现疼痛,其疼痛部位较模糊,没有明确的压痛点,也少有神经损害的客观体征,如腹主动脉瘤破裂患者的腰痛以及第三腰椎横突综合征患者的腹痛。另外,还应注意疼痛持续时间、伴随症状以及疼痛加重或缓解的因素,这些特点均有助于疼痛的诊断与排除。

四、病　　程

病程是指从起病到就诊的时间。起病急骤,病史较短,多为急性疼痛或慢性疼痛急性发作;起病缓慢,病史较长多见于一些退行性病变或代谢性疾病。了解起病急缓和病程长短,不但有助于诊断,还与治疗方法的选择密切相关。

第二节　疼痛患者的体格检查

体格检查是通过医师的视诊、触诊、叩诊、听诊等直接获取客观资料的重要方法。体检的程序可根据医师习惯和患者情况按部位进行,先进行全身和一般情况检查,再按头面、颈肩、上肢、胸腹、腰背、下肢顺序检查,将有关的神经系统检查置于全身和各部位检查之中;或按体位顺序进行,以减少患者体位变动引起的疼痛,且节约体检时间,如先直立位,后俯卧位,再仰卧位检查等。

一、头面部检查

头面部检查包括头颅、颜面、五官、脑神经等检查,应特别注意观察左右两侧是否对称,仔细寻找压痛点或扳机点。

二、颈项部检查

1. **一般检查**　应注意颈部姿势及头位,重点寻找压痛点及检查有无包块。患者取坐位,头略前屈,检查者一手扶患者额部,另一手拇指自 C_2 棘突向下或自 C_7 棘突向上逐个触诊棘突,注意有无位置偏歪,棘间隙有无变窄,项韧带有无肥厚,棘间、棘旁有无压痛、放射痛,颈部肌群有无条索硬结,枕神经有无压痛等。

2. **活动范围**　颈椎前屈与后伸各为 $35° \sim 45°$,左、右侧屈各为 $45°$,左、右旋转各为 $60° \sim 80°$。在以上运动中,屈伸动作主要由下段颈椎完成,侧屈动作主要由中段颈椎完成,旋转动作主要由寰枢关节完成,点头动作主要由寰枕关节完成。

3. **特殊试验**

(1)椎间孔挤压试验(crushing test of intervertebral foramen,Spurling test):患者坐位,头微

向患侧弯曲,检查者立于患者的后方,用手按住患者头顶部缓慢向下压,若患侧上肢放射痛、麻木即为阳性,多见于颈椎间盘突出挤压刺激颈神经根。

(2) 臂丛神经牵拉试验(Lasegue sign 或 Eastern test):让患者颈部前屈,检查者一手放于患者头部,另一手握住患者同侧腕部,呈反方向牵拉,若患者出现疼痛、麻木则为阳性。若在牵拉的同时迫使患者患肢做内旋动作,称为 Lasegue 或 Eastern 加强试验,阳性多见于颈椎病。

(3) 压顶试验(Jackson test):患者坐位,检查者立于其后方,在患者头中立、后仰位时分别按压其头顶,若患侧上肢有放射痛、麻木即为阳性,见于神经根型颈椎病。

(4) 引颈试验:也称为颏部拔伸试验。患者坐位,检查者用双手分别托住其下颏及枕部,用力向上做颏部牵引,使椎间孔增大。若患者自感颈部及上肢疼痛、麻木减轻,或耳鸣、眩晕等症状减轻则为阳性,多见于颈椎病,可作为颈部牵引治疗的指征之一。

三、肩及上肢检查

1. **一般检查** 为便于比较,双侧肩部均应充分暴露,同时观察双上肢外形有无畸形、肿胀等。触诊主要是寻找压痛点,肩部常见压痛点有喙突、肱骨小结节、肱骨大结节、肱骨结节间沟、冈下窝、肩峰下滑囊、三角肌区等。肘部常见压痛点有肱骨外上髁、肘前外侧桡骨粗隆等。手腕部常见压痛点有桡骨茎突、掌骨远端等。

2. **肩关节运动范围** 盂肱关节前屈 70°~90°,后伸 40°,外展 90°,内收 20°~40°,肩胛带复合功能,上举 160°~180°,并可以做 360°旋转。

3. **特殊试验**

(1) 杜加征(Dugas sign):也称搭肩试验。让患者将手搭于对侧肩上,如果肘部不能接触胸前壁,则为阳性,见于肩周炎和肩关节脱位。

(2) 雅格逊征(Yergason sign):也称肱二头肌抗阻试验。患者取屈肘位,后旋前臂并克服医师给予的阻力,若肱骨结节间沟出现疼痛即为阳性,见于肱二头肌长头腱炎或腱鞘炎。

(3) 密勒征(Mill sign):也称腕伸肌紧张试验。检查者一手握住患者肘关节上方,另一手握住患者腕部,让患者屈腕屈肘,前臂旋前,被动缓慢伸直肘关节,若肱骨外上髁处出现剧痛,即为阳性,见于网球肘或伸肌腱扭伤。

(4) 屈肌紧张试验:让患者握住检查者的手指(示指至小指),强力伸腕握拳,检查者手指与患者握力相对抗,若肱骨内上髁部剧痛则为阳性,多见于肱骨内上髁炎。

(5) 拇指屈收试验:将拇指屈曲内收包在掌心中,其余四指呈握拳状压住拇指,使腕关节向尺侧偏歪,若桡骨茎突处疼痛即为阳性,见于桡骨茎突腱鞘炎。

四、胸、背、腹部检查

除内科检查外,应特别注意胸廓外形、呼吸动度、胸部皮肤和胸椎曲度。触诊主要检查疼痛敏感点、结节、条索等。胸廓活动度用胸廓在最大吸气和最大呼气末时的周径差值来表示,正常大于 4cm。腹部检查基本同内科检查。

五、腰、骶、臀部检查

为避免检查重复或遗漏,可按下述体位顺序进行。

1. 患者取站立位观察脊椎外形有无侧弯,生理性前凸是否正常存在,两侧骶棘肌、臀肌是否对称,骨盆是否倾斜;用三指触诊法检查棘突及两侧骶棘肌;检查并记录腰椎活动范围,正常前屈 90°，后伸 35°，侧屈、侧旋均为 30°。

2. 患者取俯卧位检查脊柱弹性和有无局部掌压痛，依次检查各棘突、棘间有无压痛、放射痛，对比两侧脊肋角、L$_3$ 横突、髂腰角、臀上皮神经、梨状肌下孔、骶髂关节、坐骨结节等处，是否有压痛或叩击痛，随后行下列检查：

（1）梨状肌紧张试验：一手按住骶部，另一手握住踝部（屈膝 90°）向外推小腿，若出现臀及下肢疼痛则为阳性，多见于梨状肌综合征。

（2）股神经紧张试验：检查者一手固定俯卧位患者的盆骨，另一手握踝，上托大腿后伸（膝关节伸或屈），如出现大腿前方放射痛，即为阳性，表示股神经根（L$_{2~4}$ 发出）有受激惹可能。

（3）伸腰试验：患者两下肢伸直，检查者固定其两小腿，让患者双手抱住枕部，自觉腰痛即为阳性，可能为腰椎间关节或腰肌有病变。由于骨盆已固定，故骶髂关节病变不会引起本试验阳性。

（4）腰大肌挛缩试验：又称过伸试验。患肢屈膝 90°，检查者一手握住踝部将下肢提起，使髋关节过伸，若骨盆随之抬起为阳性，见于腰大肌脓肿及早期髋关节结核等。

（5）跟腱反射：屈膝 90°，医师左手压住足底前端，稍下压，叩击跟腱处，出现腓肠肌收缩，足向跖面屈曲反应。根据跖屈活动度大小，分别记为（+）为减弱，（++）为正常，（+++）为活跃，（++++）为亢进，（-）为消失。

3. 患者取仰卧位主要检查髂前上棘、耻骨联合等处有无压痛，并进行下列检查。

（1）屈颈试验：即索特-霍尔（Soto-Hall）征，患者主动或被动低头屈颈，抵达胸壁时，使脊髓上升 1~2cm 并向上牵拉神经根及硬膜囊。在腰骶神经根有病变时，如腰椎间盘突出症等，会向大腿后产生放射痛，甚至屈患侧下肢，即为阳性。如果突出物在神经根内侧，该试验也可为阴性。

（2）直腿抬高试验（Lasegue sign）：患者两下肢伸直，检查者一手扶患者膝部使腿伸直，另一手握踝部徐徐上举，若上举达不到正常高度（70°~90°），并出现腰痛和同侧下肢放射痛，为阳性，多见于腰椎间盘突出症。

（3）直腿抬高加强试验：也称背屈踝试验或布瑞嘎（Bragard）附加试验。在直腿抬高到引起疼痛时，稍降低腿抬高的度数，突然将足背伸，引起剧烈放射痛为阳性。此试验可用来区别由于髂胫束、腘绳肌或膝关节囊部紧张所造成的直腿抬高受限，因为背伸肌只加剧坐骨神经及小腿腓肠肌的紧张，对小腿以上的肌筋膜无影响。

（4）仰卧挺腹试验：患者两上肢置于胸前或腹部，以枕及两足跟为支点，挺腹，使腰背离床，如出现腰痛，并向患侧下肢放射为阳性。如无疼痛，可深吸气后屏气 30 秒，若患肢出现放射痛为阳性。该试验系借助增加腹内压力而增加椎管压力，刺激病变神经根引起腰腿痛，见于椎间盘突出症。

（5）梨状肌紧张试验（内旋髋试验）：患肢伸直，主动内收内旋，若出现臀部疼痛并沿坐骨神经放射，即为阳性，说明 L$_4$ 和（或）L$_5$ 神经根损伤。

（6）骨盆分离及挤压试验：检查者双手压在患者双侧髂前上棘处，向内挤压或向外分离骨盆或在耻骨联合处轻轻向后按压。若骨盆某处出现疼痛，说明该处有骨折。如骶髂关节疾患，可在腰部出现疼痛，但腰椎间关节疾患不出现疼痛。

（7）"4"字试验（盘腿试验）：患者健侧下肢伸直，患侧屈膝 90°，髋外展，患侧足放在健侧大腿上。检查者一手按压患者对侧髂骨，另一手下压患者膝部，若下压受限，髋关节痛则为阳性，见于髋关节病变（因此时股骨头完全挤入髋臼，髋关节腔容积最小）。若骶髂部疼痛，则可能为骶髂关节病变，若耻骨联合部痛，可能为耻骨炎。

（8）膝腱反射：双膝屈曲弓起，被检测腘部置于另一侧膝上，用叩诊锤叩击检查侧髌韧带，小腿上跷，根据跷起幅度标出膝反射情况，幅度标示与跟腱反射相同。如椎间盘突出压迫神经根,则膝反射减弱或消失,但正常人也可膝反射减弱或活跃。

(9) 足背伸肌力和伸踇肌力:检查者一手尺侧缘放于患者双足背,让患者做足背伸动作,并克服检查者的阻力,测出足背伸肌肌力。检查者右手拇指、示指分别抵住双足踇趾,让患者伸踇趾克服阻力,测出踇背伸肌肌力。

(10) 足趾、足背及小腿的感觉:测试足趾、足背及小腿处的感觉,两侧相比,并与上肢相比。

(11) 下肢病理反射:病理反射是中枢神经损害时出现的异常反射,正常人不能引出。

六、髋与下肢检查

1. 一般检查　患者直立,从不同角度观察骨盆有无倾斜,腰椎有无代偿性侧弯,膝关节有无畸形、肿胀,再让患者做各种动作,如下蹲、起立、落座、上床、穿鞋、脱袜、行走、跑跳等。观察患肢能否持重,步态是否正常,有无跛行。双手触诊检查股骨头的位置及压痛点。髋部压痛点:大转子顶端及周围、股神经投影处及内收肌群等。膝部压痛点:髌上滑囊、关节内外间隙、髌下脂肪垫,内外侧副韧带附着点和腘窝等。踝部压痛点:跟腱、分裂韧带、距骨头和跟骨结节。

(1) 髋关节运动范围:前屈130°～140°,后伸10°～15°,内收20°～30°,外展30°～45°,内旋40°～50°,外旋30°～40°。

(2) 膝关节运动范围:屈曲120°～150°,伸直0°或5°～10°,小腿内旋10°,小腿外旋20°。

2. 特殊试验

(1) 大腿滚动试验:又称高芬(Gauvain)征。患者仰卧,双下肢伸直,检查者以手掌轻搓大腿,使大腿向内外旋转滚动,如髋关节周围肌肉痉挛、运动受限、疼痛,即为阳性。主要用于检查髋关节炎症、结核、胫骨骨折和粗隆间骨折及股骨头缺血性坏死等。

(2) "4"字试验:见腰骶臀部检查。

(3) 欧伯(Ober)试验:又称髂胫束挛缩试验。患者侧卧,健肢在下并屈髋屈膝,检查者站在患者背后,一手固定骨盆,另一手握患肢踝部,屈膝90°,然后将髋关节外展后伸,让患肢自然下降,正常时应落在健肢后,若落在健肢前方或保持上举外展姿势,即为阳性,见于髂胫束挛缩或阔筋膜张肌挛缩。

(4) 浮髌试验:用于膝关节腔积液的判定。一般膝关节腔积液超过50ml则表示为阳性。方法如下:①患者仰卧,膝关节伸直,股四头肌松弛,检查者一手虎口在髌骨上方压挤髌上囊,并用手指挤压髌骨两侧,使液体流入关节腔,然后用另一只手的拇指轻轻按压髌骨中央,若感到髌骨撞击股骨髁感,为阳性。若髌骨随手指的按动而出现浮沉现象,表示积液量较多。②患者直立时,髌上囊的积液自然流到髌骨后方,如果股四头肌松弛,髌骨自然离开股骨滑车,这时用两个拇指分别推动髌骨两侧,对比两侧感觉,如果髌骨被关节积液浮起,推动时有髌骨和股骨髁撞击感,即为阳性。

(5) 膝关节分离试验:又称侧方挤压试验、侧副韧带紧张试验、波勒(Bohler)征。患者仰卧,膝关节伸直,检查者一手握住患肢小腿下端,将小腿外展,另一手按住膝关节外侧,将膝向内侧推压,使内侧副韧带紧张,如出现疼痛和异常的外展运动即为阳性,表示内侧副韧带松弛或断裂。此检查同时挤压外侧关节面,如有外侧半月板损伤,则关节间隙感到疼痛。用同样方法将小腿内收,可以检查外侧副韧带的损伤和内侧半月板的损伤。

(6) 麦克马瑞(Mc. Murray)试验:又称半月板弹响试验、回旋研磨试验,检查半月板有无慢性损伤。因为在损伤早期均有疼痛,无法判断。本法有两个动作,各包括3种力量。

1) 方法1:患者仰卧,膝关节最大屈曲,左手固定膝关节,右手握足,尽量使胫骨长轴外旋,左手在腓侧推挤使膝关节外翻,在此外旋、外翻力继续作用的同时,慢慢伸直膝关节。如果内侧有响声和疼痛,则证明内侧半月板有破裂。按上述方法做反向动作,如外侧有响声和疼痛,则证明外侧半月板有破裂,以上是麦克马瑞试验的基本检查方法。

2)方法2:患者仰卧,检查者一手握膝,放在关节间隙内侧或外侧,另一手握住小腿下端,将膝关节尽量屈曲,然后使小腿内收、外旋,同时伸直膝关节,如有弹响,说明外侧半月板可能有破裂。膝关节极度屈曲时发生弹响,考虑后角破裂,屈曲至90°时发生弹响,则为半月板中央破裂,至于前角破裂,原则上应在膝关节伸直位时发生弹响,但麦克马瑞认为本试验只能测知后角与中央部破裂,对前角不能测定。应注意鉴别髌骨摩擦或肌腱弹拨所发出的声响。

(7)足内外翻试验:将足内翻或外翻时,如发生疼痛,说明内侧或外侧韧带损伤。

(8)跟骨叩击试验:检查者握拳叩击跟骨,如有疼痛说明踝关节损伤。

(9)跖骨头挤压试验:检查者一手握患足跟部,另一手横行挤压5个跖骨头,若出现前足放射样疼痛为阳性。可能为跖痛病、跖骨痛、扁平足、莫顿(Morton)病等。

第三节　疼痛的影像学诊断

影像学检查在疼痛临床诊断与鉴别诊断中占有非常重要的地位。合理选择影像学检查方法并独立阅片有利于作出正确诊断。同时,要避免过分依赖影像学检查,忽略病史和体格检查,更不能仅凭影像学报告作出临床诊断。

一、X线检查

X线摄片检查是疼痛临床最常应用的影像学检查方法之一,其特点为空间分辨率很高,但密度分辨率不足,因此适用于骨和含气组织的显像。某些疾病依据X线表现可直接作出诊断,如骨骼畸形、骨折和脱位等,多数疼痛疾病的X线表现却无特征,必须结合临床综合分析。

1. 脊柱平片检查　脊柱正侧位平片是最常用和首选的检查方法,还可作为其他影像学检查方法的基础。

(1)正位片观察内容:①脊柱有无侧弯;②椎间隙有无狭窄及两侧是否等宽;③椎体形态是否有改变,有无棘突偏歪及畸形;④双侧椎弓根的形态和间距是否正常;⑤关节突关节位置是否正常、间隙是否清晰;⑥有无颈肋、横突肥大、移行椎及骶椎隐裂等;⑦齿状突是否有偏歪(张口正位);⑧椎体两侧软组织是否对称。

(2)侧位片观察内容:①脊柱生理曲度改变;②椎间隙是否变窄或颈腰段出现前窄后宽现象;③椎体骨质结构变化,有无椎体脱位、椎体融合、棘突畸形;④椎间孔是否有变形;⑤前后纵韧带及棘上(项)韧带有无钙化;⑥脊柱前后有无异常软组织阴影。

(3)左右斜位片观察内容:①椎间孔的改变;②上下关节突关节和椎弓峡部,如出现"项圈征",则提示椎弓峡部裂。

2. 常见疼痛性疾病的X线平片特点

(1)颈椎病表现:①生理曲度变浅、消失、反曲或反向成角;②椎间隙变窄,椎体相对缘硬化,前后缘增生;③椎间孔变小或呈"8"字形;④项韧带、前后纵韧带钙化;⑤钩椎关节不对称。

(2)腰椎间盘突出症表现:①腰椎生理性前凸变浅或消失,可出现腰椎侧弯;②病变椎间隙变窄,前后等宽或前窄后宽,左右间隙不等;③病变椎间隙的椎体相对缘可有硬化和唇样增生。

(3)寰枢关节半脱位或功能紊乱(张口正位片)表现:①侧齿间隙左右不等,若相差大于3mm为半脱位;②寰枢外侧关节不对称、不等宽、不等长;③寰椎侧块外缘与枢椎外缘的连线不光滑,有顿挫;④寰椎侧块内缘与枢椎上关节面内侧骨嵴不相齐。

二、CT 检查

计算机 X 线体层摄影(computed tomography,CT),同属于 X 线检查,具有很高的空间分辨率,成像速度快,可以清晰显示骨组织和软组织钙化,但其对比度较差,注射造影剂能显示半月板、腕管及椎间盘影像。注射造影剂进行强化,可进一步提高组织密度和分辨率。CT 检查在疼痛学临床中特别适用于颈、腰椎椎管病变的诊断检查。

1. 正常腰椎的 CT 表现

(1) 椎管构成:前壁为椎体和椎间盘,侧壁为椎间孔、椎弓根和小关节,后壁为椎板和黄韧带。

(2) 椎管内容:位于中心圆形中等信号的是硬膜囊,其前后方的低信号区分别是硬膜囊前间隙和硬膜囊后间隙,其侧方为腰椎侧隐窝和颈椎侧间隙,此为神经根穿出硬膜囊进入椎间孔的通道。

2. 颈、腰椎间盘突出症的 CT 表现

(1) 椎间盘向后和(或)侧方突出,个别可突到椎间孔或椎间孔外。

(2) 侧隐窝饱满,神经根淹没,神经根受压、水肿、变粗。

(3) 硬膜囊前间隙消失,硬膜囊受压变形。

(4) 突出的椎间盘内可出现点状和(或)块状高密度影,为椎间盘钙化征象。

(5) 测定突出物 CT 值提示病变椎间盘硬度。

三、MRI 检查

磁共振成像(magnetic resonance imaging,MRI)自 20 世纪 80 年代应用于医学领域以来,充分显示了其独特的优点。

(一) MRI 的优点

MRI 检查的优点主要有以下几方面。

1. 高对比度 MRI 具有多参数的成像方法,可使组织影像形成对比,尤其是对软组织的对比度高于 CT,可使关节软骨、肌肉、韧带、椎间盘、半月板等组织成像而直接显示。

2. 无骨伪影干扰 为骨与软组织系统疾病的诊断提供了一种可靠而安全的方法。

3. 任意方位断层 在患者体位不变的情况下,通过变换层面选择梯度磁场,可行横、矢、冠或斜位断层,使从三维空间上观察人体成为现实。

4. 损伤小 MRI 采用射频,波长数米,能量较低,是较为安全的检查方法。

(二) MRI 检查禁忌证

MRI 检查禁忌证包括装有心脏起搏器、体内金属异物手术后的患者。监护仪器、抢救器材不能带入磁共振检查室,因此在检查过程中可能出现生命危险的急诊、危重患者不能做磁共振检查。幽闭恐惧症患者常不能完成此项检查。

(三) 椎间盘突出症的 MRI 表现

1. 椎间盘退变 椎间盘信号由高变低,失去正常夹层样结构,在 T_2 加权像上椎间盘中央信号减低明显。变性椎间盘以低信号为主,其中混杂有不规则点状高信号,高信号髓核与低信号纤维环分界消失。受累椎间隙变窄,椎间盘变薄。上述改变以 T_2 加权像更为明显。

2. 椎间盘膨出　变性椎间盘的纤维环完整,超出椎体终板的边缘或向后膨突部分不超过4mm。矢状面见变性的椎间盘向后膨出,呈现出凸面向后的弧形改变的低信号。横断面见椎间盘对称地超出椎体终板边缘,无局限性突出。椎间盘膨出的特点是高信号的髓核未突出于低信号的纤维环之外。

3. 椎间盘突出　高信号的髓核突出于低信号的纤维环之后,其突出部分仍与髓核母体相连。突出的髓核呈中等强度信号,边缘清楚,位于椎管中央或偏一侧,压迫硬膜囊。突出椎间盘的信号在 T_1 加权像高于脑脊液,低于硬膜外脂肪;在 T_2 加权像低于脑脊液,高于脊髓,与硬膜外脂肪相似。当突出髓核穿过后纵韧带时,在矢状面上可显示其与未突出的部分"狭颈"相连征象;当突出的椎间盘体积较大时,硬膜囊受压变形。硬膜囊受压的深度在 T_2 加权像显示较好,反映椎间盘突出的间接征象,但突出的直接征象在 T_1 加权像显示明显。脊髓长期受压,可出现水肿、软化,表现在 T_1 加权像上呈低信号,在 T_2 加权像上呈高信号。

4. 髓核游离　高信号的髓核突出于低信号的纤维环之外,其突出部分与髓核母体不相连。突出物可位于原椎间隙水平,也可向上或向下迁移,其范围可达10mm 左右。

5. 神经根受压　椎间盘向侧后方突出时,可造成神经根的受压,在横断面上显示较好,可观察到侧隐窝饱满,神经根淹没,或突出髓核突入椎间孔,推移椎间孔内脂肪,压迫神经根。

另外,磁共振功能成像(functional magnetic resonance imaging,fMRI)是通过刺激特定感官引起大脑相应部位的神经活动(功能区激活),并通过磁共振图像来显示的一种检查方法。它不但显示解剖学部位,而且反映神经功能机制,作为一种无创检查手段,将逐渐从研究方法走向临床诊断。

四、ECT 检查

随着医用放射性核素和核医学仪器的迅速发展,人体内大部分器官均可使用放射性核素进行体外显影检查,如心、肺、脑、肾、肾上腺、甲状腺、肝、胆、胰、脾、胃、骨骼和骨髓等。ECT 不仅可显示脏器或病变组织的形态结构,而且还提供脏器或病变的功能和代谢信息,因此,是目前比较普及且临床诊断价值较高的检查之一。

(一) 股骨头缺血性坏死的 ECT 表现

股骨头缺血性坏死是疼痛临床常见病,但早期 X 线检查无明显改变,核素骨 ECT 显像在早期诊断上明显优于 X 线检查。其 ECT 显像表现为:早期呈低代谢反应,放射性核素稀疏,塌陷前期及塌陷期呈高代谢反应,放射性核素浓聚。

(二) 对转移性骨肿瘤的诊断价值

1. 骨骼 ECT 对转移性骨肿瘤有很高的灵敏度,能较早发现骨转移灶。
2. 骨骼 ECT 很少遗漏骨转移灶,一次全身成像可发现不同部位多个病灶。
3. 骨骼 ECT 对疾病的诊断和恶性肿瘤的临床分期有一定的参考价值。
4. 骨骼 ECT 对恶性肿瘤患者的预后判断和术后随访有重大价值。

骨骼 ECT 对于转移性骨肿瘤是一种灵敏、简便、安全和有效的诊断方法,虽有独到之处,但特异性不强,时有假阳性和假阴性结果出现,须结合临床和其他检查,才能作出正确诊断。

五、超声波检查

与 CT、MRI 和 ECT 相比,超声波检查具有无创、简便、动态、价廉和短期内可重复检查等优点。超声的种类分为 A、B、M 和 D 型超声。唯 B 型超声能够显示脏器的细微结构,是目前临床最常用的一种超声检查。B 型超声不但可观察内脏的细微结构和功能状态,而且可实时观察肌肉、肌腱的运动情况,因此,在疼痛临床的腹部、盆腔及四肢软组织疾病的诊断中发挥着重要作用。近年来,超声引导下的疼痛微创治疗已逐渐成为疼痛科的特色技术之一,弥补了 X 线介入技术在软组织病变诊疗中的缺陷,但该部分内容不在本章讨论之列。

六、医用红外热像图

红外热像图(infra-red thermogram)是利用红外热像仪摄取的机体功能温差显像图,它能够灵敏反映并精确记录人体生理病理过程中体表温度的变化和分布,是一项通过体温变化观察研究疾病的无创性功能检测技术。该技术是临床疼痛特色诊断技术之一,尤其适用于交感神经病变引起的疼痛患者。

(一) 应用范围

1. 人群健康普查 借助于敏感的体表温度变化,进行双侧对比观察,以期早期发现能够引起体表温度变化的病变,如血管运动不良、炎症、肿瘤等。

2. 临床辅助诊断

(1)炎症部位的确诊:由于局部血管扩张充血,因此局部温度升高。

(2)疼痛部位的显示及原因分析:如急性软组织损伤时,局部温度升高;慢性劳损则局部温度降低。

(3)肿瘤的提示:肿瘤细胞代谢旺盛,血供也比较丰富,多数局部温度是升高的,但肿瘤坏死、钙化或合并囊肿时,温度反而降低。

(4)心脑血管病变的提示:动脉狭窄或闭塞时,相应部位温度下降;动脉扩张时,局部温度升高。静脉炎局部温度升高。

3. 疗效观察和随访 如星状神经节阻滞或腰交感神经阻滞时,患侧头、颈、前胸及上肢或下肢的温度升高,为阻滞成功的标志之一。

(二) 正常热图与常见病变

人体在不同生理状态下,不同部位体温不同且不断变化。红外热像图中可分为五个不同程度的温度区。

1. 温区 为机体正常温度区,也是观察温差的基准区,如正常上臂中段的温度。

2. 热区 温度高于温区的部位。可为正常的生理热区,也可为高于该部位生理温度的异常区域。

3. 高温区 温度明显高于该部位生理温度的异常区域。

4. 凉区 温度低于温区的部位。可为正常的生理凉区,也可为低于该部位生理温度的异常区域。

5. 冷区 温度明显低于该部位生理温度的异常区域。

正常人皮肤温度从头面到四肢,左右两侧是对称的。头面部、躯干部温度最高,四肢近侧端要高于远侧端,但手指、足趾有时反比肢体温度更高,上肢温度比下肢温度高 2~3℃。胸部左侧比右侧皮肤温度略高,脊柱近中线部位比躯干两侧温度要高。皮下脂肪多的部位皮温较低,软组织少的骨突起部位皮温亦较低。女性乳房温度受月经周期、妊娠、产褥期影响明显,有时因血管分布的差异左右不对称。毛发多的部位温度较低。一般炎症或急性软组织损伤时,局部温度升高。慢性劳损、神经损伤、囊性病变或脓肿慢性期,局部温度降低。肿瘤细胞因代谢旺盛多数温度升高,而血管病变,视病变部位的供血情况而异。

七、正电子发射型计算机断层

正电子发射型计算机断层(positron emission tomography,PET)是一种通过示踪原理,以解剖结构方式显示体内生化和代谢信息的影像技术。目前较成熟的临床检查主要集中于肿瘤、心脏和脑三个领域。在疼痛患者的诊断中主要用于排除肿瘤病变。

PET应用的不足包括:①费用昂贵;②示踪剂特异性方面的差异;③对炎症诊断的特异性不佳。因此,PET不宜作为炎症与感染的常规检测技术。

第四节 疼痛的实验室诊断

一、血液检查

(一)红细胞计数与血红蛋白

1. **正常值** 见表3-1。

表3-1 红细胞计数与血红蛋白的测定正常值

参考值	红细胞	血红蛋白
成年男性	$(4.0\sim5.5)\times10^{12}/L$	$120\sim160g/L$
成年女性	$(3.5\sim5.0)\times10^{12}/L$	$110\sim150g/L$
新生儿	$(6.0\sim7.0)\times10^{12}/L$	$170\sim200g/L$

2. **临床意义** 红细胞总数及血红蛋白减少,除妊娠中后期的孕妇血液稀释、老年人造血功能低下等生理性原因外,在疼痛临床最多见于类风湿关节炎、强直性脊柱炎的患者。

(二)白细胞计数

1. **正常值** 成人为$(4\sim10)\times10^9/L$,儿童为$(5\sim12)\times10^9/L$,新生儿为$(15\sim20)\times10^9/L$。白细胞分类计数参考值见表3-2。

表3-2 白细胞分类计数参考值

细胞类别	成人计数新单位(旧单位)
中性粒细胞	
杆状核	$0.01\sim0.05(1\%\sim5\%)$
分叶核	$0.50\sim0.70(50\%\sim70\%)$
嗜酸性粒细胞	$0.005\sim0.05(0.5\%\sim5\%)$
嗜碱性粒细胞	$0\sim0.01(0\sim1\%)$
淋巴细胞	$0.20\sim0.40(20\%\sim40\%)$
单核细胞	$0.03\sim0.08(3\%\sim8\%)$

2. 临床意义　白细胞总数和中性粒细胞增多,常提示感染,但老年人及机体反应不良者即使体内有感染灶,白细胞和中性粒细胞也可不升高或仅轻度升高。白细胞总数减少常见于病毒感染、抗肿瘤治疗后以及某些药物长期应用者。

（三）红细胞沉降率（ESR）检查

1. 参考值　魏氏（Westergren）法:男性 $0 \sim 15$mm/h;女性 $0 \sim 20$mm/h。

2. 临床意义　血沉增快见于:①炎症性疾病,如风湿、结核活动期;②恶性肿瘤;③创伤及组织坏死,如心肌梗死;④高球蛋白血症,如多发性骨髓瘤;⑤贫血。另外,血沉动态监测可观察病情变化及鉴别良恶性肿瘤。

（四）C 反应蛋白（CRP）检查

1. 正常值　定性试验阴性;定量试验胶乳法<10μg/ml。

2. 临床意义　CRP 增高常见于组织炎症、坏死等情况,如类风湿关节炎或风湿性关节炎、强直性脊柱炎、红斑狼疮、恶性肿瘤等。

（五）抗链球菌素"O"（ASO）试验

1. 正常值　<400U。

2. 临床意义　ASO 试验是检查近期有无溶血性链球菌感染的一种免疫学检查。如 ASO>500U 且多次检查结果递增,有助于活动性风湿病的确诊。怀疑风湿活动但 ASO 多次正常,则可排除诊断。多发性骨髓瘤、肾炎等 ASO 亦可增高。

（六）类风湿因子（RF）检查

1. 正常值　定性试验阴性;定量试验 $0 \sim 15$IU/ml。

2. 临床意义

（1）未经治疗的类风湿关节炎患者其阳性率为80%左右。

（2）其他风湿性疾病、结核病。

（3）1% ~4%的正常人也可出现阳性。

（七）尿酸（UA）检查

1. 正常值（磷钨酸盐法）　男性 $268 \sim 488\mu$mol/L;女性 $178 \sim 387\mu$mol/L。

2. 临床意义

（1）痛风患者血尿酸增高。

（2）核酸代谢增强的疾病,如白血病、多发性骨髓瘤、真性红细胞增多症等患者血尿酸常增高。

（3）肾功能减退时,血尿酸可增高。

（4）氯仿中毒、四氯化碳中毒及铅中毒、子痫、妊娠反应及食用富含核酸的食物等,均可引起血尿酸增高。

二、神经传导速度测定和肌电图检查

许多外周神经的损害可以通过电生理方法诊断。应用神经传导速度（NCS）测定和肌电图（EMG）检查的基本作用是评估"运动单位"的功能完整性。一个脊髓前角细胞和其轴突以及轴突所支配的所有肌纤维构成一个运动单位。NCS 能够整合运动和感觉神经功能的信息,从而判定病变来源于轴突还是髓鞘。EMG 可以直接辨别肌肉病变、神经病变、神经丛病变和根性病变,分辨轴突损伤的部位和程度。神经损伤后的细胞膜不稳定,在静息状态下释放电流,产生异常尖波和纤颤波,这表明轴突变性和疾病处于活动期。随着时间的延长,这种改变会减弱,同时这也可能预示着疾病的转归。但 EMG 对细感觉纤维病变不是很敏感。两种方法互相补充,多数情况下两种检查都要做。检查时与未受累区域对照更有利于诊断。

电生理检查对神经病变的定位非常重要,虽然不能明确病因,但是可以区分是轴突损伤还是脱髓鞘病变,同时能够发现病变是单侧还是双侧、是对称还是不对称、是感觉受累还是运动受累以及两者都有。随着受累神经的增多,电生理检查诊断作用会降低,当然最后的诊断还要结合临床表现。

EMG 的禁忌证包括:①患者不合作;②有凝血功能障碍;③淋巴水肿;④全身严重水肿。这种情况需要皮肤或神经活检以明确诊断。

三、体感诱发电位

体感诱发电位(somatosensory evoked potential,SEP)可以通过刺激末梢神经获得。刺激部位通常是在腕部刺激正中神经或尺神经,或在踝部刺激胫神经或腓神经,记录四肢的近端区域、神经丛、脊髓或对侧头皮的电位。这些电位由末梢神经和背侧中央丘系的感觉纤维传导,因而理论上讲可用于诊断末梢神经系统、脊髓或脑内的远向或近向传导异常。应用最多的是与听觉诱发电位和视觉诱发电位一起辅助多发性硬化症的诊断,也用于脊髓手术中监测脊髓功能。

体感诱发电位一直用于丛性或根性神经病变的诊断,尤其是当病变只累及感觉纤维时。但迄今为止取得的成绩非常有限,而且对根性病变的诊断价值很有争议。

第五节　疼痛的测量与评估

测量和评估患者的疼痛强度、范围及其变化,对患者的诊断分级、治疗选择、病情观察、治疗效果的评定以及疼痛研究非常重要。疼痛不仅与生理和病理变化有关,还受情绪和心理等因素影响。对疼痛进行连续、动态测量的同时,还应进行心理学评估。

一、疼痛的测量方法

(一) 视觉模拟量表

视觉模拟量表(visual analogue scale,VAS)通常是在一张白纸上画一条长 10cm 的粗直线,左端写着"无痛"(0),右端写着"剧痛"(10)字样(图 3-1)。被测者在直线上相应部位做标记,测量"无痛"端至标记点之间的距离即为疼痛强度评分。目前常用一种改进的 VAS 尺,正面有从 0～10(或 100)之间可移动的标尺,背面有 0～10(或 100)的数字,当被测者移动标尺确定自己疼痛强度位置时,检查者立即在尺的背面看到 VAS 的具体数字(图 3-2)。

无痛 ———————————————————————————————— 剧痛

图 3-1　视觉模拟量表(VAS)

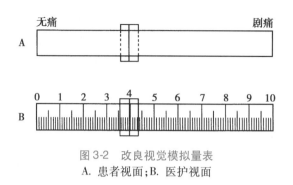

图 3-2　改良视觉模拟量表

A. 患者视面；B. 医护视面

（二）数字评价量表

数字评价量表（numerical rating scale，NRS）是用 0 ~ 10 这 11 个数字表示疼痛程度。0 表示无痛，10 表示剧痛。被测者根据个人疼痛感受选择一个数字表示疼痛程度（图 3-3）。

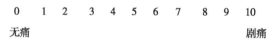

图 3-3　数字评价量表（NRS）

（三）语言评价量表

语言评价量表（verbal rating scale，VRS）是患者用口述语言文字描绘对疼痛程度进行评分。VRS 将疼痛用"无痛""轻度痛""中度痛""重度痛"和"剧痛"等词汇来表达。该评分法有 4 级评分、5 级评分、6 级评分、12 级评分和 15 级评分等。其中以 4 级评分和 5 级评分较简便实用（图 3-4）。

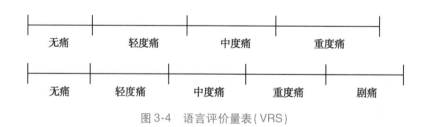

图 3-4　语言评价量表（VRS）

（四）简明 McGill 疼痛问卷

简明 McGill 疼痛问卷（short-form of MPQ，SF-MPQ）是 Melzack 于 1985 年提出的内容简洁、敏感可靠、费时较少的一种评价工具。它由 15 个代表词组成，11 个为感觉类，4 个为情感类，每个代表词都让患者进行疼痛强度等级的排序：0，无，1，轻度，2，中度，3，重度。由此分类求出疼痛评级指数（pain rating index，PRI）及总和。SF-MPQ 适用于检测时间有限，需要得到较多信息的情况（表 3-3）。

（五）ID Pain 自评量表

ID Pain 自评量表（pain ID self rating scale）主要用于初步筛选神经病理性疼痛，是一种简明、有效、易操作、敏感性高的患者自测筛选工具（表 3-4）。

表 3-3　简明 McGill 疼痛问卷

疼痛描述词	无痛	轻度痛	中度痛	重度痛
跳痛	0	1	2	3
反射痛	0	1	2	3
刺痛	0	1	2	3
锐痛	0	1	2	3
夹痛	0	1	2	3
咬痛	0	1	2	3
烧灼痛	0	1	2	3
创伤痛	0	1	2	3
剧烈痛	0	1	2	3
触痛	0	1	2	3
割裂痛	0	1	2	3
疲劳	0	1	2	3
不适感	0	1	2	3
恐惧感	0	1	2	3
折磨感	0	1	2	3
PPI	0 无痛 1 轻度痛 2 中度痛 3 重度痛			

表 3-4　ID Pain 自评量表

自 测 题	评 分	
	是	否
您是否出现针刺样疼痛？	1	0
您是否出现烧灼样疼痛？	1	0
您是否出现麻木感？	1	0
您是否出现触电样疼痛？	1	0
您的疼痛是否会因衣物的触碰而加重？	1	0
您的疼痛是否只出现在关节部位？	-1	0

总分:最低分为-1,最高分为5。临床评价:
-1~0 分:基本排除神经病理性疼痛;
1 分:不完全排除神经病理性疼痛;
2~3 分:考虑诊断神经病理性疼痛;
4~5 分:高度考虑诊断神经病理性疼痛。

(六) 痛觉定量分析测定

　　知觉和痛觉定量分析仪是利用不断增加的电流刺激对患者的知觉和痛觉进行测定,经过公式换算以患者的疼痛度来表示疼痛程度的一种专用仪器。并且对患者治疗前后的连续测定,可定量地反映患者的基础痛阈和疼痛度的变化,客观地反映治疗效果。

二、疼痛的心理学评估

慢性疼痛患者由于长时间的痛苦折磨,常常伴有焦虑和抑郁情绪,继而又加重疼痛,对慢性疼痛患者不能只治疗躯体疾病。鉴于人体对疼痛的感受是由生理、感觉、行为和认知等多因素构成,因此,就应从多方面对其进行认识和评估。这将有助于对那些合并严重心理障碍的疼痛患者进行有效治疗。

慢性疼痛患者常合并的精神心理障碍是焦虑和抑郁,并与疼痛程度呈明显的正相关。

1. 焦虑(anxiety) 是没有明确客观对象和具体观念内容的提心吊胆和恐惧不安的心情,还伴有显著的自主神经症状和肌肉紧张,以及运动性不安。疼痛引起恐惧,恐惧导致焦虑,其具体机制目前还不清楚,但研究发现当疼痛持续或短期内得不到缓解时,焦虑加重。常用的评估工具为焦虑自评量表(self-rating anxiety scale,SAS)。

SAS 由 William W. K. Zung 于 1971 年编制,是含有 20 个项目,4 级评分的自评量表。SAS 的 20 条项目中有 15 项是正向评分题:①焦虑;②害怕;③惊恐;④发疯感;⑥手足颤动;⑦躯体疼痛;⑧乏力;⑩心悸;⑪头晕;⑫晕厥感;⑭手足刺痛;⑮胃痛、消化不良;⑯尿频;⑱面部潮红;⑳噩梦。5 项是反向评分题:⑤不幸预感;⑨静坐不能;⑬呼吸困难;⑰多汗;⑲睡眠障碍。

SAS 采用 4 级评分,按最近 1 周项目所列症状出现的频度以 1~4 分评分:

1 分(反向题为 4 分)——表示没有或很少时间;

2 分(反向题为 3 分)——表示少部分时间;

3 分(反向题为 2 分)——表示相当多时间;

4 分(反向题为 1 分)——表示绝大部分或全部时间。

结果分析:SAS 的主要统计指标为总分。将 20 条项目的得分总和作为总粗分。量表协作组对我国 1158 名正常人 SAS 常模评定结果,总粗分为(29.78±10.07)分。正常上限为总粗分 40 分。

2. 抑郁(depression) 常见症状为抑郁心境。90% 以上的患者表现为抑郁;快感缺乏;疲劳感;说话、思维和运动迟滞;食欲改变;睡眠障碍;躯体不适;性欲低下;日常工作及娱乐活动兴趣降低;思维和注意力降低;无价值感;有自责感、罪恶感和羞耻感,这些是抑郁症的核心症状。常用的评估工具为抑郁自评量表(self-rating depression scale,SDS)。

SDS 由 William W. K. Zung 编制于 1965 年,为具有 20 个项目的自评量表。20 条项目中有 10 项是正向评分题:①忧郁;③易哭;④睡眠障碍;⑦体重减轻;⑧便秘;⑨心悸;⑩易倦;⑬不安;⑮易激惹;⑲无价值感。10 项是反向评分题:②晨重晚轻;⑤食欲减退;⑥性兴趣减退;⑪思考困难;⑫能力减退;⑭绝望;⑯决断困难;⑰无用感;⑱生活空虚感;⑳兴趣丧失。

SDS 采用 4 级评分,按最近 1 周内症状出现的频度以 1~4 分评分:

1 分(反向题为 4 分)——表示没有或很少时间;

2 分(反向题为 3 分)——表示少部分时间;

3 分(反向题为 2 分)——表示相当多时间;

4 分(反向题为 1 分)——表示绝大部分或全部时间。

结果分析:量表协作组对我国 1340 名正常人 SDS 常模研究结果,总粗分为(33.46±8.55)分,正常上限为总粗分 41 分。性别和年龄等因素对 SDS 影响不大。

抑郁自评量表使用简便,能有效反映抑郁状态的有关症状及其严重程度和变化,特别适合于精神药理学研究中评定治疗前后的变化,以及在综合性医院中早期发现抑郁症患者。

(傅志俭)

第四章 | 疼痛的药物治疗

药物治疗是疼痛治疗最基本、最常用的方法。可用于疼痛治疗的药物种类很多，主要包括非甾体消炎药、阿片类镇痛药、糖皮质激素、抗抑郁药、抗惊厥药、维生素类、局部麻醉药等。使用药物实施镇痛治疗时，在明确诊断前提下遵循以下原则：①有效性：不同病因的疼痛要选择相对应作用机制的治疗疼痛的药物；②安全性：注意药物的不良反应，尤其长期用药可能会造成严重的器官毒性；③个体化：疼痛治疗药物个体差异很大，个体化用药才能保证个体收益最大；④联合用药：根据疼痛的多因素及机制多样的特点，联合用药可最大发挥疗效，降低药物副作用；⑤及时评估，密切观察评估疗效，及时调整并预防副作用，提高患者治疗依从性。本章在简述各类疼痛治疗药物的药理学特点基础上，重点介绍其临床常用药物。

第一节　非甾体消炎药

一、概　　述

解热镇痛抗炎药（antipyretic-analgesic and anti-inflammatory drugs）是一类具有解热、镇痛、抗炎及抗风湿作用的药物，由于其化学结构与糖皮质激素的甾体结构不同，抗炎作用特点也不同，因此也被称为非甾体消炎药（nonsteroidal anti-inflammatory drugs，NSAIDs）。NSAIDs 种类繁多，根据其化学结构不同，可分为水杨酸类、苯胺类、吲哚类、芳基乙酸类、芳基丙酸类、烯醇酸类、吡唑酮类、烷酮类、异丁芬酸类等。各类 NSAIDs 药物虽然结构不同，却具有相似的药理作用、作用机制和不良反应。NSAIDs 的主要作用机制是抑制环氧化酶（cyclooxygenase，COX）的活性而减少局部组织的前列腺素（prostaglandin，PG）的生物合成。根据 NSAIDs 对环氧化酶（cyclooxygenase，COX）作用的选择性，可分为非选择性 COX 抑制剂和选择性 COX-2 抑制剂。

NSAIDs 对炎症引起的轻、中度疼痛有较强的镇痛作用，具有起效较快，同时能减轻炎症和肿胀的作用特点，多用于肌肉或关节痛、头痛、牙痛、神经痛、痛经等临床常见疼痛的治疗，对各种严重创伤性剧痛及内脏平滑肌绞痛则效果不佳，是 WHO 和我国卫生和计划生育委员会推荐的"癌痛三阶梯治疗方案"中轻、中度疼痛治疗的主要药物。

长期使用此类药物的副作用以及该类药物均有封顶效应，不宜盲目增加剂量。此类药物的作用特点有：起效较快、缓解疼痛、减轻炎症和肿胀。近年来随着 NSAIDs 使用的增多，这类药物的安全使用问题也越来越受到关注。特别应注意 NSAIDs 存在潜在的心血管和消化道出血风险，在我国，NSAIDs 是仅次于抗感染药物的第二大类药物。但关于 NSAIDs 药物的研究进展提示我们在应用时一定要严格掌握其适应证，考虑患者的全身情况，对既往有溃疡病、高血压、心功能不全、脱水、严重感染及败血症、高血钾、高血钠或应用利尿药、皮质激素、氨基糖苷类抗生素等患者，应慎用或避免使用 NSAIDs 药物，老年人慎用。NSAIDs 药物治疗疼痛时应选用不良反应小的药物且从小剂量开始，尽量避免长期大剂量应用，定期检查血常规及大便潜血，并应戒烟、忌酒，不应服用含咖啡因或酸性饮料，还可加用胃黏膜保护药如奥美拉唑、雷尼替丁以减少 NSAIDs 对胃肠道的损害,以期最大限度地降低和避免不良反应的产生。

二、常用药物

(一) 阿司匹林

阿司匹林(aspirin),又名乙酰水杨酸,已应用百年,它仍是世界上应用最广泛的解热镇痛抗炎药,也作为比较和评价其他药物的标准制剂。它主要通过抑制体内前列腺素、缓激肽、组胺等的合成,抑制血小板膜上的环氧化酶,产生解热、镇痛、抗炎、抗风湿、抗血小板聚集作用。口服给药约30分钟起效,作用时间为3~5小时。用于镇痛治疗时,成人每次0.3~1.0g,每隔3~4小时1次,每天总量不超过3.6g;儿童10~20mg/kg,每6小时1次。

阿司匹林可用于伴有炎症反应的轻度或中度疼痛,如头痛、牙痛、神经痛、肌肉痛及月经痛,也用于感冒、流感等的退热。但仅能缓解症状,不能治疗引起疼痛、发热的病因,故需同时应用其他药物治疗。

阿司匹林为治疗风湿热的首选药物,用药后可解热、减轻炎症,使关节症状好转,血沉下降,但不能祛除风湿的基本病理改变,也不能预防心脏损害及其他并发症。

阿司匹林也用于治疗类风湿关节炎,可改善症状,为进一步治疗创造条件。此外,阿司匹林用于骨关节炎、强直性脊椎炎、幼年型关节炎以及其他非风湿性炎症的骨骼肌肉疼痛,也能缓解症状。

阿司匹林不良反应较多,最常见的是:①胃肠道反应:如恶心、呕吐、上腹部不适或疼痛,严重者可导致上消化道出血,长期使用可增加消化性溃疡的发生率;②过敏反应:过敏反应主要表现为支气管痉挛性过敏反应和皮肤过敏反应,患者可表现为呼吸困难、气促、哮喘、皮肤瘙痒、荨麻疹或药疹等;③肾损害:对老年患者、肾低灌流者和肾功能不全者,大剂量应用阿司匹林可进一步影响肾脏灌流,导致或加重肾损害,但停药可恢复;④肝损害:少数患者出现转氨酶增高,停药后可恢复;⑤水杨酸反应:主要见于长时间较大剂量用药时,是一种慢性的水杨酸盐中毒,表现为头晕、头痛、耳鸣、听力下降,甚至精神错乱等,需立即停药,对症处理。

严重肝损害、低凝血酶原血症、维生素 K 缺乏症、血友病、有出血史的溃疡患者应禁用阿司匹林。有下列情况时应慎用:哮喘、过敏体质、溃疡病、G-6-PD 缺乏、痛风、高血压和心、肝、肾功能不全。阿司匹林与多种药物有相互作用,治疗时应谨慎。连续用药 2 周以上症状未见改善者,应选用其他药物。

为了提高阿司匹林的疗效,降低其不良反应,近年来生产了阿司匹林的复合制剂,如阿司匹林精氨酸盐和阿司匹林赖氨酸盐,可通过肌内注射或静脉注射,避免了对胃肠道的刺激,且起效快,维持时间长。

(二) 吲哚美辛

吲哚美辛(indometacin),又称消炎痛(indocin),为人工合成的吲哚类非甾体消炎药,具有抗炎、解热及镇痛作用,其作用机制为通过对环氧合酶的抑制而减少前列腺素的合成,制止炎症组织痛觉神经冲动的形成,抑制炎症反应,包括抑制白细胞的趋化性及溶酶体酶的释放等。作用于下视丘体温调节中枢,引起外周血管扩张及出汗,使散热增加,产生解热作用。这种中枢性退热作用也可能与在下视丘的前列腺素合成受到抑制有关。口服 1~4 小时血药浓度达峰值,$t_{1/2}$平均为 4.5 小时,早产儿明显延长,作用持续时间为 2~3 小时。

吲哚美辛主要用于关节炎,可缓解疼痛和肿胀、软组织损伤、炎症,解热,以及治疗偏头痛、痛经、手术后痛、创伤后痛等。

口服成人常用量:①抗风湿:初始剂量 25～50mg,每日 2～3 次,每日最大量不应超过 150mg;②镇痛:首剂 25～50mg,继之 25mg,每日 3 次,直到疼痛缓解,可停药;③退热:每次 6.25～12.5mg,每日不超过 3 次。小儿常用量:每日 1.5～2.5mg/kg,分 3～4 次,待有效后减至最低量。

吲哚美辛的不良反应较多。①胃肠道:消化不良、胃痛、胃烧灼感、恶心、反酸等,严重时出现溃疡、胃出血及胃穿孔;②神经系统:头痛、头晕、焦虑及失眠等,严重者可有精神行为障碍或抽搐等;③肾:血尿、水肿、肾功能不全,在老年人多见;④各型皮疹:最严重的为大疱性多形红斑(Stevens-Johnson 综合征);⑤造血系统受抑制而出现再生障碍性贫血,白细胞减少或血小板减少等;⑥过敏反应:哮喘、血管性水肿及休克等。

活动性溃疡病、溃疡性结肠炎、癫痫、帕金森病及精神病、肝肾功能不全、对阿司匹林或其他非甾体消炎药过敏、血管神经性水肿或支气管哮喘者禁用。高血压、心功能不全、有出血倾向者以及孕妇慎用。

现亦采用胶丸或栓剂剂型以减低胃肠道不良反应发生率及延长药效时间。

(三) 布洛芬

布洛芬(brufen),又称异丁苯丙酸(ibuprofen),为苯丙酸类非甾体消炎药,与吲哚美辛一样,也是通过对环氧合酶的抑制而减少前列腺素的合成而产生抗炎、抗风湿及镇痛作用;通过下丘脑体温调节中枢而起解热作用。口服易吸收,与食物同服时吸收减慢,但吸收量不减少。服药后 1.2～2.1 小时血药浓度达峰值,作用时间为 2 小时。

布洛芬适用于缓解类风湿关节炎、骨关节炎、脊柱关节病、痛风性关节炎、风湿性关节炎等各种慢性关节炎的急性发作或持续性的关节肿痛症状,无病因治疗及控制病程的作用。治疗非关节性的各种软组织风湿性疼痛,如肩痛、腱鞘炎、滑囊炎、肌痛及运动后损伤性疼痛等。急性的轻至中度疼痛,如手术后、创伤后、劳损后、原发性痛经、牙痛、头痛等。对成人和儿童的发热有解热作用。

成人口服常用量:①抗风湿:每次 0.4～0.6g,每日 3～4 次,类风湿关节炎比骨关节炎用量稍大;②轻或中等疼痛及痛经的止痛:每次 0.2～0.4g,每 4～6 小时 1 次。成人最大限量一般为每日 2.4g。小儿口服常用量:每次 5～10mg/kg,每日 3 次。

不良反应较吲哚美辛轻,偶有消化道不适、皮疹、过敏、肝肾功能异常、白细胞减少等,严重时也可引起消化道溃疡、出血和穿孔。

过敏体质者、孕妇、哺乳期妇女、哮喘患者禁用。有消化道溃疡病史者、出血倾向者,心、肝、肾功能不全者应慎用。

(四) 双氯芬酸

双氯芬酸(diclofenac),又称双氯灭痛,是苯丙醇酸类抗炎镇痛药,通过抑制前列腺素的合成,以及一定程度上抑制脂氧酶而减少白三烯、缓激肽等产物的生成而发挥解热镇痛及抗炎作用。口服吸收快,完全。与食物同服降低吸收率。血药浓度空腹服药平均 1～2 小时达峰值,与食物同服时 6 小时达峰值,作用持续 1～2 小时。药效为吲哚美辛的 2～2.5 倍,不良反应轻,个体差异小,长期常规剂量服用无蓄积作用。

双氯芬酸适用于:①缓解类风湿关节炎、骨关节炎、脊柱关节病、痛风性关节炎、风湿性关节炎等各种关节炎的关节肿痛症状;②治疗非关节性的各种软组织风湿性疼痛,如肩痛、腱鞘炎、滑囊炎、肌痛及运动后损伤性疼痛等;③急性的轻至中度疼痛,如手术后、创伤后、劳损后、痛经、牙痛、头痛等;④对成人和儿童的发热有解热作用。

成人常用量:①关节炎:每日 75～150mg,分 3 次服,疗效满意后可逐渐减量;②急性疼痛:

首次 50mg,以后 25～50mg,每 6～8 小时 1 次。小儿常用量:每日 0.5～2.0mg/kg,日最大量为 3.0mg/kg,分 3 次服。

双氯芬酸最常见的不良反应是胃肠反应,发生率为 5%～25%,主要为胃不适、烧灼感、反酸、食欲缺乏、恶心等,停药或对症处理即可消失,其中少数可出现溃疡、出血、穿孔。个别有过敏样反应、皮疹和水肿。神经系统表现有头痛、眩晕、嗜睡、兴奋等。可引起水肿、少尿,电解质紊乱等不良反应,轻者停药并予相应治疗后可消失。其他少见的不良反应有血清转氨酶一过性升高,极个别出现黄疸、皮疹、心律不齐、粒细胞减少、血小板减少等,停药后均可恢复。

禁忌证与吲哚美辛相同。

(五) 酮洛酸

酮洛酸(ketorolac)是吡咯类非甾体类衍生物,与其他 NSAIDs 相似,通过抑制环氧合酶,从而减少前列腺素的合成。具有镇痛、抗炎、解热作用及抑制血小板聚集作用。镇痛作用近似阿司匹林,肌内注射后镇痛作用近似中等量吗啡。口服给药后 30～40 分钟,肌内注射后 45～50 分钟,血药浓度达峰值,作用持续时间为 6～8 小时。

主要用于术后剧痛或癌症晚期疼痛、急性肌肉骨骼疼痛,如急性扭伤、损伤、脱位、骨折及软组织损伤,口腔术后疼痛以及其他中重度外周疼痛,若与吗啡或哌替啶合用,可减少后二者用量。

成人口服剂量为每次 5～10mg,每日 1～4 次。肌内注射每次 10～30mg。1 日不超过 150mg。

其不良反应较轻,常见不良反应包括消化不良、恶心、呕吐、便秘等胃肠道反应和嗜睡、头痛、头晕等神经系统反应。

消化性溃疡患者、孕妇以及对其他 NSAIDs 过敏者禁用酮洛酸。

(六) 美洛昔康

美洛昔康(meloxicam)是烯醇酸类非甾体类衍生物,能选择性地抑制 COX-2,对 COX-1 的抑制作用弱,呈剂量依赖性,因此消化道不良反应少。经口服、直肠给药吸收好,药物浓度与剂量成正比,用药 3～5 天可达稳态。其血浆半衰期长,是每日 1 次的长效抗炎镇痛药。

主要适用于类风湿关节炎、疼痛性骨关节炎(关节病、退行性骨关节病)的症状治疗。成人常用量:①类风湿关节炎:每次 15mg,每日 1 次,根据治疗后反应,剂量可减至每次 7.5mg,每日 1 次;②骨关节炎:每次 7.5mg,每日 1 次,如果需要,剂量可增至每次 15mg,每日 1 次。对于不良反应有可能增加的患者,治疗开始时每日 7.5mg,严重肾衰竭的患者透析时,剂量不应超过每日 7.5mg。美洛昔康每日最大推荐剂量为 15mg。

少数患者出现消化道和中枢神经系统症状,如胃部不适、腹泻、便秘、头晕等,但停药后即可消失。

使用阿司匹林或其他非甾体消炎药后出现哮喘、血管神经性水肿、瘙痒、皮疹的患者,以及消化道溃疡、严重肝功能不全、非透析的严重肾功能不全患者,15 岁以下的患者,孕妇或哺乳期妇女禁用。有胃肠道疾病史和正在应用抗凝剂治疗的患者慎用。

(七) 塞来昔布

塞来昔布(celecoxib),又称赛来考昔(celebrex),为 COX-2 选择性抑制剂,通过抑制 COX-2 阻断花生四烯酸合成前列腺素而发挥抗炎镇痛作用,对基础表达的 COX-1 的亲和力极弱,治疗剂量不会引起因 COX-1 抑制导致的胃肠道反应和血小板抑制等副作用,安全性好。口服吸收良好,2～3 小时达到血浆峰浓度。塞来昔布适用于各种急慢性疼痛,如急慢性骨关节炎、类风湿关节炎、癌性疼痛、术后疼痛等。成人剂量为每次 100mg 或 200mg，每日 2 次。老年人、肝功能不全或肾功能不全的患者不必调整剂量。塞来昔布的常见不良反应为上腹部疼痛、腹泻和消化不良。研究显示每日服用塞来昔布 400～800mg 的患者发生致死性或非致死性心血管事件的危险约为安慰剂对照组的 2.5 倍，因此欧洲药品管理局已经确认心血管风险的增加可能是昔布类药物共有的"类别效应"，该机构已将缺血性心脏病或脑卒中列为昔布类药物的禁忌证。此外，对非甾体类药物过敏和对磺胺类药物过敏的患者禁用。

（八）帕瑞昔布

帕瑞昔布（parecoxib），又称帕瑞考昔，是第一种注射用选择性 COX-2 抑制剂，属于昔布类的抗炎镇痛药。帕瑞昔布是伐地昔布的前体药物，静脉注射或肌内注射后经肝脏酶水解，迅速转化为有药理学活性的物质——伐地昔布，静脉注射后 7～13 分钟起效，持续 6～12 小时。术后镇痛可单独使用或作为超前镇痛和多模式镇痛的用药之一。

手术后镇痛的首次剂量为 40mg，静脉注射或肌内注射，随后视需要间隔 6～12 小时给予 20mg 或 40mg，每天总剂量不超过 80mg。持续使用不超过 3 天，可直接进行快速静脉推注，或通过已有静脉通路给药。肌内注射应选择深部肌肉缓慢推注，疗程不超过 3 天。由于帕瑞昔布与其他药物在溶液中混合出现沉淀，因此不论在溶解或是注射过程中，帕瑞昔布严禁与其他药物混合。帕瑞昔布的不良反应：①罕见：急性肝肾衰竭、心肌梗死、充血性心力衰竭、腹痛、恶心、呕吐、呼吸困难、心动过速和皮肤黏膜眼综合征（Stevens-Johnson 综合征）；②非常罕见：多样型红斑、剥脱性皮炎及超敏反应（包括过敏反应和血管性水肿）。

对注射用帕瑞昔布钠活性成分或赋形剂中任何成分有过敏史的患者；有严重药物过敏反应史或已知对磺胺类药物超敏者；活动性消化道溃疡或胃肠道出血者；处于妊娠或哺乳期的患者；严重肝功能损伤者；炎症性肠病患者；充血性心力衰竭患者；冠状动脉旁路移植术后；缺血性心脏疾病患者；外周动脉血管和（或）脑血管疾病患者等禁用。若用于高血压、心脏功能不全、肝功能损伤、肾功能损伤，以及其他具有体液潴留倾向的患者时，应密切观察。

由于缺乏在儿童或青少年中的使用经验，故不推荐使用。

（九）氟比洛芬酯

氟比洛芬酯（flurbiprofen axetil）是一种丙酸类的 NSAIDs，氟比洛芬酯注射液由脂微球和其包裹的氟比洛芬组成。氟比洛芬酯为氟比洛芬的前体药物，是非甾体抗炎镇痛药，作为新型药物载体系统，脂微球对其包裹的药物具有靶向性，使包裹药物在炎性组织、手术切口及肿瘤部位靶向聚集，从而增强药效；包裹药物的释放受到控制，使药效持续时间更长；由于药物是脂溶性的，易于跨越细胞膜，从而促进包裹药物的吸收，缩短起效时间。用于术后镇痛的优点在于无中枢抑制作用，不影响处于麻醉状态患者的苏醒，可在术后立即使用。静脉注射后 5～10 分钟，全部水解为氟比洛芬，6～7 分钟血药浓度即达峰值。药物消除半衰期为 5～8 小时，主要以羟化物和结合物的形式经肾脏排泄。

氟比洛芬酯用于缓解术后疼痛和癌痛，每次 50mg，每日 1～2 次，静脉注射或静脉滴注。

不良反应偶见注射部位疼痛及皮下出血；有时出现恶心、呕吐，转氨酶升高，偶见腹泻，罕见胃肠道出血；有时出现发热，偶见头痛、倦怠、嗜睡、畏寒、血压上升、心悸、瘙痒、皮疹等过敏反应；罕见血小板减少、血小板功能低下等。氟比洛芬酯与第三代喹诺酮类抗生素如诺氟沙星、洛美沙星等合用可能会引起痉挛。

患有严重消化性溃疡，严重血液性疾病，心、肝、肾功能严重异常，严重高血压，有阿司匹林哮喘史的患者禁用。

（十）对乙酰氨基酚

对乙酰氨基酚（paracetamol），又名扑热息痛、醋氨酚。作为非那西汀在体内的代谢产物，对乙酰氨基酚是乙酰苯胺类解热镇痛药，严格上不属于非甾体消炎药，具有解热、镇痛作用，但抗炎抗风湿作用弱。可口服、静脉注射、肌内注射及直肠给药，口服后经胃肠道吸收迅速完全，约1小时达峰，血浆蛋白结合率为25%～45%。进入体内后90%～95%的对乙酰氨基酚在肝脏代谢，主要与葡萄糖醛酸、硫酸及半胱氨酸结合后经肾脏排出体外。

对乙酰氨基酚适用于感冒发热、关节痛、神经痛、头痛及偏头痛、肌肉痛、痛经、癌性痛及术后疼痛等，也可用于阿司匹林过敏或不耐受以及不适用阿司匹林的患者（如水痘、血友病及其他出血性疾病等）。对乙酰氨基酚静脉制剂常用于术后镇痛，1g对乙酰氨基酚溶于100ml液体静脉滴注，由于起效快，术后可先用静脉制剂，之后改为口服维持。

口服成人常用量每次0.3～0.6g，0.6～1.8g/d，日剂量不超过2g，退热治疗一般不超过3天，镇痛治疗不超过10天。12岁以下儿童按1.5g/m² 分次服用，或每次10～15mg/kg，每4～6小时1次，每24小时不超过5次，疗程不超过5天。肌内注射：每次0.15～0.25g，直肠给药：每次0.3～0.6g，1～2次/日。

小剂量对乙酰氨基酚较少引起不良反应，偶见恶心、呕吐、腹痛、厌食等，少见血小板抑制、胃肠道出血。大剂量长时间用药可见荨麻疹、剥脱性皮炎、大疱表皮松解症、粒细胞减少、血小板减少，偶可见溶血性贫血、再生障碍性贫血、肝脏损害、肾乳头坏死等，因此对乙酰氨基酚不宜大剂量或长期使用。

因其可透过胎盘和乳汁，孕妇、哺乳期妇女不宜使用，3岁以下儿童因肝肾功能发育不全应慎用，酒精中毒、肝肾功能障碍者慎用。对乙酰氨基酚过敏者禁用。

第二节　阿片类镇痛药

一、概　　述

阿片类药物为一类最经典、止痛作用最强的镇痛药，通过作用于阿片受体而产生镇痛和呼吸抑制效应。阿片类药物镇痛作用强大，多用于剧烈疼痛。阿片类药物因其连续多次应用后有成瘾性等不良反应，故此类药物又称为"麻醉性镇痛药"，属于国家《麻醉药品管理条例》中规定严格管控的药物之一。阿片类药物尤其是强阿片类药物主要用于急性疼痛和中至重度慢性疼痛及癌痛的治疗。阿片类药物无器官毒性，故而成为癌痛、艾滋病患者等长期疼痛治疗的主要药物，且认为其无封顶作用，可大量甚至无限量使用，但也应遵循能达到最大止痛和不产生不易耐受的副作用为原则。由于阿片类药物对何种类型慢性疼痛患者有效具有不确定性和不可预知性，有时需要长时间治疗，如对某些神经病理性疼痛，阿片类药物的效果不理想或需使用大剂量才能取得一定的效果。短期用药可使用速释剂型，长期治疗时应优先选用控缓释剂型。

使用阿片类药物的基本原则为：①对患者进行准确的疼痛评估并根据病因学、症状学和疾病类型制订个体化的治疗计划，包括药物和非药物疗法，选择合适的剂量、剂型；②尽可能减低疼痛，使VAS评分在平静和运动时均低于4分，镇痛作用不足时及时调整；③治疗效果不够满意时，可采取合并用药，如平衡镇痛或多模式镇痛，如合并应用抗惊厥药、抗抑郁药、作用在兴奋性氨基酸受体的药物以及作用在α_2肾上腺素能受体的药物，但应注意避免同时使用两种阿片类药物（除非用于剂量滴定或在用控缓释药物出现突发性疼痛时追加速释药物），也应避免两种非甾体消炎药同时使用（对乙酰氨基酚除外），以免药物"竞争"血浆蛋白导致治疗作用被

"封顶",而副作用剧增;④使用辅助药物防治可能出现的并发症,如抗呕吐药、缓泻剂、抗组胺药;⑤重视患者及家属的作用,为患者和家属制订书面疼痛治疗计划和日记,了解治疗反应,定期进行疼痛的再评估。

二、常用药物

(一) 吗啡

吗啡(morphine)为纯粹的阿片受体激动药,有强大的镇痛、镇静作用、呼吸抑制作用和镇咳作用(但因其可致成瘾并不用于临床止咳)。皮下和肌内注射吸收迅速,皮下注射30分钟后即可吸收60%,吸收后迅速分布至肺、肝、脾、肾等各组织。成人中仅有少量吗啡透过血脑屏障,但已能产生高效的镇痛作用。可通过胎盘到达胎儿体内。消除$t_{1/2}$为1.7~3小时,蛋白结合率为26%~36%。每次给药,镇痛作用维持4~6小时。

吗啡的剂型很多,除普通的片剂、胶囊和针剂外,还有控(缓)释片、高浓度口服液、栓剂等。吗啡的给药途径可经皮、口腔、鼻、胃肠道、直肠、静脉、肌内和椎管给药。临床上常用的吗啡控释片可使药物恒定释放,口服1小时起效,在达到稳态时血药浓度波动较小,无峰谷现象,作用可持续12小时左右,主要用于缓解癌痛或其他各种剧烈疼痛。

吗啡主要用于其他镇痛药无效的急性剧烈疼痛,如严重创伤、战伤、烧伤、晚期癌痛等疼痛。心肌梗死而血压尚正常者,应用吗啡可使患者镇静,并减轻心脏负担,对心源性哮喘可使肺水肿症状暂时有所缓解。麻醉和手术前给药可保持患者宁静入睡。因其对平滑肌的兴奋作用较强,故不能单独用于内脏绞痛(如胆绞痛等),需与阿托品等有效的解痉药合用。

吗啡不良反应较多,主要有呼吸抑制、平滑肌的激动作用、成瘾性和耐受性等。吗啡对呼吸中枢有抑制作用,使其对二氧化碳张力的反应性降低,过量可致呼吸衰竭而死亡。兴奋平滑肌,增加肠道、胆道、输尿管、支气管平滑肌张力,引起恶心、呕吐、便秘、尿潴留等症状。连用3~5天即产生耐药性,1周以上可成瘾。但对于晚期中重度癌痛患者,如果治疗适当,少见依赖及成瘾现象。偶见瘙痒、荨麻疹、皮肤水肿等过敏反应。

吗啡过量可致急性中毒,成人中毒量为60mg,致死量为250mg。对于重度癌痛患者,吗啡使用量可超过上述剂量(即不受药典中关于吗啡极量的限制)。吗啡急性中毒的主要症状为昏迷、呼吸深度抑制、瞳孔极度缩小、两侧对称,或呈针尖样大,血压下降、发绀、尿少、体温下降、皮肤湿冷、肌无力。由于严重缺氧致休克、循环衰竭、瞳孔散大、死亡。中毒时的解救可采用人工呼吸、给氧、给予升压药提高血压,β肾上腺素受体阻断药减慢心率、补充液体维持循环功能。静脉注射拮抗药纳洛酮0.005~0.01mg/kg,成人0.4mg。亦可用烯丙吗啡作为拮抗药。

吗啡与吩噻嗪类、镇静催眠药、单胺氧化酶抑制药、三环类抗抑郁药、抗组胺药等合用,可加剧及延长吗啡的抑制作用。吗啡可增强香豆素类药物的抗凝血作用。与西咪替丁合用,可能引起呼吸暂停、精神错乱、肌肉抽搐等。

婴儿、孕产妇、哺乳期妇女以及呼吸抑制已显示发绀、颅内压增高和颅脑损伤、慢性阻塞性肺气肿、支气管哮喘、肺源性心脏病代偿失调、甲状腺功能减退、皮质功能不全、前列腺肥大、排尿困难及严重肝功能不全、休克尚未纠正控制前、炎性肠梗阻等患者禁用。

(二) 哌替啶

哌替啶(pethidine),又名度冷丁,是目前最常用的人工合成的苯基哌啶类阿片样镇痛药。其作用机制与吗啡相同,效力为吗啡的1/10~1/8,与吗啡在等效剂量下可产生同样的镇痛、镇静及呼吸抑制作用,但后者维持时间较短,无吗啡的镇咳作用。有轻微的阿托品样作用,可引起心率增快。口服或注射给药均可吸收,口服时约有 50% 首先经肝脏代谢,故血药浓度较低。口服后血药浓度达峰时间为 1～2 小时,可出现两个峰值。蛋白结合率为 40%～60%。主要经肝脏代谢成哌替啶酸、去甲哌替啶和去甲哌替啶酸水解物,然后与葡萄糖醛酸形成结合型或游离型,经肾脏排出。尿液酸度大时,随尿排出的原形药和去甲基衍生物明显增加。消除 $t_{1/2}$ 3～4 小时,肝功能不全时增至 7 小时以上。可通过胎盘屏障,少量经乳汁排出。代谢物去甲哌替啶有中枢兴奋作用,因此根据给药途径的不同及药物代谢的快慢,中毒患者可出现抑制或兴奋现象。

哌替啶为强效镇痛药,适用于各种剧痛,如创伤性疼痛、手术后疼痛,对于内脏绞痛,需与阿托品配伍应用。用于分娩镇痛时,须监护其对新生儿的呼吸抑制作用。

成人每次 50～100mg,肌内或静脉注射。哌替啶也可以通过椎管内给药治疗术后疼痛。急性疼痛治疗日剂量不超过 1000mg,不推荐长时间、大剂量或反复使用。不用于慢性疼痛和癌痛治疗。

不良反应与吗啡基本相似,但程度较吗啡轻,治疗剂量时可出现轻度的眩晕、出汗、口干、恶心、呕吐、心动过速及直立性低血压等,对平滑肌的激动作用弱于吗啡,故较少引起便秘和尿潴留。其耐受性和成瘾性程度介于吗啡与可待因之间,一般不应连续使用。鉴于哌替啶的作用时间较短、毒性代谢产物半衰期长,易蓄积等缺陷,世界卫生组织提出,哌替啶不宜用于癌性疼痛等慢性疼痛的治疗。

哌替啶逾量中毒时可出现呼吸减慢、浅表而不规则,发绀、嗜睡,进而昏迷,皮肤潮湿冰冷,肌无力,脉缓及血压下降,偶尔可先出现阿托品样中毒症状、瞳孔扩大、心动过速、兴奋、谵妄,甚至惊厥,然后转入抑制。口服中毒者应尽早洗胃,以排出胃内毒物。人工呼吸、吸氧、给予升压药提高血压,β 肾上腺素受体阻断药减慢心率、补充液体,维持循环功能。静脉注射纳洛酮 0.005～0.01mg/kg,成人 0.4mg,亦可用烯丙吗啡作为拮抗药。哌替啶中毒出现的兴奋、惊厥等,拮抗药可使其症状加重,此时只能用地西泮或巴比妥类药物解除。当血内哌替啶及其代谢产物浓度过高时,血液透析能促进排泄毒物。哌替啶与芬太尼因化学结构有相似之处,两药可有交叉敏感。哌替啶能促进双香豆素、茚满二酮等抗凝药物增效,并用时后者应按凝血酶原时间酌减用量。

婴儿及室上性心动过速、颅脑损伤、颅内占位性病变、慢性阻塞性肺疾病、支气管哮喘、严重肺功能不全等患者禁用。严禁与单胺氧化酶抑制药同用。

（三）芬太尼

芬太尼(fentanyl)是人工合成的苯基哌啶类麻醉性镇痛药,镇痛作用机制与吗啡相似,为阿片受体激动药,作用强度为吗啡的 100～180 倍。口服经胃肠道吸收,但临床一般采用注射给药。静脉注射 1 分钟即起效,4 分钟达高峰,维持 30～60 分钟。肌内注射时约 7～8 分钟产生镇痛作用,可维持 1～2 小时。肌内注射生物利用度为 67%,蛋白结合率为 80%,消除 $t_{1/2}$ 约为 3.7 小时。主要在肝脏代谢,代谢产物与约 10% 的原形药由肾脏排出。

芬太尼适用于麻醉前、中、后的镇静与镇痛,是目前复合全麻中常用的药物。用于麻醉前给药及诱导麻醉,并作为辅助用药与全麻及局麻药合用于各种手术。与氟哌利多(droperidol)合用,能使患者安静,对外界环境漠不关心,但仍能合作。亦用于围术期各种剧烈疼痛和癌性疼痛,常通过硬膜外腔或静脉连续给药,适用于患者自控镇痛(patient controlled analgesia, PCA)。近年来推出的芬太尼透皮贴剂,使用方便,镇痛效果确切,每片贴剂可提供 72 小时的镇痛作用,尤其适用于癌痛的治疗。

与吗啡和哌替啶相比,芬太尼作用迅速,维持时间短,不释放组胺,对心血管功能影响小,能抑制气管插管时的应激反应。对呼吸的抑制作用弱于吗啡,但静脉注射过快则易抑制呼吸。纳洛酮等能拮抗其呼吸抑制和镇痛作用。一般不良反应为眩晕、视物模糊、恶心、呕吐、低血压、胆道括约肌痉挛、喉痉挛及出汗等。偶有肌肉抽搐。严重副反应为呼吸抑制、窒息、肌肉僵直及心动过缓,如不及时治疗,可发生呼吸停止、循环抑制及心搏骤停等。有成瘾性,但较哌替啶轻。

芬太尼与哌替啶因化学结构有相似之处,两药可有交叉敏感。与中枢抑制药,如催眠镇静药(巴比妥类、地西泮等)、抗精神病药(如吩噻嗪类)、其他麻醉性镇痛药以及全麻药等有协同作用,合用时应慎重并适当调整剂量。中枢抑制剂,如巴比妥类、镇静药、麻醉药,有加强芬太尼的作用,如联合应用,芬太尼的剂量应减少 1/4 ~ 1/3。大剂量快速静注可引起颈、胸、腹壁肌强直,胸顺应性降低,影响通气功能。偶可出现心率减慢、血压下降、瞳孔极度缩小等,最后可致呼吸停止、循环抑制或心搏骤停。中毒解救:出现肌肉强直者,可用肌松药或吗啡拮抗药(如纳洛酮、烯丙吗啡等)对抗。呼吸抑制时立即采用吸氧、人工呼吸等急救措施,必要时亦可用吗啡特效拮抗药,静脉注射纳洛酮 0.005 ~ 0.01mg/kg,成人 0.4mg。心动过缓者可用阿托品治疗。与氟哌利多合用产生的低血压,可用输液、扩容等措施处理,无效时可用升压药,但禁用肾上腺素。

支气管哮喘、重症肌无力患者应禁用芬太尼。孕妇、心律失常患者应慎用。

(四) 羟考酮

羟考酮(oxycodone),又称氢考酮,是从生物碱蒂巴因(thebaine)提取合成的半合成阿片类药。它主要作用于中枢神经系统和平滑肌,为阿片类激动药,用于镇痛,没有剂量封顶效应。同时具有抗焦虑作用。羟考酮吸收良好,口服约 3 小时达血药峰值浓度,药物持续作用 12 小时。口服生物利用度为 60% ~ 87%。经肝脏首关效应代谢,代谢产物主要经尿排泄。其清除半衰期较短,口服后清除半衰期约为 4.5 小时。临床重复给药,在第 8 周、第 40 周和第 48 周测定血药浓度,未发现羟考酮或其代谢产物的蓄积现象。因而不会出现吗啡的代谢产物吗啡-6-葡萄糖醛酸酐所致的神经激动作用。

目前临床常用的盐酸羟考酮控释片是此类药物的代表。临床证据表明,羟考酮单一制剂对中重度疼痛疗效良好,目前作为吗啡替代药物用于晚期癌痛的控制。相对吗啡而言,羟考酮控释片受肾功能的影响更小,肾功能不全患者吗啡的血药浓度可能增加 100%,其活性代谢产物吗啡-6-葡萄糖醛酸酐可能增加 5 倍。而使用盐酸羟考酮控释片的患者羟考酮的血药浓度只会增加 50%,主要代谢产物去甲羟考酮、羟氢吗啡酮和 3-葡萄糖醛酸酐,因量极小,无实际临床意义,因而安全性比吗啡好。羟考酮控释片用于缓解服用阿片类药物或弱阿片类药物不能控制的中重度疼痛,初始用药剂量一般为 5mg,每 12 小时 1 次。随后,根据疼痛程度仔细滴定剂量,直至理想止痛。

羟考酮还可与对乙酰氨基酚制成复方制剂,每粒胶囊含盐酸羟考酮 5mg,对乙酰氨基酚 500mg。对术后疼痛,每次口服 1 ~ 2 粒,间隔 4 ~ 6 小时可重复用药 1 次;对于癌性疼痛、慢性疼痛,每次 1 ~ 2 粒,每日 3 次。

不良反应与其他阿片类药物相似,最常见的不良反应包括便秘、恶心、呕吐、瘙痒、抑制胃肠蠕动和自主神经系统的影响。除便秘外,其他不良反应随时间延长而逐渐降低。羟考酮控释片可覆盖 WHO 推行三阶梯止痛基本原则的第二、三阶梯,它是治疗中重度癌痛快速有效的纯阿片受体激动药。

缺氧性呼吸抑制、颅脑损伤、麻痹性肠梗阻、急腹症、胃排空延迟、慢性阻塞性呼吸道疾病、肺源性心脏病、慢性支气管哮喘、高碳酸血症、已知对羟考酮过敏、中重度肝功能障碍、重度肾功能障碍(肌酐清除率<10ml/min)、慢性便秘、同时服用单胺氧化酶抑制药、停用单胺氧化酶

抑制药<2 周者禁用。孕妇或哺乳期妇女禁用。

（五）布托啡诺

布托啡诺(butorphanol)，又称环丁羟吗喃，是一种新型的阿片类镇痛药，其激动 κ₃ 受体，对 μ 受体则具有激动和拮抗双重作用。它主要与中枢神经系统(CNS)中的这些受体相互作用，间接发挥其药理作用，包括镇痛作用。除镇痛作用外，对 CNS 的影响包括减少呼吸系统自发性的呼吸、咳嗽，兴奋呕吐中枢、缩瞳、镇静等药理作用。其作用可能是通过非 CNS 作用机制实现的，如改变心脏血管(神经)的电阻和电容、支气管运动张力、胃肠道分泌、运动肌活动及膀胱括约肌活动。

镇痛作用一般在静脉注射几分钟，肌内注射 10～15 分钟后开始。30～60 分钟达到高峰，维持时间为 3～4 小时，与吗啡、哌替啶及喷他佐辛相当。

布托啡诺主要用于治疗中度至重度疼痛，如各种癌性疼痛、手术后疼痛、肾或胆绞痛等。

静脉注射剂量为 1mg，肌内注射剂量为 1～2mg。如需要，每 3～4 小时可重复给药 1 次。没有充分的临床资料推荐单剂量超过 4mg，或遵医嘱。

不良反应主要为嗜睡、头晕、恶心和(或)呕吐。

对布托啡诺过敏者禁用。因阿片的拮抗特征，不宜用于依赖那可丁的患者。年龄小于 18 岁的患者禁用。

三、类阿片类镇痛药

曲马多(tramadol)，又称反胺苯环醇，为人工合成的非阿片类中枢性强效镇痛药，其作用机制与阿片类药物不完全相同，因此列为非麻醉性镇痛药。曲马多至少通过两种截然不同但又互补的作用机制产生镇痛作用，即弱阿片机制和非阿片机制。研究发现，曲马多还可通过抑制神经元突触对去甲肾上腺素的再摄取，并增加神经元外 5-羟色胺浓度，从而增强中枢神经系统对疼痛的下行性抑制作用而产生镇痛作用。

镇痛作用为吗啡的 1/10，不产生欣快感，镇静作用较哌替啶稍弱，治疗剂量无致平滑肌痉挛和明显呼吸抑制作用，对心血管系统基本无影响，不会引起便秘及排尿困难。口服给药后 20～30 分钟起效，30～45 分钟达峰值，镇痛作用可维持 3～6 小时。肌内注射后 1～2 小时产生峰值效应，镇痛持续时间为 5～6 小时。

主要用于癌症疼痛、骨折或术后疼痛等各种急慢性疼痛。曲马多的剂型有胶囊、针剂、滴剂、栓剂以及缓释片剂。成人用量：每次 50～100mg，每日 2～3 次，日剂量不超过 400mg。盐酸曲马多缓释片口服，每次 50～100mg，每日 2 次。

常见不良反应：①偶见出汗、恶心、呕吐、食欲缺乏、头晕、无力、嗜睡等；②罕见皮疹、心悸、直立性低血压，在患者疲劳时更易产生。

酒精、安眠药、镇痛药或其他精神药物中毒者禁用。肝肾功能不全者、心脏病患者、孕妇、哺乳期妇女慎用。不得与单胺氧化酶抑制药同用。与中枢镇静剂(如地西泮等)合用时需减量。长期使用不能排除产生耐药性或药物依赖性的可能。因不能抑制吗啡的戒断症状，不能作为对阿片类有依赖性患者的代用品。有药物滥用或依赖性倾向的患者只能短期使用。

四、其他药物

（一）阿芬太尼

阿芬太尼（alfentanil）是人工合成的芬太尼类阿片类镇痛药,作用强度为芬太尼的 $1/4 \sim 1/5$,静脉注射后起效快,约 1 分钟达到峰值,但维持时间短,约为 10 分钟。人体阿芬太尼代谢主要通过细胞色素 P4503A4,经肝脏降解,降解产物几乎无阿片活性。清除半衰期 $1.2 \sim 1.5$ 小时,清除率 $6.4 ml/(kg \cdot min)$,分布容积 $0.84 L/kg$ 。因此术后很少出现恶心、呕吐,体内无蓄积,苏醒快。

阿芬太尼适用于麻醉前、中、后的镇静与镇痛。小剂量阿芬太尼可用于镇静催眠,短小手术可用阿芬太尼持续输注 $0.5 \sim 2\mu g/(kg \cdot min)$,或间断静脉注射 $5 \sim 10\mu g/(kg \cdot min)$ 。与吸入麻醉药合用有协同作用,较低的血浆阿芬太尼浓度（29ng/ml）可降低 E_{max} 值 50% 。阿芬太尼可使瞳孔缩小,推注速度过快时易发生肌强直（特别是胸部）。除用于麻醉外还可以用于术后止痛,考虑其起效迅速、作用短暂的特点,可采用负荷量 1mg,背景剂量 $200 \sim 800\mu g/h$,冲击剂量每次 $200 \sim 400\mu g$,锁定时间 $2 \sim 3$ 分钟。

与所有阿片类镇痛药一样,阿芬太尼过量时可引起呼吸抑制及严重的低血压。拟对吗啡明显不耐受患者禁用;肝功能不全、老年和体弱患者慎用,应用时应酌情减量,防止药物蓄积。

（二）舒芬太尼

舒芬太尼（sufentanil）是强阿片类镇痛药,也是特异性 μ 受体激动药,舒芬太尼的 μ 受体亲和力比芬太尼强 $7 \sim 10$ 倍,静脉给药后 $3 \sim 4$ 分钟内就能发挥最大药效,有良好的血流动力学稳定性,同时不存在免疫抑制、溶血或组胺释放等副作用。舒芬太尼的血浆蛋白结合力为 92.5% 。其生物转化主要在肝脏和小肠内进行,24 小时内 80% 的剂量被排出,仅 2% 被原形排泄。

舒芬太尼主要用于复合麻醉的镇痛成分,可用于麻醉诱导和麻醉维持,也用于手术后镇痛、分娩镇痛和无痛内镜检查。应用剂量应根据个体情况及临床反应来调整。考虑的因素包括患者的年龄、体重、全身情况、正在服用的药物、手术类型和手术时间。在术后镇痛期也常与氟哌利多和 5-HT₃ 抑制药合并使用,以防止恶心、呕吐的发生。成人复合麻醉时静脉诱导剂量为 $0.2 \sim 2\mu g/kg$,通常使用 $0.5 \sim 1\mu g/kg$,也可制成输液剂在 $2 \sim 5$ 分钟内滴完,维持镇痛剂量为 $0.15 \sim 10.0\mu g/(kg \cdot h)$ 。2 岁以下儿童由于舒芬太尼的有效性和安全性资料有限,并不作为常规推荐。

用药过量表现为呼吸抑制甚至出现呼吸暂停为主要特征。呼吸抑制的处理措施包括给氧、机械通气以及给予纳洛酮拮抗。典型的阿片样作用还包括骨骼肌僵直,尤其是胸壁肌僵直、肌阵挛、低血压、心动过缓、眩晕、恶心呕吐、瘙痒及咽部痉挛。缓慢静脉注射镇静药或肌松药可防止肌僵直的发生。甲状腺功能低下、限制和阻滞性肺疾病、肝肾功能障碍、肥胖和酒精中毒等患者应滴定药物剂量并做详细的术中和术后观察。对身体衰弱者和老年患者,剂量应相应减低,而对接受过阿片类药物治疗或有阿片滥用史者需较高剂量。使用舒芬太尼的禁忌证包括:①已知对舒芬太尼或其他阿片药物过敏者;②分娩期间或实施剖宫产手术期间婴儿切断脐带前,因其可能引发新生儿呼吸抑制;③禁用于新生儿、妊娠期或哺乳期妇女。④禁与单胺氧化酶抑制药同时使用,在使用舒芬太尼前 14 天内用单氧化酶抑制剂者禁用。⑤急性肝卟啉病、重症肌无力和有呼吸抑制的患者禁用。

（三）瑞芬太尼

瑞芬太尼（remifentanil）是一种短效的 μ 受体激动药，其效价与芬太尼相似。静注后迅速起效，在人体内 1 分钟左右达到血脑平衡，血浆蛋白结合率 70%～90%，有效生物半衰期 3～10 分钟。主要通过血浆和组织中非特异性酯酶水解，代谢产物 90% 经肾排泄，肝、肾衰竭并不影响其药动学过程，但由于肝衰竭患者对阿片类药物敏感性增加，因此应酌情减量。

瑞芬太尼主要用于平衡麻醉，它可明显降低静脉或吸入麻醉需要量，当瑞芬太尼以 0.4～0.5μg/（kg·min）输注时，吸入麻醉药的 MAC 下降近 50%。但当输注速率增加到一定程度，血浆浓度达到 5～8μg/L 时出现封顶现象。常用于心脏和大血管手术麻醉，儿科、产科手术麻醉；无痛分娩时对不愿采用椎管内麻醉方法的患者使用瑞芬太尼静脉自控镇痛是一种可行的替代方法。可在宫口开至 3cm 时给瑞芬太尼单次量 0.25～0.5μg/kg，锁定时间 2 分钟；此外瑞芬太尼可用于静脉术后镇痛，常采用负荷剂量和冲击剂量的方法，如负荷剂量 20μg（0.25～0.5μg/kg），冲击剂量 0.5μg/kg，锁定时间 2～5 分钟。

由于瑞芬太尼停药后会导致术后疼痛反应的增强，因而使用瑞芬太尼的病例应积极防止术后痛觉过敏，可采用手术期间使用小剂量氯胺酮，手术结束前使用曲马多、丁丙诺啡或其他长效阿片药。在伤口加用局麻药及术前静脉注射非甾体消炎药或抗惊厥药加巴喷丁也可明显减轻术后疼痛及镇痛药用量。

瑞芬太尼具有阿片受体类药物典型不良反应，常见的有恶心、呕吐、呼吸抑制、心动过缓、低血压、肌肉强直，停药或降低输注速度后几分钟可消失，少见的有寒战、发热、眩晕、视觉障碍、头痛、呼吸暂停、瘙痒、面部潮红和过敏。

瑞芬太尼不能单独用于全麻诱导，即使大剂量也不能保证意识消失。因含有甘氨酸，不能用于硬膜外和鞘内给药。已知对芬太尼类药物过敏者禁用。重症肌无力及呼吸抑制、支气管哮喘患者禁用。禁止与单胺氧化酶抑制药合用，禁止与血、血清、血浆等血制品经同一路径给药。

第三节　抗癫痫药

一、概　述

从治疗学的观点来看，疼痛通常可分为伤害感受性疼痛和神经源性疼痛两大类，伤害感受性疼痛通常对抗炎镇痛药和阿片类药物反应较好，而神经源性疼痛则对抗癫痫类药物有很好的反应。因此抗癫痫类药物，如卡马西平、加巴喷丁等常被用于治疗神经病理性疼痛如三叉神经痛、带状疱疹后神经痛及糖尿病性神经病变。由于癫痫和神经源性疼痛在病理生理学和生物化学机制方面有惊人的相似性，神经受损后产生的"wind-up"现象和癫痫患者中海马神经元"点燃"现象的病理生理过程非常相似。但是由于神经源性疼痛的复杂性以及不同的抗癫痫药的作用靶点是不同的受体或神经递质，一种抗癫痫药物不可能对所有的神经源性疼痛都有效，即使对于具有相同疼痛症状的不同患者，药物效果也不一致，因此对一个患者用哪种抗癫痫药主要是根据临床疗效，当治疗失败时，就有充足的理由更换另外一种抗癫痫药。多种抗癫痫药物联合使用的可能性能得到抗癫痫的治疗经验的支持。此外，抗癫痫药可单用于不能耐受抗抑郁药治疗的患者，亦可用于阿片类药物引起的肌阵挛者。

二、常用药物

（一）卡马西平

卡马西平（carbamazepine），又称酰胺咪嗪、痛痉宁。可能通过增强钠通道灭活效能，限制突触后神经元和阻断突触前钠通道从而限制神经元动作电位的发放，阻断兴奋性递质的释放从而产生抗癫痫作用。药理作用表现为抗癫痫、抗神经性疼痛、抗躁狂-抑郁症、改善某些精神疾病的症状、抗中枢性尿崩症。口服吸收缓慢、不规则，口服400mg后4~5小时血药浓度达峰值，血药峰值为8~12μg/ml，但个体差异很大。大剂量时达峰值时间可达24小时。达稳态血药浓度的时间为8~55小时。

卡马西平在疼痛治疗中主要用于三叉神经痛和舌咽神经痛发作，亦用作三叉神经痛缓解后的长期预防性用药，也可用于脊髓结核和多发性硬化、糖尿病性周围性神经痛、幻肢痛和外伤后神经痛以及带状疱疹后神经痛。

成人开始每次0.1g，每日2次；第2日后隔日增加0.1~0.2g，直到疼痛缓解，维持量每日0.4~0.8g，分次服用；最高量每日不超过1.2g。

卡马西平不良反应较多，较常见的是中枢神经系统反应，表现为视物模糊、复视、眼球震颤。因刺激抗利尿激素分泌引起水潴留和低钠血症（或水中毒），发生率为10%~15%。较少见的不良反应有变态反应、Stevens-Johnson综合征或中毒性表皮坏死溶解症、皮疹、荨麻疹、瘙痒、儿童行为障碍、严重腹泻、红斑狼疮样综合征（荨麻疹、瘙痒、皮疹、发热、咽喉痛、骨或关节痛、乏力）。罕见的不良反应有腺体病、心律失常或房室传导阻滞（老年人尤其注意）、骨髓抑制、中枢神经系统中毒（语言困难、精神不安、耳鸣、震颤、幻视）、过敏性肝炎、低钙血症、直接影响骨代谢导致骨质疏松、肾脏中毒、周围神经炎、急性尿卟啉病、栓塞性脉管炎、过敏性肺炎、急性间歇性卟啉病，可致甲状腺功能减退。偶见粒细胞减少、可逆性血小板减少、再生障碍性贫血、中毒性肝炎。

用药期间注意检查：全血细胞（包括血小板、网织红细胞及血清铁，应经常复查达2~3年）、尿常规、肝功能、眼科检查及卡马西平血药浓度测定。

有房室传导阻滞、血清铁严重异常、骨髓抑制、严重肝功能不全等病史者禁用。孕妇、哺乳期妇女及老年患者慎用。

（二）加巴喷丁

加巴喷丁（gabapentin）是γ-氨基丁酸（GABA）的衍生物，是第二代抗癫痫药，许多研究表明，它不仅具有抗痛觉异常作用，而且有抑制损伤后周围神经异位放电及中枢敏化的作用，已成为治疗神经病理性疼痛的一线用药。目前认为加巴喷丁治疗神经病理性疼痛的机制可能主要包括以下三点：①与中枢神经系统突触前P/Q型电压依赖钙离子通道的α_2-δ亚单位结合，抑制神经元细胞的Ca^{2+}内流，进而抑制去甲肾上腺素和兴奋性氨基酸如谷氨酸的释放；②与N-甲基-D-天冬氨酸受体结合，抑制N-甲基-D-天冬氨酸受体引发的脊髓背角神经元细胞痛觉上扬的作用；③增加神经末梢释放γ-氨基丁酸、增加谷氨酸脱羧酶活性或减慢GABA的降解，发挥GABA能作用，减少传入兴奋水平。

与卡马西平相比，加巴喷丁具有较小的行为和心血管副作用，其生物利用度为60%，达到血浆峰浓度的时间为服药后2~3小时，血浆清除半衰期约为9小时，通常在4~22小时，血浆蛋白结合率小于3%，少量在体内代谢，主要以原形经肾脏清除。

加巴喷丁临床上主要用于神经病理性疼痛的治疗,包括糖尿病性周围性神经痛、带状疱疹后神经痛、幻肢痛和外伤后神经痛等。

成人口服用量每次 200~600mg,每日 3 次。肾功能不良者须减少剂量。停药时应逐渐减量。

不良反应包括嗜睡、眩晕、步态不稳、疲劳感和周围性水肿,常见于用药早期。从小剂量开始,缓慢增加剂量,多数人都能耐受。儿童偶尔会出现急躁、易怒,停药以后会消失。

已知对该药过敏者及急性胰腺炎患者禁服。

(三) 普瑞巴林

普瑞巴林(pregabalin)是一个 3-烷基化 GABA 同型体,从结构上与加巴喷丁相似,但比加巴喷丁具有更好的生物利用度和线性药动学。口服给药的绝对生物利用度超过 90%,单剂量给药范围在 1~300mg,多剂量给药范围在 25~300mg、每 8 小时一次或 300mg、每 12 小时一次,普瑞巴林的 AUC 值和 C_{max} 值随剂量线性增加。给药后 0.5~1.5 小时血药浓度达峰值。2 天内达到稳态,无蓄积现象。体外利用人肝细胞溶质和微粒体的研究证明普瑞巴林不被代谢,尿液中排泄的普瑞巴林原药占服用剂量的 90% 以上,肾脏清除率占到总清除率的 88%。清除半衰期约为 6.3 小时,不受剂量和重复给药的影响。总的体内清除率约为 80ml/min。因此,它起效迅速,缩短和简化了调整药物剂量的时间,并且可以每天 2 次给药,使临床应用更加方便。

主要治疗糖尿病性神经痛和带状疱疹后神经痛,也可应用于纤维肌痛症、红斑性肢痛及术后痛等。

口服起始每日剂量为 150mg,根据治疗反应,1 周内可增加到每日 300mg,最大可至每日 600mg。

普瑞巴林最常见的不良反应有眩晕和嗜睡,但多数不良反应为轻中度,且呈剂量相关性。

三、其 他 药 物

(一) 奥卡西平

奥卡西平(oxcarbazepine),又名卡西平,是卡马西平的 10-酮基结构类似物。奥卡西平主要是通过阻滞电压依赖性钠通道,并可降低经突触传递的兴奋冲动,从而稳定过度兴奋的神经细胞膜,抑制神经元重复放电。另外奥卡西平能使钾离子内流增加,对 N 型钙通道也有阻滞作用。

口服易吸收,5 小时达峰,在人体内奥卡西平首先转换为其活性代谢产物 10-羟基奥卡西平,半衰期为 8~10 小时,大部分羟基奥卡西平以原形经尿液排出,在肝脏以糖脂化作用代谢。与卡马西平相比,奥卡西平有更少的药物间相互作用,较少的蛋白结合,药动学有更好的线性关系。与卡马西平相比还具有更少的副作用,如头晕、疲乏、共济失调、皮疹或过敏等,因此有更高的耐受性;此外,奥卡西平不伴有严重的血液或肝脏方面的特异质反应,因此在患者的使用过程中,不需常规监测血液及肝功能。

疼痛治疗方面,奥卡西平主要用于治疗三叉神经痛、糖尿病性神经痛、带状疱疹后神经痛以及其他神经源性疼痛。奥卡西平的常用剂量通常从每日 150mg 开始,每隔 1 周增加 150mg,直至每日 1800mg,通常用法是每日 2 次。

用药开始时可出现轻度不良反应,如乏力、头晕、头痛、嗜睡等,继续服药后可消失。其他常见不良反应有复视、眼震、共济失调、胃肠功能障碍、皮疹等。少见的有白细胞减少、荨麻疹、肝功能异常等。低钠血症风险高于卡马西平。故应从小剂量开始使用,缓慢慎重加量,慎用于肝功能损害、妊娠期、哺乳期妇女,服药期间应避免饮酒。

(二) 托吡酯

托吡酯(topiramate)为天然单糖基右旋果糖硫化物,临床用于成人和儿童的癫痫部分或大发作的辅助治疗。它的作用机制可能有阻滞电压依赖性钠通道,以限制持续反复放电;作用于γ-氨基丁酸受体,增强γ-氨基丁酸的神经抑制作用;作用于谷氨酸受体,拮抗海人酸/AMPA 性谷氨酸受体,降低谷氨酸介导的神经兴奋作用。

托吡酯通过口服能够很好地被吸收,一般不受食物影响,生物利用率达80%,蛋白质结合率低,为9% ~17% ,2 ~3 小时即达到血浆峰浓度,单次或多次口服给药后的血浆清除半衰期为18 ~24 小时。托吡酯大部分以原形从尿液中排出,只有少量在肝脏中代谢,但当托吡酯与酶诱导剂抗癫痫药如苯妥英钠、卡马西平等合用时,其代谢加速,血浆清除半衰期为 12 ~15 小时。

托吡酯目前主要用于偏头痛的预防用药,并在糖尿病性神经病变疼痛方面具有治疗前景,它在其他类型的神经痛中的应用还需要验证。托吡酯的起始剂量通常是睡前25mg,以后每周增加50mg,直到400mg/d(200mg,每日 2 次)。托吡酯的副作用包括头晕、疲劳、食欲减退、复视、震颤、认知功能障碍和尿石症等,缓慢滴定剂量可以减少这些副作用的发生。其他碳酸酐酶抑制药如乙酰唑胺应该避免与托吡酯一起给药。曾有汗闭和高热、代谢性酸中毒、高氯血症、过敏性皮疹等不良反应的报道。禁用于托吡酯过敏者,慎用于妊娠期、哺乳期妇女,伴有潜在肾病因素的患者可能增加肾结石形成的危险,大量饮水可防止其发生。

(三) 唑尼沙胺

唑尼沙胺(zonisamide),又名唑利磺胺,是一种氨苯磺胺类制剂。唑尼沙胺通过阻滞钠通道和 T 型钙通道发挥作用,也可能通过增加 GABA 的释放以及促进多巴胺和5-羟色胺神经递质传递而起作用。唑尼沙胺口服吸收效果好,2 ~6 小时达到血浆峰浓度,一般不受饮食影响。它的蛋白质结合率为 40% ~ 60% ,并且不受其他抗惊厥药物的影响。清除半衰期相当长(50 ~68 小时),呈非线性药动学。大约35%的唑尼沙胺以原形从尿中排泄,其余的在肝脏中被代谢。它具有微弱的碳酸酐酶抑制作用,在某些易感个体中可能会引起尿石症的副作用。

唑尼沙胺是一种新型的抗惊厥药物,首先在日本被用来控制癫痫小发作,然后被引入美国和欧洲。少数开放性研究显示唑尼沙胺在治疗神经性疼痛方面有一定效果,它在疼痛治疗上的作用还有待于进一步的研究。唑尼沙胺起始用量是临睡前100mg,以后每 2 周可以增加200mg,直到最大剂量每日 400mg。

不良反应主要有困倦、食欲下降、乏力、运动失调、白细胞计数降低,AST、ALT 升高,偶见过敏反应、复视、视觉异常。妊娠期妇女禁用,连续用药中不可急剧减量或突然停药,服药过程中应定期检查血常规及肝、肾功能。

第四节　抗抑郁药

一、概　述

慢性疼痛不仅给患者造成躯体上的痛苦,同时也产生心理上的反应,其中抑郁情绪尤其突出,抑郁与疼痛相互影响常常形成恶性循环,极大地影响着慢性疼痛患者的康复。抗抑郁药(antidepressants)是指具有提高情绪、增强活力作用的药物。抗抑郁药根据化学结构的不同,大致分为三类:单胺氧化酶抑制药(如苯乙肼、超苯环丙胺)、三环类抗抑郁药(如丙米嗪、氯米帕明、阿米替林、多塞平)及杂环类抗抑郁药(如氟西汀、帕罗西汀、马来酸氟伏沙明、舍曲林及氨肽氟苯胺)。三环类和杂环类抗抑郁药在当前应用广泛。抗抑郁药可显著改善一些疼痛的症状,其镇痛作用既有继发于抗抑郁作用的效应,也具有不依赖其抗抑郁作用的独立镇痛效应。抗抑郁药的镇痛作用主要通过改变中枢神经系统的递质功能而实现。目前抗抑郁药物已经成为治疗神经病理性疼痛的一线药物,广泛用于神经病理性疼痛的临床治疗。研究表明抗抑郁药物可通过加强中枢神经系统突触间的5-羟色胺及去甲肾上腺素神经传递,从而加强对神经病理性疼痛的下行抑制作用,发挥抑制神经病理性疼痛的作用。临床应用时应选用最熟悉的药物,尽量避免两种以上药物联用,充分了解药物间相互作用。从小剂量开始,缓慢加量。根据年龄、性别、体重、疾病状况及既往用药史综合考虑。对于镇静作用较强的药物(如多塞平、阿米替林等)适于伴有焦虑或睡眠障碍者,一般宜晚间给药。单胺氧化酶抑制药不宜作为首选,三环类抗抑郁药无效病例需停药2周后方可使用。

二、常用药物

(一) 阿米替林

阿米替林(amitriptyline)为三环类抗抑郁药,其作用在于抑制5-羟色胺和去甲肾上腺素的再摄取,对5-羟色胺再摄取的抑制更强,镇静和抗胆碱作用亦较强。口服吸收好,生物利用度为31%~61%,蛋白结合率为82%~96%,口服后8~12小时血药浓度达高峰,作用时间为24~48小时。

阿米替林主要用于慢性、顽固性疼痛的治疗,如偏头痛、紧张性头痛、纤维肌痛症、肌筋膜炎、关节炎和癌痛等。

成人用量为每日10~50mg,从小剂量开始,根据病情逐渐增加。

治疗初期可能出现抗胆碱能反应,如多汗、口干、视物模糊、排尿困难、便秘等。中枢神经系统不良反应可出现嗜睡、震颤、眩晕。可发生直立性低血压。偶见癫痫发作、骨髓抑制及中毒性肝损害等。

严重心脏病、近期有心肌梗死发作史、癫痫、青光眼、尿潴留、甲状腺功能亢进、肝功能损害、对三环类抗抑郁药过敏者禁用。孕妇及哺乳期妇女慎用。

(二) 多塞平

多塞平(doxepin)是传统的三环类抗抑郁药,其化学结构与阿米替林相似,具有抗焦虑、抗抑郁、镇静、催眠、肌肉松弛作用。适用于各类焦虑抑郁状态。其抗抑郁作用不如丙米嗪、阿米替林,但镇静作用明显。服药后可使患者感到精神愉快、思维敏捷。改善焦虑及睡眠障碍。抗焦虑作用多在1周内生效。抗抑郁作用7~10天显效。

口服成人常用量:开始每次25mg,每日1~3次,然后逐渐增至每日150~300mg。

不良反应与禁忌证同阿米替林。

(三) 氟西汀

氟西汀(fluoxetine),又称氟苯氧丙胺、百忧解,是一种选择性血清素(5-羟色胺,5-HT)再摄取抑制药,通过抑制神经突触细胞对神经递质血清素的再吸收以增加细胞外可以和突触后受体结合的血清素水平。对其他受体,如α-肾上腺素能、β-肾上腺素能、5-羟色胺能、多巴胺能等几乎没有结合力。口服给药血浆浓度在6~8小时达峰,其半衰期短期给药为1~3天,长期给药为 4 ~ 6 天。临床上常用的药物形态为盐酸氟西汀,即百忧解。

氟西汀在疼痛治疗中主要用于伴有慢性疼痛的抑郁症患者。

成人早上口服 20mg,每日 1 次,必要时可加至每日 40mg。

氟西汀常见不良反应有:全身或局部过敏、胃肠道功能紊乱(如恶心、呕吐、消化不良、腹泻、吞咽困难等)、厌食、头晕、头痛、睡眠异常、疲乏、精神状态异常、性功能障碍、视觉异常、呼吸困难等。

对于正在使用单胺氧化酶抑制药等药物者,应禁用氟西汀。对于肝功能不全者,氟西汀半衰期增至 7 天,因此应考虑减少用药剂量或降低用药频率。

(四) 帕罗西汀

帕罗西汀(paroxetine hydrochloride)可选择性地抑制 5-HT 转运体,阻断突触前膜对 5-HT 的再摄取,通过提高突触间隙 5-HT 浓度而发挥抗抑郁效果。对去甲肾上腺素、多巴胺再摄取的影响小;对毒蕈碱受体、多巴胺 D_2 受体及组胺受体几乎无亲和性,因而不具有相关的副作用。口服给药血浆浓度约在 5.2 小时达峰,消除半衰期为 24 小时,多次给药,于 4 ~ 14 天达稳态,以后药物不再积蓄。

在疼痛治疗中主要用于缓解慢性、顽固性疼痛引起的焦虑症状和睡眠障碍等精神症状。每日早餐时 1 次,起始量和有效量为 20mg,2 ~ 3 周后,如疗效不好且副作用不明显,可以从 10mg 递增至 50mg,每日 1 次。老人及肝、肾疾病患者酌情调整用量,以不超过 50mg/d 为宜。维持量 20mg,每日 1 次。注意不宜骤然停药。

主要不良反应为口干、便秘、视物模糊、震颤、头痛、恶心、体重增加、乏力、失眠和性功能障碍等。偶见血管神经性水肿、荨麻疹、直立性低血压。罕见锥体外系反应,少见肝功能异常和低钠血症。迅速停服帕罗西汀,可能产生停药综合征,患者表现出睡眠障碍、激动、焦虑、恶心、出汗、意识模糊等停药反应。

严重心、肝、肾疾病患者,有躁狂病史者及老年患者应慎用。孕妇及哺乳妇女、癫痫患者不宜使用。

第五节　糖皮质激素类药物

一、概　述

糖皮质激素(glucocorticoid hormone)的药理作用广泛,具有抗炎、免疫抑制、抗毒素、抗休克作用以及能对代谢、中枢神经系统、血液和造血系统等产生影响,在疼痛治疗中主要利用其抗炎和免疫抑制作用。糖皮质激素种类较多,可分为:①短效激素:包括氢化可的松、可的松;②中效激素:包括泼尼松、泼尼松龙、甲泼尼龙、曲安西龙;③长效激素:包括地塞米松、倍他米松等。从 1949 年糖皮质激素被发现可以缓解类风湿关节炎的症状,50 多年来,糖皮质激素历经了滥用、怯用和逐步合理应用的三个阶段。考虑到其副作用,严格掌握糖皮质激素在慢性疼痛治疗中的适应证显得尤为重要,目前糖皮质激素主要用于治疗炎症及创伤后疼痛、肌肉韧带劳损、神经根病变引起的疼痛、软组织或骨关节无菌性炎性疼痛、风湿性疼痛、癌痛及复杂区域疼痛综合征。除全身给药外,糖皮质激素给药途径还包括关节腔内、关节周围给药,肌腱和韧带周围给药,肌肉痛点给药,硬膜外腔给药及皮肤损害部位注射等。根据病症选用不同的给药方式和不同的药物剂型能发挥更好的镇痛效应并减轻副作用。但应注意患者没有局部或全身使用糖皮质激素的禁忌证,治疗也可配合口服镇痛药或其他保守治疗方法。合理选择适应证、药物剂型、药物剂量和给药方法是使用糖皮质激素安全、有效的关键。

二、常用药物

（一）地塞米松

地塞米松（dexamethasone）为糖皮质激素的长效制剂，肌内注射地塞米松磷酸钠或醋酸地塞米松，分别于 1 小时或 8 小时达血浆高峰浓度，作用时间可持续 3 天。

地塞米松主要用于炎性疼痛，如各种关节炎、软组织炎症、免疫性疼痛，如各种结缔组织炎、筋膜炎以及创伤性疼痛。地塞米松可局部注射，亦可经关节腔、硬膜外间隙、骶管给药，每次 2～5mg，2～3 日 1 次。

其不良反应较多，长期或大量使用可致肥胖、高血压、胃和十二指肠溃疡（甚至出血和穿孔）、骨质疏松、水钠潴留以及精神异常等。

对肾上腺皮质功能亢进、溃疡病、糖尿病、高血压、骨质疏松症、精神病、严重感染患者及孕妇应禁用。

（二）泼尼松龙

泼尼松龙（prednisolone），又名强的松龙，为人工合成的中效糖皮质激素。其抗炎作用和调节糖代谢作用较强，而调节水、盐代谢作用较弱，局部注射后 20～30 分钟起效，作用持续 3～4 小时。

泼尼松龙主要用于炎症性疼痛和免疫性疼痛的治疗，如各种关节炎、结缔组织炎、风湿性关节炎和类风湿关节炎。局部注射每次 25～100mg，2～3 天 1 次。此外，也可供关节腔、浆膜腔内注射，但不宜做鞘内注射。

肾上腺皮质功能亢进、肝功能不全、高血压、糖尿病、溃疡病、精神病、骨质疏松症、严重感染患者及孕妇禁用。

（三）甲泼尼龙

甲泼尼龙（methylprednisolone），又名甲基强的松龙，为人工合成的中效糖皮质激素，其抗炎作用是泼尼松的 1.25 倍，甲泼尼龙醋酸混悬剂分解缓慢，作用持久。

甲泼尼龙主要用于治疗慢性疼痛性疾病，如各种关节炎等。甲泼尼龙醋酸混悬剂可局部注射和关节腔内注射给药，其用量为每次 10～40mg。

不良反应主要是高血压、骨质疏松、胃和十二指肠溃疡出血、水钠潴留等。

肾上腺皮质功能亢进、肝功能不全、高血压、糖尿病、溃疡病、精神病、骨质疏松症、严重感染患者及孕妇禁用。

（四）利美达松

利美达松（limethason，地塞米松棕榈酸酯）为脂肪乳剂，其有效成分为地塞米松的 21 位与棕榈酸形成脂溶性强的酯。其特点是用量小、疗效强，作用时间持久，副作用少。进入体内后 6 小时起效，作用持续时间长达 2 周。另一特点是靶器官定向性强，具有炎性组织趋向性，药物浓度在炎症部位明显高于非炎症部位，因此其抗炎作用是地塞米松的 2～5 倍。

利美达松多用于慢性疼痛疾病的治疗，如慢性腰腿痛、慢性类风湿关节炎等。可局部、静脉、关节腔或硬膜外腔给药。成人每次 1ml 利美达松（含地塞米松 2.5mg），每 2 周 1 次。

（五）曲安奈德

曲安奈德（triamcinolone acetonide），又名去炎松 A，是超长效的糖皮质激素，其效力为可的松的 20~30 倍，抗过敏和抗炎作用强而持久。肌内注射后数小时起效，经 1~2 日达最大效应，作用可维持 2~3 周。

曲安奈德主要用于慢性、顽固性疼痛的治疗，如慢性腰腿痛、风湿性关节炎和类风湿关节炎、滑囊炎和腱鞘炎等。每次用量 20~40mg，可局部、关节腔内给药，每次 20~40mg，1 周至数周 1 次。

曲安奈德的不良反应与地塞米松相同，部分患者还可出现全身荨麻疹、支气管痉挛、月经紊乱、视力障碍等。

病毒性、结核性或化脓性眼病患者禁用。

（六）复方倍他米松注射液

复方倍他米松注射液是二丙酸倍他米松和倍他米松磷酸钠的灭菌混悬注射液。肌内注射后，倍他米松磷酸钠在给药后 1 小时达血浆峰浓度，单剂量给药后的血浆半衰期为 3~5 小时，排泄 24 小时，生物半衰期为 36~54 小时。二丙酸倍他米松缓慢吸收，逐渐代谢，排泄 10 天以上。倍他米松经肝脏代谢，主要与蛋白结合。在肝病患者中清除率可能减慢及延迟。

可用于对皮质类固醇激素敏感的急慢性疾病，如类风湿关节炎、骨关节炎、强直性脊椎炎、关节滑膜囊炎、坐骨神经痛、腰痛、筋膜炎、腱鞘囊肿等。可肌内注射，也可供关节腔、滑膜腔、硬膜外腔等局部注射。关节内注射推荐剂量：大关节 1~2ml，中等关节 0.5~1ml，小关节 0.25~0.5ml。不可用于静脉或皮下注射。

严重精神疾病、胃或十二指肠溃疡、角膜溃疡、骨折或伤口修复期、严重高血压或糖尿病患者、严重感染患者及孕妇禁用。

第六节　局部麻醉药

一、概　　述

局部麻醉药（简称局麻药）是一种能暂时、完全和可逆地阻断神经传导功能的药物。它在临床麻醉和疼痛中的应用相当广泛，主要用于神经阻滞疗法。局麻药的化学结构一般分为三部分：亲脂性的芳香环、中间链接部分和亲水性的胺基，依据中间链接为酯键或酰胺键，可将局麻药分为酯类或酰胺类。酯类局麻药主要有：普鲁卡因、氯普鲁卡因、丁卡因、可卡因等；酰胺类局麻药主要有利多卡因、甲哌卡因、布比卡因、依替卡因、丙胺卡因、罗哌卡因等。临床上依据局麻药作用时间长短可将其分为：短效局麻药主要有普鲁卡因和氯普鲁卡因；中效局麻药主要有利多卡因、甲哌卡因和丙胺卡；布比卡因、左旋布比卡因、丁卡因、罗哌卡因和依替卡因则属于长效局麻药。本节主要介绍疼痛治疗中常用的利多卡因、丁哌卡因、罗哌卡因和氯普鲁卡因。

二、常用药物

（一）利多卡因

利多卡因（lidocaine），又名赛罗卡因，是酰胺类局部麻醉药，其药理特点是穿透力强，弥散性好,起效快,局部注射后 3~5 分钟起效,作用时间短,为 45~60 分钟。

利多卡因用于神经阻滞疗法,可治疗各种急慢性疼痛,如头痛、颈肩痛、胸背痛和腰腿痛等。

利多卡因可局部注射,也可通过椎管内给药,给药浓度、剂量和次数应根据不同疾病而定。小儿用量应根据个体差异来计算,但每次给药最多不超过 4.0mg/kg。

利多卡因有两种制剂,即盐酸利多卡因和碳酸利多卡因。临床上常用的是盐酸利多卡因,其 pH 为 3.5~5.5,注入神经周围需经体内的体液缓冲到生理范围才释放出足够的非离子形式利多卡因,产生神经阻滞作用。而碳酸利多卡因的 pH 为 7.2~7.7,其神经阻滞作用较盐酸利多卡因强,特点是起效快,痛觉完全消失时间短,麻醉效果可靠,毒性作用并不增加。

利多卡因用于治疗疼痛性疾病时,应明确其作用机制是镇痛而不是麻醉,因此,利多卡因的浓度和剂量应适当减少。注入过快或剂量过大时,患者可出现头晕、眼花、耳鸣、寒战,甚至发生局麻药中毒反应,应警惕。

有二至三度房室传导阻滞、肝功能不全、休克患者应禁止使用利多卡因。肾功能不全患者应慎用。

(二) 布比卡因

布比卡因(bupivacaine)为酰胺类长效局部麻醉药,其麻醉时间比盐酸利多卡因长 2~3 倍,弥散度与盐酸利多卡因相仿。其麻醉作用和毒性均比利多卡因强 4 倍。一般在给药 5~10 分钟开始起作用,15~20 分钟达高峰,维持 3~6 小时或更长时间。

主要用于局部浸润麻醉、外周神经阻滞和椎管内阻滞,常用于慢性疼痛的治疗、术后镇痛以及癌性止痛。目前常通过硬膜外患者自控镇痛(PCEA)用于手术后的镇痛以及癌性止痛。

常用浓度为 0.125%~0.15%,一般不超过 0.25%。小儿每次给药量最多不超过 2.0mg/kg。

少数患者可出现头痛、恶心、呕吐、尿潴留及心率减慢等。如果出现严重副反应,可静脉注射麻黄碱或阿托品。过量或误入血管可产生严重的毒性反应,一旦发生心肌毒性几乎无复苏希望。对酰胺类局麻药过敏的患者应禁用丁哌卡因。

(三) 罗哌卡因

罗哌卡因(ropivacaine),又名罗比卡因,罗哌卡因是第一个纯左旋体长效酰胺类局麻药,有麻醉和镇痛双重效应,大剂量可产生外科麻醉效果,小剂量时则产生感觉阻滞(镇痛)仅伴有局限的非进行性运动神经阻滞。加用肾上腺素不改变罗哌卡因的阻滞强度和持续时间。

罗哌卡因起效时间约为 10 分钟,作用维持时间为 4~5 小时。

罗哌卡因最大的特点是对感觉神经纤维阻滞优于运动神经纤维,低浓度(0.2%)时产生感觉神经与运动神经的分离阻滞,即此时罗哌卡因主要阻滞感觉神经,产生有效的镇痛作用,而对运动神经阻滞的影响极小或无,患者术后即可进行四肢运动。

罗哌卡因可通过局部注射、硬膜外给药或区域阻滞治疗急慢性疼痛,也可用 PCA 方法进行手术后的镇痛和癌性止痛。罗哌卡因尤其适用于无痛分娩和产科镇痛。常用浓度为 0.2%。

罗哌卡因对中枢神经系统和心血管系统的毒性较丁哌卡因小,除了误注入血管内或过量等意外事件,局麻的副反应几乎是少见的,是一种较为安全的局麻药。要将其与阻滞神经本身引起的生理反应相区别,如硬膜外麻醉时的血压下降和心动过缓。用药过量和误注入血管内可能引起严重的全身反应。

对酰胺类局麻药过敏的患者应禁用罗哌卡因。严重肝功能不全者、孕妇、12 岁以下的儿童应慎用。

（四）氯普鲁卡因

氯普鲁卡因（chloroprocaine）属苯甲酸酯类局部麻醉药。其作用开始快,通常为6~12分钟,麻醉持续时间达60分钟,由于给药剂量和途径不同,作用时间可略有不同,肝脏或肾脏疾病、加入肾上腺素、影响尿pH的因素、肾血流量、给药途径和患者的年龄,都能显著改变局麻药的药动学参数。体外试验表明,氯普鲁卡因的血浆半衰期,成人男性为（21±2）秒,女性为（25±1）秒,新生儿为（43±2）秒。局麻药分布于机体各组织的多少也受给药途径的影响,血液大量灌注的器官,如肝、肺、心、脑,具有较高的浓度。氯普鲁卡因在血浆中被假性胆碱酯酶迅速代谢,使其酯键水解。氯普鲁卡因及其代谢产物主要经肾脏排泄,尿量和影响尿pH的因素影响其排泄。

氯普鲁卡因可用于局部浸润麻醉、神经阻滞麻醉、骶管和硬膜外麻醉。浸润麻醉和外周神经阻滞麻醉用1%或2%溶液,骶管及硬膜外麻醉用2%或3%溶液。

推荐最大安全剂量:加入肾上腺素（1:200 000）时,每次最大剂量为14mg/kg,总剂量不超过1000mg;不加入肾上腺素时,最大单次给药剂量为11mg/kg,总剂量不超过800mg。

不良反应是对中枢神经系统产生兴奋和（或）抑制,如不安、焦虑、眩晕、耳鸣、视物模糊或震颤,还可能发展到晕厥。但是兴奋可能是暂时的或不出现,而抑制为首先表现的不良反应,可能很快变成嗜睡、意识消失和呼吸停止。高剂量或误注入血管内可导致血浆高浓度和心肌相关的抑制、低血压、心率减慢、室性心律不齐,还可能出现心搏骤停。过敏反应发生率很低,如有发生,可能是由于对药物的高敏体质或对局麻药中的防腐剂敏感。这些反应可表现为荨麻疹、瘙痒、红斑、血管神经性水肿（包括喉头水肿）、心动过缓、喷嚏、恶心、呕吐、眩晕、虚脱、大量出汗、体温升高、类过敏症状（包括重度低血压）。若误入蛛网膜下腔,其不良反应部分取决于注入的药量,这包括不同程度的脊髓阻断、低血压、大小便失禁、会阴感觉和性功能丧失。

对PABA（对氨基苯甲酸）酯类药物过敏的患者禁用本药。

第七节　其 他 药 物

一、神经破坏药

神经破坏药（neurolytic drugs）是指对周围神经具有破坏作用,能毁损神经结构,使神经细胞脱水、变性、坏死,导致神经组织的传导功能中断,从而达到较长时间的感觉和运动功能丧失的一类化学性药物。临床常用的神经破坏药有乙醇和苯酚。此外,单纯甘油、冷盐水、高张盐水与亚甲蓝亦有暂时性止痛作用。

（一）乙醇

乙醇（ethyl alcohol）,又名酒精,疼痛治疗所用为含量在99.5%以上的无水乙醇,比重为0.789。无水乙醇作用于神经组织后,3~10天起效,镇痛作用一般维持2~4个月,个别可长达6~12个月。无水乙醇主要用于顽固性疼痛,如三叉神经痛、癌性疼痛,以及反复性疼痛,如反射性交感神经萎缩症的治疗。无水乙醇可局部注射,也可经硬膜外腔、蛛网膜下腔给药,用量为每次0.5~5ml,可反复使用,直到达到满意的无痛效果。

无水乙醇注射时对神经组织产生较强烈的刺激性,因此注射前应该用局部麻醉药暂时阻断局部神经的冲动传导。神经破坏后所产生的不良反应最严重的是运动神经和感觉神经的破坏,患者会出现面瘫、无汗、肢冷、运动功能丧失、大小便失禁等症状。此外,部分患者还出现神经再生或神经灭活不全等症状,此时原有的疼痛会重新出现或疼痛更加剧烈。因此,非破坏性疼痛治疗不主张使用无水乙醇。

（二）苯酚

苯酚（phenol），又名石炭酸，为无色结晶，具有特殊气味的化合物。苯酚既是神经破坏药，又是杀菌剂。0.5%～1%的苯酚溶液可作为杀菌剂，1%～2%的酚甘油溶液可作为局部麻醉药，5%以上的苯酚溶液具有破坏神经的作用。

硬膜外腔注入酚甘油后5～10分钟疼痛减退，48小时内可能出现疼痛加重，然后疼痛消失。酚甘油镇痛作用维持时间与无水乙醇基本相同。

酚甘油主要用于顽固性疼痛和癌痛的治疗，每次用量为7%～10%的酚甘油0.3～2ml，可局部注射，也可经硬膜外腔、蛛网膜下腔给药，后者给药一般不超过0.6ml。

苯酚与乙醇在神经阻滞上有一定的差别，一般认为无水乙醇能产生完全性的神经破坏作用，从而彻底阻断神经传导。苯酚由于浓度不同，临床上常用其破坏性较低的浓度（7%），因而产生选择性阻滞，即只破坏感觉神经而较少影响运动神经，避免了运动神经被破坏后所出现的严重不良反应。

酚甘油作用于神经组织后，也有一定的神经灭活不全及神经再生现象，用药后仍可产生强烈的刺激性疼痛。

酚甘油不良反应和禁忌证同无水乙醇。

二、骨骼肌松弛药

（一）乙哌立松

乙哌立松（eperisone）是中枢性肌肉松弛药，作用于中枢神经系统和血管平滑肌，缓和骨骼肌紧张并作用于γ-运动神经元，减轻肌梭的灵敏度，从而缓解骨骼肌的紧张，并且通过扩张血管而显示改善血液的作用，从多方面阻断紧张亢进-循环障碍-肌疼痛-肌肉紧张亢进这种骨骼肌的恶性循环。每次口服150mg后1.6～1.9小时血浆浓度为7.5～7.9ng/ml，半衰期为1.6～1.8小时。

疼痛治疗中主要用于改善下列疾病的肌紧张状态：颈背肩臂综合征、肩周炎、腰痛症。用于改善下列疾病所致的痉挛性麻痹：脑血管障碍、痉挛性脊髓麻痹、颈椎病、手术后遗症（包括脑、脊髓肿瘤）、外伤后遗症（脊髓损伤、头部外伤）、肌萎缩性侧索硬化症、婴儿大脑性轻瘫、脊髓小脑变性症、脊髓血管障碍、亚急性脊髓神经症（SMON）及其他脑脊髓疾病。

可能出现下列不良反应：①皮肤：皮疹、瘙痒等；②精神神经方面：失眠、头痛、困倦、身体僵硬、四肢麻木、知觉减退、四肢发颤等；③消化系统：恶心、呕吐、食欲下降、胃部不适、口干、便秘、腹泻、腹痛、腹胀等，偶有口腔炎；④泌尿系统：尿闭、尿失禁、尿不尽感等；⑤全身症状：四肢无力、站立不稳、全身倦怠，偶有头晕、肌紧张减退等；⑥其他：颜面热感、出汗等。

出现下列不良反应时应立即停止用药：休克、肝功能异常、肾功能异常、血液学检查异常（包括红细胞计数、血红蛋白值）。严重肝肾功能障碍、伴有休克者及哺乳期妇女禁用。

（二）氯唑沙宗

氯唑沙宗（chlorzoxazone）是中枢性肌肉松弛剂，主要作用于脊髓和大脑皮质下区域而产生肌肉松弛效果。口服后1小时内起效，持续3～4小时。适用于各种急慢性软组织（肌肉、韧带、筋膜）扭伤、挫伤，运动后肌肉酸痛、肌肉劳损所致的疼痛、由中枢神经病变引起的肌肉痉挛，以及慢性筋膜炎等。

氯唑沙宗成人每次 0.2~0.4g,每日 3 次,症状严重者可酌情加量。

氯唑沙宗不良反应以恶心等消化道症状为主,其次是头晕、嗜睡等神经系统反应,不良反应一般较轻微,可自行消失或在停药后缓解。

肝、肾功能损害者慎用。与吩噻嗪类、巴比妥酸类衍生物等中枢抑制剂及单胺氧化酶抑制药合用时,应减少用量。对氯唑沙宗过敏者禁用。

三、可 乐 定

可乐定(clonidine),又名可乐宁、氯压定,为 α_2 肾上腺素受体激动药。可乐定为中枢性降压药,近年来研究发现其具有镇痛、镇静和减少麻醉药物用量等作用,目前已广泛用于疼痛治疗和临床麻醉。口服可乐定后 30 分钟起效,2~4 小时作用达高峰,持续时间为 6~8 小时。

可乐定主要用于术后镇痛和癌性疼痛的治疗。给药途径为神经鞘内或椎管内给药。椎管内应用可乐定与椎管内应用局麻药的镇痛作用不同,可乐定不影响运动或本体感觉功能,无呼吸抑制、恶心、呕吐、皮肤瘙痒和尿潴留等并发症。可乐定椎管内给药可增强椎管内阿片类药物的镇痛作用,对阿片类药物耐受的患者也同样有效。

椎管内给药主要不良反应是低血压和心动过缓,合理用药可以避免严重低血压和心动过缓的发生。

治疗前血容量不足、心动过缓、窦房结或房室结功能异常、有潜在心率缓慢和心脏传导系统异常的患者禁用。晚期癌症伴有恶病质的患者慎用。

四、氯 胺 酮

氯胺酮(ketamine)是一种苯环哌啶类衍生物,系非巴比妥类静脉麻醉药。近年来,氯胺酮在临床疼痛治疗中的应用已引起人们的重视。研究发现,小剂量氯胺酮用于疼痛性疾病的治疗,尤其是通过椎管内给药用于手术后镇痛以及癌性疼痛的镇痛具有一定效果。其作用机制目前认为有以下几方面:①拮抗 N-甲基-D-天冬氨酸(NMDA)受体作用;②与阿片受体的相互作用;③与单胺受体作用;④局部麻醉作用等。

小剂量氯胺酮主要用于术后疼痛、癌性疼痛和神经病理性疼痛等的治疗。静脉给药常用剂量为 0.25~0.5mg/kg,一般不超过 1mg/kg,否则会产生全身麻醉作用。硬膜外给药的推荐剂量为 0.5mg/kg,临床上常与硬膜外吗啡联合应用。

与静脉给药一样,硬膜外给药也有一定不良反应,但不会引起循环系统的过度兴奋,不会抑制呼吸,中枢神经系统的副作用较小。

高血压、颅内高压、严重心功能不全患者禁用。

五、维 生 素

(一) 维生素 B_1

维生素 B_1(vitamin B_1),又称硫胺素或抗神经炎素,为水溶性维生素。维生素 B_1 肌内注射吸收快而完全,口服吸收有限,在体内贮存较少,过量部分以原形由肾排出。维生素 B_1 在体内形成焦磷酸硫胺,参与糖代谢中丙酮酸、α-酮戊二酸的氧化脱羧反应,缺乏时糖代谢发生障碍。还与保持神经传导,心血管、消化等系统和皮肤的正常功能有关。

维生素 B$_1$ 在疼痛治疗中主要用于神经炎和神经痛的治疗以及慢性疼痛的治疗,如面神经炎、三叉神经痛、慢性腰腿痛等。

成人每次 10～30mg,加入到疼痛治疗复合液中使用,可局部注射、关节腔内或硬膜外腔给药。

静脉注射维生素 B$_1$ 偶见过敏反应,无其他不良反应,无明显禁忌。

(二) 维生素 B$_{12}$

维生素 B$_{12}$(vitamin B$_{12}$),又名氰钴铵,参与体内甲基转换及叶酸代谢,促进 5-甲基四氢叶酸转变为四氢叶酸。缺乏时,导致 DNA 合成障碍,影响红细胞的成熟。维生素 B$_{12}$ 还促使甲基丙二酸转变为琥珀酸,参与三羧酸循环。此作用关系到神经髓鞘脂类的合成及维持有髓神经纤维功能完整,维生素 B$_{12}$ 缺乏症的神经损害可能与此有关。肌内注射后吸收迅速而完全,约 1 小时血药浓度达峰值,作用时间约 8 小时。

在疼痛治疗中主要用于神经性疼痛的治疗,成人用量每次 0.5～1.0mg,与维生素 B$_1$ 一样,亦加入到疼痛治疗复合液中使用,可局部注射、关节腔内或硬膜外腔给药。

维生素 B$_{12}$ 可引起过敏反应,使用时应注意。维生素 B$_{12}$ 不能静脉给药。

六、胶　原　酶

胶原酶(collagenase)为酶类药。在生理 pH 和温度下,具有水解天然胶原蛋白的作用,从而能溶解椎间盘突出的髓核和纤维环,它的代谢途径为一般的蛋白质代谢。

在疼痛治疗中多用于经保守治疗无效的腰椎间盘突出症。使用时需在 X 线定位下,将穿刺针插入腰椎间孔硬膜外或椎间盘内注射给药。注射时应密切观察准确的注射部位,避免损伤神经根及周围组织。使用前,用氯化钠注射液 2ml 溶解,椎间孔内硬膜外或椎间盘内注射,每次 1200U。

不良反应可见部分患者腰痛加剧和过敏反应,若疼痛剧烈,必要时可注射镇痛药缓解。误入蛛网膜下腔可导致严重的脊髓损伤。

已知对胶原酶过敏、严重心血管病或严重肝肾功能不全患者及孕妇禁用。

七、高 乌 甲 素

高乌甲素(lappaconitine),又名拉巴乌头碱,为非麻醉性镇痛药,镇痛作用强,无依赖性。可用于治疗各种急慢性疼痛,如关节痛、肩周炎、带状疱疹、扭伤及术后疼痛等。对癌性疼痛不仅可以镇痛,而且有治疗作用。口服 5～10mg,每日 1～3 次。肌内注射或静脉滴注,每次 4mg,每日 1～2 次。

(熊源长)

第五章 | 疼痛的神经阻滞治疗

　　神经阻滞（nerve block）源自麻醉学区域神经阻滞技术，是指将局麻药注入神经周围，使其传导功能被暂时阻断，便于完成手术治疗。现代"神经阻滞治疗"的含义除用于区域神经阻滞，也包括采用化学或物理手段，暂时或长期解除患者的急、慢性疼痛。本章主要介绍疼痛治疗常用的神经阻滞技术。

第一节　概　　述

　　疼痛包括急性和慢性疼痛。神经阻滞技术是在疼痛患者的脑、脊神经或内脏神经的节、根、干、丛或末梢等处的神经内或神经附近注入局部麻醉药或以物理方法阻滞神经传导功能，阻断"疼痛-肌肉痉挛-缺血-疼痛"路径，以达到镇痛、治痛效果的治疗技术，并可在超声仪、C型臂 X 线机、CT 引导下进行精准注射治疗。其适应证广泛，可用于全身各部位，各种性质的急、慢性疼痛及非疼痛性疾病的治疗。基本原理包括：①阻断躯体痛和内脏血管性疼痛的神经传导通路，达到直接缓解疼痛的目的；②阻断疼痛的恶性循环，改善疼痛症状；③阻断交感神经，使支配区的血管扩张、血流增加、水肿减轻，缓解内脏和血管疼痛，同时缓解交感紧张状态；④抗炎作用。临床上常用于疼痛治疗，包括急性创伤、急性炎性痛和非炎性痛、慢性疼痛、各种神经源性痛症、癌性痛。需在诊断明确的前提下，将合理配伍的治疗药液注射到病变部位或相应神经节，达到治疗效果，同时避免神经阻滞并发症的发生，如局麻药毒性反应、椎管内广泛阻滞、出血或血肿、气胸和神经损伤等。

第二节　痛点注射治疗

　　痛点注射治疗（trigger point injection, TPI）是疼痛门诊最早采用的一种治疗手段，效果确切、适用范围广，可用于治疗所有由肌筋膜异常引起的疼痛。

一、作用原理

　　Janet Travell 认为激痛点是一种局部病理性或解剖性问题，并具有伤害感受特性以及维持中枢敏化的作用。其病理特征：①无菌性炎症肌膜包绕的肌纤维；②硬化病变的皮神经增生的炎性结缔组织和脂肪与筋膜紧密连接运动神经，进入肌肉肌原纤维，损伤线粒体。表现为在肌肉静止时激痛点里可以触摸到的紧绷肌带，无运动单位的动作电位。激痛点经常会被肌肉的过度负荷激活，出现局部疼痛、发凉、麻木、肌紧张带。疼痛常于清晨发作，活动、热敷后减轻或消失，伴有明显的局限性压痛、牵涉痛。软组织损伤的激痛点较多地发生在人体的肌肉、筋膜、韧带的起止点，因为起止点是人体机械应力比较集中的地方，受到的拉力大，不论急性的损伤或是慢性的静力性的应力超常，都可以损伤纤维结构，出现激痛点。

二、操作方法

1. **触诊定位方法**　平滑式、钳捏式与深部触诊。

（1）平滑式触诊：手指来回推动注射部位的肌肉组织，寻找其中的条索状物或硬结。主要用于浅表的肌肉，如斜方肌、股直肌、掌长肌等。

（2）钳捏式触诊：拇指与其他手指钳捏住注射部位的肌肉组织，以前后推动的方式寻找其中的硬结。主要用于身体体表游离缘肌肉中激痛点的定位，如大圆肌、胸大肌外侧缘的激痛点。

（3）深部触诊法：将手指放在注射部位皮肤表面，向深部施加压力，引出局部性的压痛和放射痛。主要用于体内深层肌肉如腰大肌、腰方肌等激痛点的定位。

2. **注射器材**　10ml 注射器，1% 利多卡因每点 3～5ml，每周一次。

三、注意事项

1. 诊断要准确，否则治疗无效。

2. 无菌操作，防止穿刺部位感染。

3. 局麻药过敏可致呼吸、心搏骤停，治疗室需配置监护和抢救设备。

4. 对注射部位一定要有立体解剖概念，切勿损伤血管、神经、胸膜、腹膜。

5. 同一部位进针，要向 3 个方向注药，使肌硬结被充分浸润。

6. 为了减轻注射时的疼痛，注药速度宜缓慢，注药时一定要根据患者的反应，掌握注药速度、改变进针方向和进针深度。注药后可行局部按摩。

第三节　外周神经阻滞

在外周神经注射局部麻醉药，阻滞其冲动传导，使所支配的区域产生镇痛作用，称为神经阻滞镇痛。操作时必须熟悉局部解剖，了解穿刺针所要经过的组织，以及附近的血管、脏器和体腔等，必要时影像学引导，防止严重并发症。外周神经阻滞包括眶上神经阻滞（superior orbital nerve block）、眶下神经阻滞（inferior orbital nerve block）、颏神经阻滞、上颌神经阻滞（maxillary nerve block）、下颌神经阻滞（mandibular nerve block）、枕大、枕小神经阻滞，舌咽神经阻滞（glossopharyngeal nerve block）、肋间神经阻滞（intercostal nerve block）、肩胛上神经阻滞、坐骨神经阻滞（sciatic nerve block）、膈神经阻滞等。

一、眶上神经阻滞

1. **应用解剖**　眶上神经由三叉神经的眼神经支发出，前行于上睑提肌和眶顶壁之间，经眶上切迹或眶上孔分布于眼睑和前额部，其额支纤维可以延伸至颅顶与枕大神经交通。眶上孔多位于眼眶上缘中、内 1/3 交界或中点附近，其形态及位置的个体差异较大，约 60% 为切迹，21% 是单骨孔，余者 2～3 个骨孔或切迹。切迹宽度多为 5～6mm。

2. **操作技术**

（1）体位：患者平卧位。

（2）体表定位：患侧眶上缘内 1/3 处或在眉中间可触及眶上切迹，用手指尖可诱发出激痛点。

（3）操作方法：常规消毒后，用 3.5cm 长、7 号短针沿着眶上孔或切迹刺入 0.5cm 深度（图 5-1）。由于眶上孔变异较大，眶内阻滞操作可以提高成功率。针尖沿眶顶部骨质进针 1.5~2cm 后，回抽无血，注入 1% 利多卡因或 0.25% 布比卡因 0.5~1ml。注药后按摩局部皮肤，使药液扩散，有利于同时阻滞眶上神经和滑车上神经。必要时出现阻滞效果后 15~20 分钟做射频治疗。

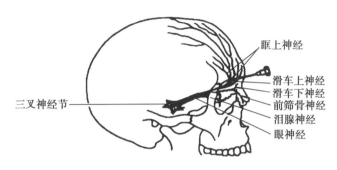

图 5-1 眶上神经及滑车上神经的解剖和注药位置

3. 适应证 适用于眶上神经痛、额部带状疱疹痛、带状疱疹后神经痛以及该范围癌性疼痛。

4. 并发症及其防治 避免消毒液造成结膜或角膜损伤。穿刺时术者左手示指始终保护患者眼球。穿刺不超过 2.0cm，进针 1.5cm 即可注药。治疗当天不要洗脸，避免针眼感染。如注射后出现局部肿胀可用冰袋冷敷。药液阻滞动眼神经上支使眼睑下垂，数日至数周可恢复。眶内阻滞不宜注射神经破坏药物。

二、眶下神经阻滞

1. 应用解剖 眶下神经为三叉神经发出的上颌神经直接延续的主支或最大的终支，经眶下裂入眶后称为眶下神经，其分支有下睑支、鼻支、上唇支和颊支，为终末支，分布于下眼睑、同侧鼻背、上唇和颊部。眶下孔位于眶下缘中点下方 0.8cm 处，是眶下壁内面眶下沟、眶下管的延续。眶下动脉、眶下静脉、眶下神经由此通过。

2. 操作技术

（1）体位：患者仰卧位。

（2）体表定位：从直视瞳孔至同侧口外角做一垂直线，再从眼外侧联合（眼外眦）至上唇中点做一连线，两线交叉点即为穿刺点。参照上述方法，直接用手指于眶下嵴下偏内方可触及一凹陷处，即为眶下孔（图 5-2）。

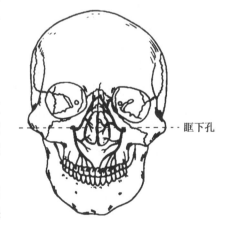

图 5-2 眶下神经阻滞位置

（3）操作方法：常规消毒，用 3.5cm 长、7 号针，向外或向内上方进针，感觉针尖出现落空感，即表明针尖进入眶下孔。刺及眶下神经时，可产生由鼻翼向上唇的放射痛。抽吸无血，注入 1% 利多卡因或 0.25% 布比卡因 0.5~1ml。拔针后轻压穿刺处 3~5 分钟，用创可贴贴敷。眶下孔方向变异较大，需耐心寻找。

3. 适应证 眶下神经痛、该神经区域带状疱疹、带状疱疹后神经痛和癌性疼痛的治疗。

4. 并发症及其防治 避免消毒液损伤结膜或角膜。注药后轻压 3~5 分钟，避免局部血肿。动脉性出血时可波及眼睑,不能睁眼,不需特殊处理,2~3日可恢复。

三、颏神经阻滞

1. 应用解剖 颏孔通常位于下颌第二前磨牙根下方,下颌体上、下缘连线的中点,距正中线约2.5cm处。此孔呈卵圆形,开口多向后、上、外方,孔内有颏神经、血管通过。

2. 操作技术

(1)体位:患者取仰卧位或坐位,头转向健侧,眼前视。

(2)体表定位:用左手示指找到第1磨牙前下方或与第2尖牙之间下方,嘴角稍下滑动即可触到颏孔。经瞳孔中心垂直线,与下颌骨上下缘中位线的交点为穿刺点,进针方向应向前内下,稍偏后,与该处皮肤表面的角度约45°。颏孔的开口方向可随着年龄增长而逐渐上移和后移。

(3)操作方法:用3.5cm长、6~7号短针穿刺。垂直进针,当针尖触及下颌骨,改变穿刺针角度与皮肤呈45°,向前或正中方向寻找颏孔。当针尖刺进骨凹陷内,大多数患者出现下唇感觉异常。再向孔内进针0.5cm,充分抽吸无血后注入1%利多卡因或0.25%布比卡因0.3~0.5ml。轻压3~5分钟,创可贴敷住注射点。

3. 适应证

(1)三叉神经第三支,颏神经痛。

(2)该部位带状疱疹和带状疱疹后遗神经痛。

(3)第三分支抽搐的诊断与治疗。

4. 并发症及其防治

(1)穿刺过深,针尖进入颏管内,容易引起神经的损伤。

(2)可有穿刺局部出血,拔针后压迫数分钟可防止出血及肿胀。

四、上颌神经阻滞

1. 应用解剖 上颌神经出自三叉神经第二支,由三叉神经节前部经海绵窦外侧壁下部穿圆孔出颅,在翼腭窝内发出分支,包括神经节支(或称为翼腭神经支)、颧神经支、眶下神经支和上牙槽后支。在眶下沟的分支包括上牙槽中支和上牙槽前支。神经节支在翼腭窝内发出2~3支,与蝶腭神经节连接,直接加入神经节的眶支、鼻支和腭支。翼腭窝内颧神经自上颌神经上部分出,经眶下裂入眶,沿眶内侧壁向前又分为颧面支,分布于颊部皮肤;颧颞支,沿眶外壁向上行,分布于颞区前部皮肤。上牙槽神经后支自上颌神经在翼腭窝发出单支或2~3分支,分布于上颌窦、后磨牙及其颊侧的牙龈。与上颌神经相关的疼痛包括:下睑支,分布于下睑的皮肤及黏膜疼痛;鼻外支,分布于鼻外侧区后部皮肤疼痛;鼻内支,分布于鼻前庭皮肤疼痛;上唇支,分布于上唇及附近颊部皮肤黏膜疼痛;腭大神经,分布于上腭后部黏膜疼痛。又称圆孔注射或翼腭窝注射法。

2. 操作技术

(1)侧入路法上颌神经阻滞术

1)体位:患侧向上卧位。

2)体表定位:患者微张口,确定颧弓中点和下颌切迹(或"乙"状切迹)中点。在两中点之间做一连线,连线前侧0.5cm作为穿刺点。

3)操作方法:常规消毒后,局麻下用带有深度标记的10cm长7号穿刺针垂直进针3.5~4.4cm到翼突外板,将针体标记置于距离皮肤1cm处。退穿刺针至皮下,调整穿刺针角度,对准瞳孔方向进针。重新进针,不超过设定的深度标记,如果患者未出现电击样反应,可用针尖做扇形寻找,直至上牙或上唇出现电击样反应,表明针尖到达上颌神经根(图5-3)。回吸无血,注射1%利多卡因1~2ml。观察3~5分钟,患者疼痛减退,无其他不适,注射治疗药物。注药后轻压3~5分钟,用创可贴贴敷。如果患者翼突外板较长,应放弃侧入路法,改为旁正中入路穿刺法。为避免反复穿刺,用神经定位刺激器可以更准确地确定穿刺针到达神经干的部位。

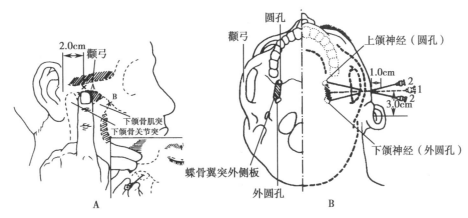

图 5-3　上颌、下颌神经阻滞图
A. 上颌、下颌神经阻滞侧面图;B. 上颌、下颌神经阻滞断面图

(2) 旁正中入路穿刺法:参见半月神经节阻滞术。

3. 适应证　上颌神经痛、急性带状疱疹、带状疱疹后神经痛、术后疼痛、癌性疼痛、创伤疼痛、放疗后疼痛。

4. 并发症及其防治　不建议反复注射神经破坏药,避免局部组织萎缩。注射神经破坏药后部分患者会出现面部肿胀。穿刺血肿影响患者治疗,损伤的血管是由上颌动脉发出的脑膜中动脉,经棘孔入颅。局部血肿严重者可用冰袋间断冷敷直至水肿消失。翼腭窝处血管丰富,有时可因损伤血管而造成深部血肿。局麻药阻滞面神经颞支可引起闭眼障碍。消毒不慎,可引起深部感染,后果严重,应予特别注意。建议在影像学引导下穿刺,减少严重并发症。

五、下颌神经阻滞

1. 应用解剖　下颌神经是三叉神经的最大分支,由大部分感觉神经纤维和一个细长的运动神经根融合而成,自卵圆孔出颅后入颞下窝。发出分支有:脑膜支、翼内肌神经支、下颌神经前股(含颞深神经、咬肌神经、翼外肌神经)、颊神经、下颌神经后股(含舌神经、下牙槽神经、耳颞神经)。脑膜支又称为棘孔神经或返支,由下颌神经干发出后,经棘孔返回入颅,分布于硬脑膜和乳突小房黏膜,可能是诱发头痛的原因。翼内肌神经支主要是运动纤维。下颌神经前股主要发出运动神经纤维,支配咀嚼肌(颞肌、咬肌、翼外肌)功能。颊神经发出感觉神经纤维,主要支配面颊部至嘴角区的皮肤。舌神经位于下牙槽神经前内侧,终末支分布于舌黏膜深层。在下颌最后磨牙尖稍后侧,仅被口腔黏膜覆盖。下牙槽神经为后股最大一支,经下颌管至颏孔分为两支:一支为颏神经,出颏孔分布于唇下皮肤;另一支继续在下颌管前行,称为切牙支,形成下牙神经丛。耳颞神经由后股发出,位于翼外肌和腭帆张肌之间,再经蝶下颌韧带与下颌关节之间入腮腺上部,跨颧弓根部,分为耳支和颞支。主要分布于腮腺、下颌关节、外耳道、耳屏、耳廓上部和颞部皮肤。

2. **操作技术**　取患侧向上卧位,定位方法同上颌神经。当退针至皮下,改向外耳道方向或外后方重新进针达标记处,使针尖抵达翼突外侧板后侧的卵圆孔外口,患者出现下颌电击样感觉,提示针尖已触及下颌神经干(图 5-3)。注药同上颌神经阻滞术。用神经刺激器可以准确地确定神经干的位置。

3. **适应证**　下颌神经各支分布区域疼痛、癌性疼痛、外伤性疼痛、放疗后疼痛、带状疱疹及带状疱疹后神经痛。

4. **并发症及其防治**　穿刺出血占 50% ,多见于经卵圆孔出颅的蝶导静脉损伤,也见于卵圆孔后外侧出棘孔的脑膜中动脉损伤。注射药液前一定反复回吸,并发症防治同上颌神经阻滞技术。

六、枕大、枕小神经阻滞

(一) 枕大神经阻滞(larger occipital nerve block)

1. **应用解剖**　枕大神经为感觉神经。它是所有脊神经中唯一未经椎间孔出椎管的脊神经后支,是后支中最为粗大的皮支。由颈 2 脊神经节分出后,经颈 1、2 椎间沿寰枢关节的后外侧出椎管,绕过头下斜肌外缘,分布于颅人字缝附近的顶枕部皮肤。

2. **操作技术**

(1) 体位:患者俯卧位或坐位,头中立位略前屈。体弱患者为预防脑缺血可采取俯卧位。

(2) 体表定位:枕外隆凸的中点向患侧乳突旁开 2.5cm 上项线上,枕动脉搏动内侧做标记。上项线为枕外隆凸向两侧延伸的弓背向上的弧形线,为斜方肌上止点。

(3) 操作方法:常规消毒穿刺点皮肤,先在标记穿刺点触摸枕动脉,在搏动明显处内侧垂直缓慢进针,出现放射痛后,回抽无血,注入 1% 利多卡因或 0.25% 布比卡因镇痛液 2 ~ 3ml。

3. **适应证**　适用于枕神经痛和颈源性头痛。

(二) 枕小神经阻滞(lesser occipital nerve block)

1. **应用解剖**　枕小神经为感觉神经,是颈浅丛的分支,由颈 2 脊神经的前支纤维构成。自胸锁乳突肌后缘浅出后,沿该肌后缘向后上方行至枕部,分布于枕外侧部、乳突及耳郭背面上 1/3 皮肤。

2. **操作技术**

(1) 体位:同本节枕大神经阻滞。

(2) 体表定位:在枕大神经外 2.5cm 处,上项线上。

(3) 操作方法:常规皮肤消毒,进针点位于枕大神经点外侧 2.5cm 处的上项线上,此处常有压痛点,垂直刺至骨膜回抽无血后注入 1% 利多卡因或 0.25% 布比卡因镇痛液 2 ~ 3ml。

3. **适应证**　适用于急性项枕部神经痛、肌紧张性头痛、外伤性颈部综合征。

4. **并发症**　一般无严重并发症,因头皮血管丰富容易出血,阻滞后压迫数分钟。

七、舌咽神经阻滞

1. **应用解剖**　舌咽神经起源于延髓外侧面,经颈静脉孔,同迷走神经和副神经出颅,形成舌咽神经干神经节。出颅后分出交通支与交感神经节、迷走神经节耳支、迷走神经和面神经联系。其分支包括:分布于颈动脉窦内的压力感受器和颈动脉体小球内的化学感受器的窦神经;支配咽黏膜感觉的咽神经;分布于腭扁桃体上部和软腭邻近部位黏膜扁桃体神经;分布于舌体后 1/3 和黏膜及会厌前黏膜的舌支。

2. 操作技术

（1）口内阻滞法：患者取坐位，穿刺点在前腭弓下方，其边缘外侧 0.5cm 处。穿刺针刺向扁桃体下极后外侧壁，回抽无血后，注入 1% 利多卡因或 0.25% 布比卡因镇痛液 0.5～1ml。

（2）侧颈部阻滞法

1）体位：患者取患侧向上侧卧。

2）体表定位：确定乳突前缘，紧靠外耳道下部为穿刺点。

3）操作方法：常规消毒后，用 3.5cm 长 7 号短针垂直刺入 2～2.5cm 可触到茎突，然后沿茎突后缘刺入 0.5～1cm（图 5-4）。注气无阻力、回吸无血，注射 1% 利多卡因 1～2ml。治疗癌性疼痛，注射神经破坏药 0.5～1ml。在 CT 三维成像引导下操作更为安全有效。

3. 适应证　舌咽神经痛、肿瘤转移性疼痛。

4. 并发症及其防治　侧颈法阻滞的径路与颈动、静脉

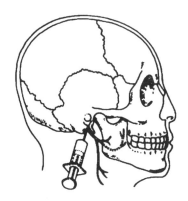

图 5-4　舌咽神经阻滞侧颈部法穿刺方向

和迷走神经、舌下神经、副神经、面神经等邻近，因此可发生出血和邻近神经麻痹等并发症，偶有患者出现心动过速。注射局麻药剂量不宜过多。穿刺过深可能误伤颈内静脉。疼痛治疗建议用神经定位刺激器或影像引导穿刺。

八、肋间神经阻滞

1. 应用解剖　肋间神经由胸神经前支组成，除 T_1 神经前支和 T_{12} 神经前支分别参与组成臂丛和腰丛外，其余均走行于相应肋间隙。T_{12} 神经前支走行于肋下，称肋下神经。第 2～6 肋间神经出椎间孔处，位于壁层胸膜和肋间内膜和肋间内肌之间发出的肌支支配肋间内外肌及胸横肌；外侧皮支行至肋骨角附近分出，到达腋中线向外穿过肋间外肌及前锯肌至皮下分出前后两支。前支分布于胸外侧皮肤；后支向后分布于肩胛下部的皮肤；在胸骨旁穿出支配皮肤，称为前皮支，分布于相应肋间隙胸前皮肤。女性第 2～4 肋间神经前皮支分支至乳房，称乳房内侧支。

$T_{7\sim12}$ 神经在肋间斜向前下进入腹横肌和腹内斜肌之间，再穿腹直肌鞘至皮下。肌支分布于肋间内外肌、腹横肌、腹内斜肌和腹直肌。外侧皮支穿肋间外肌分为前、后两支。前支支配胸腹部前外侧壁的皮肤，后支支配背阔肌表面的皮肤。

2. 操作技术

（1）体位：患侧向上侧卧位。

（2）体表定位：上臂抬高至头，使肩胛骨高举，暴露腋前线或腋后线。在腋后线和肋角之间，术者用拇指、示指确定穿刺进针点。

（3）操作方法：用 3.5cm 长，7 号短针于拇指、示指间，沿肋骨下缘向头侧约 20° 角刺及肋骨，再将针尖向肋缘下移动，再进针 1～2mm，刺入肋骨下沟，出现阻力消失。回吸无气、无血，注入局麻药 3～5ml。

3. 适应证　用于术后、胸壁外伤、肋骨骨折、肋间神经炎、肋软骨炎、带状疱疹及疱疹后神经痛的治疗。注射神经破坏药治疗胸壁癌痛。肋间神经沟留置导管可以连续镇痛。

4. 并发症及其防治　常见并发症有气胸，刺及胸膜会出现剧痛感。较大范围阻滞可导致局麻药中毒。

九、肩胛上神经阻滞

1. 应用解剖 肩胛上神经主要由 $C_{5\sim6}$ 神经纤维前支的锁骨上部分组成,起自臂丛上干,经斜方肌及肩胛舌骨肌深侧至肩胛切迹处,再经肩胛横韧带下侧至冈上窝,绕过肩胛颈切迹至冈下窝。沿途发出分支至冈上肌、肩关节、肩锁关节和冈下肌。

2. 操作技术

（1）体位:患者取坐位,背朝术者,双肩放松。

（2）体表定位:先确定肩胛骨,从脊柱缘至肩峰做一条连线,均分为二等份和三等份,其中点与外 1/3 连线中点前缘,即为肩胛上神经穿刺点(图 5-5)。

（3）操作方法:局麻下用 10cm 长,带有标记的 7 号穿刺针,垂直进针至冈上窝。将针体标记推至距离皮肤 1cm 处,退针至皮下,再将针尖向前倾斜 5°~10°进针,做扇形移动,直至出现向肘部放射异感(图 5-6)。回吸无血,缓慢注射含有糖皮质激素的 1% 利多卡因 8~10ml 后,用创可贴贴敷。用神经定位刺激器引导进针可提高成功率。

3. 适应证 治疗肩关节周围炎疼痛,配合手法治疗冻结肩(第 3 期)。手法治疗肩关节脱臼复位术麻醉。

4. 并发症及其防治 进针深度不超过穿刺针深度标记,避免将针刺入胸腔。如在穿刺中未能引出异感,将针尖抵住冈上窝肩胛上切迹,回吸无血也可以注射药物。

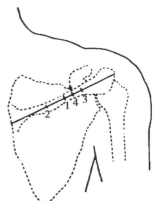

图 5-5 肩胛上神经阻滞定位

1. 肩胛冈连线中点;2. 肩胛冈连线内 1/3;3. 肩胛冈连线外 1/3;4. 肩胛冈连线上 1 和 3 的中点前缘为进针点

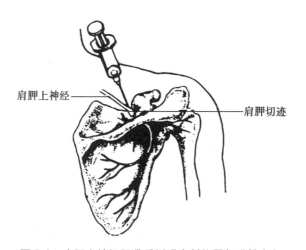

图 5-6 肩胛上神经阻滞后侧观穿刺位置与进针方向

十、坐骨神经阻滞

1. 应用解剖 坐骨神经是全身最大的神经,坐骨神经由 L_4、L_5 及 $S_{1\sim3}$ 脊神经前支构成,在梨状肌之下穿出坐骨大孔,经坐骨结节和股骨大转子之间行走,分布于大腿后面,并分出胫神经和腓总神经。支配小腿及足的全部肌肉以及除隐神经支配区以外的小腿与足的皮肤感觉。

2. 操作技术

（1）体位:俯卧位或侧卧位,患肢在上,屈髋屈膝,健侧在下伸直位。

（2）体表定位:①髂后上棘和股骨大粗隆连线中点,做一向下90°的垂直线,在此连线中点下方5cm处为穿刺点。②髂后上棘与尾骨尖作连线,该线上1/3处与股骨大粗隆相连,在此连线中点下方1cm处为穿刺点。

（3）操作方法:常规皮肤消毒后,用7号12cm长针头,垂直穿过皮肤缓慢进针。穿过臀大肌、梨状肌深5～7cm,出现向下肢放射性异感后,稍稍退针少许,测量针头深度。如用神经刺激定位器则诱发下肢明显异感。确定穿刺针到位后,旋转针头回吸无血液后,注入1%利多卡因或0.25%布比卡因8～20ml,每周1或2次。

3. 适应证 梨状肌综合征、坐骨神经痛、下肢末梢血供障碍引起的疼痛。

4. 并发症及其防治 神经损伤、出血、局部麻醉药中毒。有出血倾向、过敏体质者、肥胖者慎用。注射部位皮肤或深部有感染、炎性病灶者禁用。注意防止出血、局麻药中毒。坐骨神经解剖部位较深,个体差异较大,穿刺过程中寻找异感应轻柔,忌粗暴,以免损伤神经、血管或组织。一旦出现向下肢放射性异感,应即刻停止进针,且应退针少许后再注药,以防刺激神经引发水肿变性。治疗后应卧床休息15分钟,离床活动时应注意防护,以免因下肢无力而致伤。

十一、膈神经阻滞

1. 应用解剖 膈神经由第3、4、5对颈神经的前支组成。从前斜角肌上端的外侧浅出下行,继而沿着该肌前面下降至其内侧,左侧沿锁骨下动脉下行至主动脉弓区域,此处有一条从第二、三肋间隙发出并延伸至左头臂静脉的肋间后静脉,将迷走神经与左侧膈神经区分开,左右两侧膈神经从纵隔胸膜与心包之间下行到达膈,最终于中心腱附近穿入膈。膈神经的运动纤维支配膈肌,感觉纤维分布于胸膜、心包、膈下面的部分腹膜。一般认为,右膈神经的感觉纤维尚分布到肝、胆囊和肝外胆道的浆膜。

2. 操作技术

（1）体位:患者去枕仰卧位,头转向对侧。

（2）体表定位:先令患者抬头,使胸锁乳突肌显露清楚,在胸锁乳突肌锁骨头的外侧缘,距锁骨2.5～3cm处为进针点,做好标记,于此点外侧后面可触及前斜角肌。

（3）操作方法:常规皮肤消毒后,用7号4～5cm长穿刺针沿胸锁乳突肌和前斜角肌的肌间沟平行、缓慢进针,在胸锁乳突肌下面向后内方向刺入深度2.5～3cm,出现刺破浅筋膜的感觉,同时可有阻力消失即可,不用刻意寻找异感。回吸无血、无气和脑脊液,即可注入1%利多卡因8～10ml或0.25%布比卡因6～8ml。应用神经定位刺激器进行阻滞时,当穿刺针进至膈神经附近(针尖接近膈神经)时,可诱发穿刺侧膈肌抽动,表明穿刺成功,即可注药。

3. 适应证 用于顽固性呃逆、手术刺激所致反射性膈肌痉挛,也可用于膈神经痛的治疗。膈神经阻滞可使膈肌松弛,对膈疝患者可缓解症状,甚至可使疝内容物回纳腹腔。

4. 并发症及其防治 注药后应密切观察患者呼吸,如有异常应及时处理。不宜穿刺过深或用药量过大,否则可能导致暂时性喉返神经、颈交感神经阻滞而出现声音嘶哑或Horner征。防止穿刺过深损伤食管或气管。穿刺偏下、进针过深易致胸膜顶、肺尖损伤出现气胸、血胸。注药前应反复回吸,防止误入血管,引起局麻药毒性反应。

第四节　神经节阻滞

神经节阻滞包括半月神经节阻滞(gasserian ganglion block)、星状神经节阻滞(stellate ganglion block)、胸、腰交感神经阻滞等。

一、半月神经节阻滞

1. 应用解剖　三叉神经节含感觉和运动两种神经元,由脑桥发出,含部分感觉神经纤维为躯体传入纤维,传导一侧颜面部运动觉、位置觉、精细触觉和痛觉,是三叉神经痛主要神经纤维。小部分运动纤维源自脑桥三叉神经运动核,主要支配一侧咀嚼肌运动和传导咀嚼肌本体感觉。三叉神经发出的眼神经支经眶上裂、上颌支经圆孔、下颌支经卵圆孔出颅。

2. 操作技术　需在影像显示器或神经刺激器引导下穿刺。

(1) 体位:患者取仰卧位,头稍后仰。

(2) 体表定位:经眶外缘的垂直线与口裂的水平线的交点,于同侧口角外侧 3 ~ 4cm 处的上颌臼齿与下颌骨之间,术者用手指深压的间隙即为进针点。

(3) 操作方法:常规消毒后,局麻下用 7 号 10cm 长穿刺针。进针方向:正面观,针尖对准瞳孔稍内侧(图 5-7);侧面观,针尖对准颧弓中点(图 5-8)。进针到 4 ~ 5cm 时,针尖触及骨性感觉,提示针尖抵达卵圆孔周围骨面,此时在影像显示器或神经刺激器引导下调整针尖进针方向,直至出现电击样或下颌肌肉收缩,说明针尖抵达卵圆孔附近的下颌神经。经影像显示器侧位显示针尖进入卵圆孔内缘,回吸无血或脑脊液,注射 1% 利多卡因 0.5ml,数分钟后患者出现一侧三叉神经分布区感觉减退。再次检查患者视觉、眼球运动无异常,即可注射治疗药物 0.5ml。注药后轻压穿刺点 3 ~ 5 分钟,创可贴贴敷。

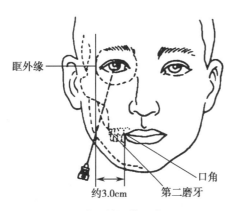

图 5-7　半月神经节阻滞正面观

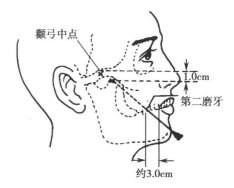

图 5-8　半月神经节阻滞侧面观

3. 适应证　三叉神经痛、该区域癌性疼痛、面部带状疱疹、带状疱疹后神经痛、面部外伤痛、放疗后疼痛、伽马刀治疗或颅内血管减压术后顽固性疼痛。

4. 并发症及其防治　注射神经破坏药(甘油或酒精)不宜超过 0.5ml,注药过多可能损伤眼神经或使角膜感觉丧失,导致角膜溃疡,甚至失明。进针过深刺入硬脑膜或半月神经节,患者可出现剧烈头痛,注射局麻药可出现头晕、恶心、呕吐反应。穿刺针超过半月神经节进入后方的海绵窦会造成颅内血肿。大量局麻药误注入蛛网膜下腔可造成心搏、呼吸停止。

穿刺针误伤卵圆孔伴随的蝶导静脉所致出血,是最常见的并发症。术前应确认患者出凝血功能是否正常。注射神经破坏药浓度过高或剂量过大,会导致周围神经长期或永久性本体感觉减退或丧失。术后可用冰袋间断冷敷,避免肿胀。

半月神经节阻滞要求技术十分精确,应限于有经验的医师操作,并要求患者签署知情同意书。

二、星状神经节阻滞

1. 应用解剖　星状神经节由 $C_{3\sim7}$ 发出的颈下交感节与第 1 胸交感节组成,又称颈胸神经节,位于第 1 肋骨颈突起和第 7 颈椎横突根部前方,并接受 $T_{1\sim2}$ 神经。发出的灰交通支($C_{3\sim7}$)至 C_8 和 T_1 神经,含至臂丛神经的传出与传入交感神经纤维,分布于血管、汗腺、竖毛肌、骨、关节等。星状神经节的颈下神经节分支包括:至 $C_{6\sim8}$ 的灰交通支、椎动脉、锁骨下动脉、T_1 神经节和颈下心神经。

2. 操作技术

(1) 体位:患者取仰卧位,双肩下面垫一薄枕。

(2) 体表定位:先沿锁骨上缘向内侧触及气管外缘,再沿气管向上 2cm,平行于气管外缘触及动脉搏动。术者左手中指将胸锁乳突肌及颈动脉鞘拉向外侧,中指指尖下压触及骨性感觉,并尽量向内抵住气管外缘后稍向外移动中指,暴露穿刺部位。

(3) 操作方法:用 3.5cm 长、7 号短针沿术者中指指尖轻轻垂直进针,至针尖触及骨质,退针尖 1~2mm,回吸无血,注射 1% 利多卡因 6~8ml(图5-9)。观察 2~3 分钟,出现同侧 Horner 征,表明阻滞成功。

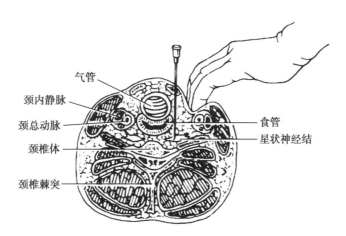

气管
颈内静脉
颈总动脉
颈椎体
颈椎棘突
食管
星状神经结

图 5-9　星状神经节阻滞术水平面观穿刺部位与进针方向

3. 适应证　头面、胸背部及上肢带状疱疹,幻肢痛、灼性神经痛、更年期综合征、偏头痛等。改善头面、胸和上肢血液循环,治疗雷诺病、硬皮病、慢性心绞痛、脑血管痉挛、反射性交感神经营养障碍症、变应性鼻炎、突发性耳聋等。

4. 并发症及其防治　向下穿刺过深误将局麻药注入椎动脉,引起患者意识丧失。局麻药误注入蛛网膜下腔,引起呼吸、心跳停止。进针过浅且注射局麻药剂量过大,浸润气管-食管间沟内的喉返神经导致声音嘶哑。穿刺部位过高和注射局麻药剂量过大,可能阻滞膈神经,出现腹式呼吸减弱。穿刺针过于朝向尾侧,可能刺伤胸膜顶或肺尖,引发气胸。严禁同时行双侧星状神经节阻滞。

三、胸、腰交感神经阻滞

T_6 以上的交感神经节很靠近神经根,位于神经根之前和腰椎体的后半。$T_{6\sim10}$ 交感神经节较向前移,位于椎体中线的前面。$T_{11~12}$交感神经节根本上与腰椎交感神经节位置相似,位于椎体的前侧。

(一) 胸交感神经阻滞

1. 应用解剖 胸交感干位于肋骨小头的前方,每侧有 10~12 个(以 11 个最为多见)胸交感神经节(thoracic ganglia)。胸交感干发出下列分支:①经灰交通支连接 12 对胸神经,并随其分布于胸腹壁的血管、汗腺、竖毛肌等。②从上 5 对胸交感于神经节发出许多分支,参加胸主动脉丛、食管丛、肺丛及心丛等。③内脏大神经(greater splanchnic nerve)由穿过第 5 或第 6~9 胸交感干神经节的节前纤维组成,向前下方走行中合成一干,并沿椎体前面倾斜下降,穿过膈脚,主要终于腹腔。④内脏小神经(lesser splanchnic nerve),由穿过第 10~12 胸交感干神经节的节前纤维组成,下行穿过膈脚,主要终于主动脉肾节。由腹腔节、主动脉肾节等发出的节后纤维,分布至肝、脾、肾等实质性脏器和结肠左曲以上的消化管。

2. 操作技术 该操作必须在影像显示器引导下进行。术前开放静脉,术中连续监测血压、心率、血氧和呼吸。

(1) 体位:患者取患侧向上侧卧位,屈颈弓背,腋下垫一薄枕,以便将胸椎展平。

(2) 体表定位:在棘正中线向患侧旁开 3~4cm,用记号笔确定穿刺进针点。

(3) 操作方法:局麻下用带有标记的 12~14cm 长,7 号穿刺针,先朝椎体方向进针。在影像显示器引导下确定针尖的方向、位置和距离后,调整针体深度标记和进针方向,继续进针深 6~8cm 时,针尖触及椎体前外侧缘。经穿刺针注射造影剂 2~3ml,显示图像为一条索状,说明针尖位于胸交感神经节附近。回吸无血、无气,注射 1% 利多卡因 5~8ml 后,患者可出现一侧灼热感觉,疼痛即刻缓解。密切观察各种生理指征,并随时予以纠正,患侧向上侧卧 2~4 小时。

3. 适应证 适用于带状疱疹和带状疱疹后遗神经痛、胸壁原发或转移性癌痛。

4. 并发症及其防治 误刺入蛛网膜下腔和硬膜外,注药后引起广泛阻滞而导致呼吸循环障碍。反复穿刺损伤神经导致神经痛;亦有损伤大血管或刺破腰椎间盘的概率,术中应格外小心。穿刺过于向外误入胸腔可能引发气胸。严格无菌操作,预防医源性感染。尽管治疗中注射药物到位,疗效明显,还应注意可能出现的血压下降。

(二) 腰交感神经阻滞

1. 应用解剖 腹腔神经丛位于第 12 胸椎及第 1 腰椎椎体前外侧,上与胸主动脉神经丛连续,下与肠系膜上及腹主动脉丛相连。腹腔丛位于小网膜及胰的后侧,膈内侧脚及主动脉的前侧左、右肾上腺之间,围绕于腹腔动脉及肠系膜上动脉根部的周围。此丛由两侧的内脏大、小神经腰上部交感节的分支及右迷走神经腹腔支所组成。丛内有左、右两个腹腔神经节,自腹腔丛(节)发出分支,随腹主动脉的分支分布于各内脏器官。

2. 操作技术 本操作需在影像显示器引导下进行。

(1) 体位:患者取俯卧位或患侧向上侧卧位。

(2) 体表定位:确定 L_2 棘突,正中线旁开 6~8cm。局麻下用 12cm 长,7 号穿刺针,与皮肤成 60°角,在影像显示器引导下朝脊柱中线进针,触及椎体外侧缘,再调整针尖到达椎体前外侧的交感神经附近(图 5-10)。注射造影剂,显示造影剂位于椎体前外侧,注气阻力消失,回抽无血或脑脊液后,注入 0.5% 利多卡因或 0.125% 布比卡因镇痛液 15~20ml,数分钟后患者自觉下肢有发热感,第 3 腰交感神经节阻滞后再向第 2 腰交感神经节行等量阻滞。如需长期治疗,置入硬膜外导管,连接输注泵。通常需要做双侧治疗。

3. 适应证 适用于复杂性区域性疼痛综合征、幻肢痛、外伤性水肿、急慢性动脉闭塞性疾

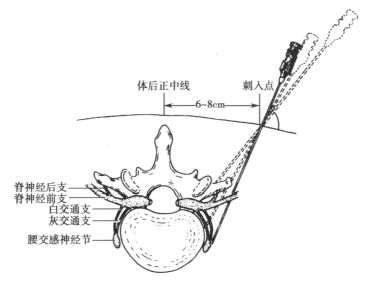

图 5-10　水平面观腰交感神经阻滞模式图

病、糖尿病性坏死、雷诺病、静脉血栓、股骨头无菌性坏死等。

4. 并发症及其防治　穿刺过深可能误伤腹腔脏器，其他并发症包括射精障碍、输尿管损伤、血管损伤等。老年患者注射局麻药可能出现血压下降，术中和术后需要全程监测患者的生命体征。

第五节　神经丛阻滞

神经丛是由分散的神经网的状态进化而来，是动物体某些特定部位的神经细胞所构成的细胞群。神经丛阻滞包括颈丛神经阻滞（cervical plexus block）、腹腔神经丛阻滞（celiac plexus block）、骶神经丛阻滞。

一、颈丛神经阻滞

1. 应用解剖　颈丛神经由第 1~4 颈脊神经的前支组成，除第 1 颈脊神经主要为运动神经外，其余均为感觉神经。由椎板间隙出椎管的第 1~2 颈脊神经和经椎间孔出椎管的第 3~4 颈脊神经，经椎动脉后方达横突结节间沟分为上升支和下降支，各分支与相邻的上下脊神经分支联系成环，组成颈丛神经，在颈部位于中斜角肌和肩胛提肌的前面，胸锁乳突肌的深面。颈丛发出皮支和肌支，颈丛皮支又称浅丛，位置浅表而粗大，自胸锁乳突肌后缘中点向相当于扶突穴处穿出深筋膜，向上、向前、向下各方散行，形成四个分支：①枕小神经（C_2）沿胸锁乳突肌后缘上方行走，至枕部和耳郭背面上 1/3 的皮肤；②耳大神经（$C_{2~3}$）沿胸锁乳突肌表面向后上方行走，至耳郭及其周围皮肤；③颈横神经（$C_{2~3}$）自胸锁乳突肌后缘中点横行向前，分布于颈前部皮肤；④锁骨上神经（$C_{3~4}$）2~4 支，分布于颈前区，第 2 肋以上的胸壁，锁骨上窝和肩峰的皮肤。颈丛的肌支又称为深丛，其分支支配颈部深肌、肩胛提肌、舌骨下肌群和膈肌并与舌咽神经、迷走神经、副神经、舌下神经和颈交感神经的节后纤维相联系。

2. 操作技术

（1）体位：患者仰卧去枕，头转向健侧，可在肩下垫一薄枕。

（2）穿刺点：嘱患者做头离床动作，可清晰地标出乳突、胸锁乳突肌后缘和颈外静脉。

（3）操作方法：常规消毒皮肤，用肌内注射针头，在以上3点分别进行穿刺，如需多点阻滞时，先从颈4横突开始。从颈侧面与皮肤垂直进针，当进针2~3cm，碰到骨质时，即为横突结节，固定针头，回吸无回血及脑脊液即可注入药液4~5ml，此为阻滞深丛方法。阻滞颈深丛后，将穿刺针退至胸锁乳突肌后缘中点深面，回吸无异常即可注入药液5~10ml阻滞颈浅丛。

3. **适应证**　适用于枕后神经痛、咽部恶性痛、颈部外伤后急性疼痛、急性颈枕神经痛。

4. **并发症及其防治**

（1）局麻药中毒反应：主要因局麻药液误入血管所致。

（2）药液误入硬脊膜外间隙：直接后果是高位椎管内麻醉，为较严重的并发症。神经阻滞操作时，穿刺针的进针方向应尽量自上方偏向前下方，注药时针尖的位置应在所选颈椎横突的末端，进针不要过深，每于注药前务必回抽，尽量选用短斜面注射针头等，都是预防的有效措施。

（3）Horner综合征：系颈交感神经被阻滞后表现出同侧眼睑下垂、眼球下陷、瞳孔缩小、眼结膜充血、面红无汗、鼻塞等全部或部分症状。多因进针过深，针尖偏内，注入药量偏大所致。应向患者解释说明，短时期可自行消退。

（4）膈神经阻滞：颈深丛阻滞时易阻滞膈神经，表现为胸闷和呼吸困难。给予吸氧等呼吸支持措施，待麻醉作用消退可自行恢复。

（5）喉返神经阻滞：喉返神经阻滞后，患者声音改变或失音，严重者通气困难，多因针刺过深或药量过大所致。严密监视患者通气情况，多可自行恢复，无须特殊处理。

二、腹腔神经丛阻滞

1. **应用解剖**　腹腔神经丛位于后腹壁，相当于T_{12}和L_1椎体前上部，在腹主动脉上段的前面和两侧，围绕腹腔动脉和肠系膜上动脉的根部。由腹腔神经节发出的分支，大部分是节后纤维，也有少量节前纤维，它们在腹腔丛分出的肠系膜上下神经节交换神经元。迷走神经后干的腹腔支参与组成肝丛、肾丛、脾丛、胰丛、胃丛以及肠系膜上下丛等。上述脏器损伤或炎症病变均可产生内脏神经痛。

2. **操作技术**　本操作须在CT引导下进行。术前开放静脉，术中监测生命体征。

（1）体位：患者取俯卧位。

（2）体表定位：确定第12肋下缘和L_1棘突下缘连线，旁开6~8cm，在CT扫描下确定穿刺部位和深度。

（3）操作方法：局麻下用14cm长，7号穿刺针，与棘突成30°~45°角进针。在CT引导下将针尖针刺达L_1椎体外侧，继续将针尖滑过L_1椎体外侧缘或经$L_{1~2}$椎间盘做阻力消失法进针椎体前侧（图5-11）。注射造影剂2~3ml，显示完全位于后腹膜与椎体前缘之间的腹主动脉和腔静脉周围，呼吸时不随腹腔脏器移动，证明穿刺成功。注入局麻药20~30ml，患者随即感觉腹部疼痛减轻，之后注射相同容积的75%乙醇或无水乙醇。本操作也可在侧卧位下进行，步骤同前。

3. **适应证**　治疗上腹部原发或转移性肿瘤引起的内脏痛、腹腔血管痉挛性疼痛、腹部手术后内脏痛以及不明原因的内脏痛。

4. **并发症及其防治**　注射药物剂量过多或患者身体条件较差可能出现直立性低血压，术前须补充血容量。注射神经破坏药扩散至腰神经丛可能引起神经痛或运动障碍，术后应取俯卧位4~6小时。选用细针穿刺，避免损伤下腔血管引起后腹膜血肿。术中开放静脉，妥善准备各种并发症药品。

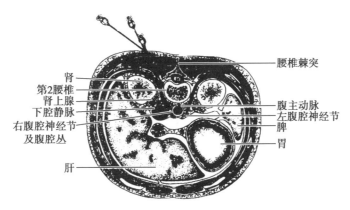

肾
第2腰椎
肾上腺
下腔静脉
右腹腔神经节
及腹腔丛
肝
腰椎棘突
腹主动脉
左腹腔神经节
脾
胃

图 5-11　水平面观腹腔神经丛阻滞

三、骶神经丛阻滞

1. 应用解剖　由腰骶干(L_4、L_5)以及全部骶神经和尾神经的前支组成。骶丛位于盆腔内,在骶骨及梨状肌前面,髂内动脉的后方。骶丛分支分布于盆壁、臀部、会阴、股后部、小腿以及足肌和皮肤。骶丛除直接发出许多短小的肌支支配梨状肌、闭孔内肌、股方肌等外,还发出以下分支,包括臀上神经、臀下神经、肛(直肠下)神经、会阴神经、阴茎背神经、股后皮神经、坐骨神经。

2. 操作技术

(1) 经臀部骶丛阻滞(见本章坐骨神经阻滞)。

(2) 经骶管骶丛阻滞(见骶管神经阻滞)。

(3) 经骶后孔骶丛阻滞

1) 体位:取侧卧位或俯卧位,耻骨联合前垫枕。

2) 穿刺点:先确定 S_2 骶后孔:在髂后上棘内下方 1.3~1.5cm,正中线旁开 2cm。孔径 0.8cm,刺入深度 2cm。S_1 骶后孔:S_2 骶后孔上 2cm、正中线旁开 2.5cm 左右。孔径 1cm,针刺深度 2.5cm。S_3 骶后孔:S_2 骶后孔下 2cm,正中线旁开 1.5cm 左右。孔径 0.6cm,针刺深度 1.5cm。S_4 骶后孔:S_3 骶后孔下 1.5cm,正中线旁开 1cm 左右。孔径 0.5cm,针刺深度 1cm。

3) 操作方法:皮肤常规消毒,在第 2、3、4 骶后孔,做局麻皮丘,穿刺针经皮丘垂直刺入皮肤直至骨质。调整方向试探骶后孔的位置,如在骨质面上有落空感即是骶后孔,进入骶后孔后再进针 0.5cm,回吸无血液、脑脊液后,缓慢注入药液 5~10ml。行多个骶后孔阻滞时,可在相邻两个骶后孔中间穿刺,针尖向前、外、上方寻找上位骶后孔,向下方寻找下位骶后孔。也可行双侧骶后孔阻滞术。

3. 适应证　①治疗髂后上棘至尾骨尖端的臀中皮神经痛症;②骶$_{1~4}$区域的癌痛,如经第 1 骶后孔穿刺行蛛网膜下腔阻滞,可减少或避免膀胱、直肠功能障碍。

4. 并发症及其防治　①穿刺进针深度不得超过 1cm,以 0.5cm 为宜,不可穿过骶前孔,以免损伤盆腔脏器;②注药前回吸,确认无脑脊液、血液后方可注药;③严格无菌操作,严防感染。

第六节　硬膜外腔神经阻滞

一、概　　述

椎管内有脊髓及包裹脊髓的 3 层被膜:软脊膜、蛛网膜和硬脊膜。软脊膜和蛛网膜之间的腔隙为蛛网膜下腔,蛛网膜紧贴硬脊膜,硬脊膜和椎管内壁(即黄韧带和骨膜)之间的潜在间隙为硬膜外腔或硬膜外间隙。硬膜外腔上端起于枕骨大孔,不通颅腔;下端止于骶裂孔,内有脂肪、疏松结缔组织、血管和淋巴,这些内容均对脊髓有保护作用,并影响药液在硬膜外腔的流动。

将局部麻醉药注入硬膜外腔,使相应的脊神经支配区无痛,这种方法用于手术麻醉,称为硬膜外腔麻醉;用于疼痛治疗,称为硬膜外腔神经阻滞(epidural nerve block)。与临床疼痛治疗相关的脊神经在体表分布范围:枕部和肩背部由 $C_{2\sim4}$ 颈神经支配,上肢由 C_5 颈神经和 T_1 胸神经支配,锁骨下由 T_2 胸神经支配,乳头连线由 T_4 胸神经支配,剑突由 T_6 胸神经支配,肋缘由 T_8 胸神经支配,脐部由 T_{10} 胸神经支配,耻骨联合由 T_{12} 胸神经支配,大腿前侧由 $L_{1\sim3}$ 腰神经支配,大腿后侧、小腿外侧和脚趾由 L_4 腰神经和 S_3 骶神经支配。脊神经体表分布的临床意义在于明确产生疼痛的相关神经,确定硬膜外腔神经阻滞的穿刺点和阻滞范围,对某些疼痛进行鉴别诊断和诊断性治疗。

二、方　　法

硬膜外腔神经阻滞根据阻滞范围不同,将其分为高、中、低位硬膜外阻滞和骶管阻滞。高位阻滞在 $C_{5\sim6}$ 椎体之间进行穿刺,中位阻滞在 $T_{6\sim12}$ 椎体之间穿刺,低位阻滞在腰部的各棘突间隙间进行穿刺,经骶裂孔穿刺阻滞骶神经则为骶管阻滞。此外,根据是否留置硬膜外导管,硬膜外腔神经阻滞又分为单次硬膜外腔神经阻滞和连续硬膜外腔神经阻滞(留置硬膜外导管)。

1. **体位**　硬膜外腔穿刺根据患者的情况和治疗需要,可采取坐位、侧卧位及俯卧位。骶管阻滞时,成人常选用俯卧位,儿童多采用侧卧位。

(1)坐位:患者坐于治疗台,双肘放在腿上或床旁小桌或紧抱一枕头。脊柱弯曲,以增大腰椎棘突之间的间隙,并使脊柱更靠近皮肤表面以利穿刺。

(2)侧卧位:患者侧卧,双膝弯曲并向上蜷在腹部或胸部,后背与治疗台边缘平行,形成"胎儿位"。

(3)俯卧位:患者俯卧,脊柱向头脚方向伸展,形成"折刀位"。

2. **穿刺前准备**　硬膜外穿刺前应先备好合适的硬膜外穿刺包、局部麻醉药、神经阻滞治疗药物及急救药物和器具,进行常规的生命征监测和开通静脉通道;查看治疗前各项检查项目、各种知情同意书,对患者做全面检查和评估;根据所需要的阻滞部位,选择合适的体位与穿刺点。

3. **穿刺点选择**　根据需要止痛的体表范围来选择穿刺点,常用的体表标志:①颈部最大突起的棘突为 C_7 颈椎棘突;②肩胛连线为 T_7 胸椎棘突;③两侧髂嵴连线为 L_4 棘突或 $L_{4\sim5}$ 棘突间隙。

4. **穿刺入路**　根据患者情况选择不同的穿刺入路,除胸椎中、下段穿刺主张侧入法之外,其余节段穿刺多主张直入法。

(1)直入法:常规洗手、戴无菌手套、消毒、铺巾,在穿刺点行局部浸润麻醉,穿刺针沿后正中线平行地面逐层进针,当穿破黄韧带时出现阻力骤然消失,进入硬膜外腔。

(2)侧入法:穿刺前操作同直入法。在选定的穿刺间隙靠近上一棘突旁开 1.5cm 处进针,穿刺针与皮肤成 75°角对准棘突间孔刺入,经棘突间孔穿破黄韧带后阻力骤然消失,进入硬膜外腔。

5. **硬膜外腔确定**　判断穿刺针是否进入硬膜外腔常有 3 种方法,即阻力消失法、毛细管负压法和悬滴法,也可以利用影像学技术(注入造影剂)进行判断。

(1)阻力消失法:穿刺针尾端连接一个 5ml 玻璃注射器,内有 2~3ml 生理盐水和一个大小约 0.25ml 的小气泡,左手固定穿刺针和注射器,右手拇指以恒定的压力作用于注射器活塞尾端压缩气泡。当穿刺针进入硬膜外腔时,在注射器活塞上的压力使溶液无阻力地进入硬膜外腔。阻力消失法是判断穿刺针是否进入硬膜外腔的首选方法。

（2）毛细管负压法:穿刺针刺入黄韧带,在其尾端接上内有生理盐水的毛细玻璃管,然后继续进针,如果毛细玻璃管内的液体被"吸进"椎管内,则可判定穿刺针已经进入硬膜外腔。

（3）悬滴法:穿刺针刺入黄韧带后,在针尾处注射生理盐水悬液,然后继续进针,如果悬液被"吸进"穿刺针内,可以判定穿刺针已经进入硬膜外腔。

6. **硬膜外导管置入**　在确定穿刺针进入硬膜外腔后,测量皮肤到硬膜外腔的距离,确定硬膜外导管需要进入穿刺针内的长度。固定穿刺针,缓慢将硬膜外导管置入,一般留置导管长度为 3～5cm,之后尾端连接过滤器,用空注射器回抽确认无血液和脑脊液,再用注射器注入 1～2ml 生理盐水检验导管是否通畅后,即可固定导管。

在进行硬膜外腔神经阻滞前,仍需要注入 3～5ml 局部麻醉药作为试验剂量,以再次确定硬膜外导管是否在硬膜外腔。

三、注 意 事 项

1. **适应证**　硬膜外腔神经阻滞主要治疗脊神经分布区域发生的疼痛,如椎间盘突出、带状疱疹后神经痛、癌性疼痛、肌筋膜疼痛综合征、雷诺综合征、血栓闭塞性脉管炎、手术后疼痛和诊断性阻滞等。

2. **并发症及其防治**　硬膜外腔神经阻滞常见的并发症包括高位神经阻滞、尿潴留、局部麻醉药中毒、全脊髓麻醉、穿刺后头(背)痛、神经损伤、硬膜外血(脓)肿、脑脊膜炎和蛛网膜炎、导管折断等。

严格遵守硬膜外穿刺步骤和无菌原则,避免硬膜外腔医源性感染;操作轻柔,避免损伤和出血;选择优质偏小的穿刺针和带钢丝硬膜外导管;治疗过程中密切观察患者的镇痛效果和生命体征,发现问题及时处理。

第七节　蛛网膜下腔神经阻滞

一、概 述

将局部麻醉药物注入蛛网膜下腔,阻断脊神经的传导,称为蛛网膜下腔神经阻滞(subarachnoid nerve block)。也可注入镇痛药如吗啡,产生长时间的镇痛作用,称之为鞘内注射(intrathecal injection)。

蛛网膜下腔上起于枕骨大孔,下至第 2 骶骨硬脊膜末端,其内充满脑脊液,上与颅内相通。蛛网膜下腔脑脊液容量为 20～35ml,是注入药物的重要传递物质。蛛网膜下腔神经阻滞穿刺经皮肤、皮下组织、棘间韧带、黄韧带、硬脊膜、蛛网膜,到达蛛网膜下腔。

脊髓末端终止于第 1 腰椎或 $L_{1\sim2}$ 椎体之间,下面是漂浮在脑脊液中的密集的马尾状脊神经。为了避免损伤马尾神经,蛛网膜下腔神经阻滞穿刺多在 L_1 以下进行。

二、方 法

1. **体位**　蛛网膜下腔神经阻滞患者的体位有侧卧位、俯卧位和坐位,根据患者的病情和所实施的神经阻滞来决定所选用的体位。

（1）侧卧位：取棘突线与治疗台面平行，尽量将患者的髋关节、膝关节屈曲，背及颈部前屈，下颌尽量触到胸部，从而使椎间隙充分展开以利于穿刺。

（2）俯卧位：让患者俯卧在治疗台上，将治疗台两端摇低，使患者背部屈曲，脊柱伸展。

（3）坐位：让患者坐在治疗台上，其臀部与治疗台的边缘平齐，双脚下垂放在凳子上，颈部前屈使下颌能触到胸部，两上肢抱住两大腿。

2. 穿刺方法　穿刺入路的方法有正中入路法和旁正中入路法，具体操作与硬膜外腔神经阻滞的直入法和侧入法相似。

3. 蛛网膜下腔阿片类药物给药方法　通过蛛网膜下腔注入阿片类镇痛药以达到长时间镇痛的效果，是临床上蛛网膜下腔神经阻滞最常用的方法之一。

目前的给药方法有 3 种：①单次注入法：蛛网膜下腔穿刺成功，有脑脊液流出后，通过穿刺针一次性注入阿片类药物，然后拔除穿刺针。此法主要用于行脊髓吗啡泵安装前的测试。②皮下隧道法：蛛网膜下腔穿刺成功后置入特殊的导管，一端放置在蛛网膜下腔，另一端通过皮下隧道穿出体内，与外界给药装置相连接。此法用于安装临时的镇痛泵，类似于安装术后PCA 泵。③皮下植入法：此法一端放置在蛛网膜下腔，另一端通过皮下隧道到达预定的部位，连接专用的镇痛泵，然后把镇痛泵完全植入（埋入）在皮下，类似于安装心脏起搏器。

三、注意事项

1. 适应证　蛛网膜下腔神经阻滞主要用于治疗慢性、顽固性疼痛（如癌性疼痛）和手术后疼痛。晚期癌痛患者安装的脊髓吗啡泵（鞘内给药），就是通过特殊的导管，把吗啡持续不断地输注到蛛网膜下腔，从而产生长时间的全身性镇痛。

2. 并发症及其防治　蛛网膜下腔神经阻滞在疼痛临床上很少使用局部麻醉药，因此不会出现由局部麻醉药所引起的严重并发症，如呼吸和循环系统的生理改变等。常见的并发症有腰穿后腰背痛、头痛、恶心、呕吐、便秘、尿潴留等。防治措施同硬膜外腔神经阻滞。

第八节　关节腔阻滞

一、概　述

将局部麻醉药物、水溶性糖皮质激素以及其他治疗药物注入关节腔进行治疗的方法叫关节腔阻滞（joint cavity block）。理论上人体的每个关节腔均可以进行阻滞治疗，但临床上，最常见的关节疾病是膝关节疾病，而且膝关节是人体最大的关节，也是人体负重和活动最多的关节。因此，本节以膝关节腔阻滞为例，阐述关节腔阻滞的技术要领和注意事项。

膝关节是介于三个骨性结构即股骨、胫骨和腓骨之间的关节。膝关节因关节面结构不规则的原因几乎无内在稳定结构，其稳定性主要依赖于肌肉韧带，内外侧半月板通过增加关节接触面积，也发挥了一定的稳定作用。膝关节腔的关节囊起自股骨下段周围，附着于胫骨上端，周围主要由胫侧副韧带、腓侧副韧带、髌韧带和腘斜韧带包绕，以增强关节囊的稳定性。在膝关节腔内前方交叉走行的为前交叉韧带，后方交叉走行的为后交叉韧带，后交叉韧带与外侧半月板的后部连接着板股后韧带。

膝关节腔内结构复杂，有软骨、韧带、滑膜、脂肪垫等。膝关节周围有数个滑膜囊，与关节腔相连通的有髌上囊、腘肌下隐窝和半膜肌囊、腓肠肌外侧头腱下囊、腓肠肌内侧头腱下囊。膝关节前区的支配神经有：股神经前皮支、股外侧皮神经、隐神经的髌下支及腓肠外侧皮神经。

二、方 法

1. 穿刺方法 膝关节腔阻滞穿刺方法有髌骨上外侧入路法和前方入路法。每种穿刺方法在穿刺前均需要做好入路定位标记,摆好体位,洗手、消毒及铺巾。

(1) 髌骨上外侧入路法:患者仰卧位,伸展患膝关节。操作者从后外方推开髌骨,在髌骨外侧缘穿刺进入关节腔。

(2) 前方入路法:患者仰卧位,患膝关节屈曲90°,从髌韧带的外侧或内侧穿刺进入关节腔。

2. 膝关节腔药物注射法 膝关节退行性关节炎是疼痛临床常见疾病,膝关节腔药物注射是治疗该疾病的常用方法,目前临床上除传统的局部麻醉药和糖皮质激素外,常用的药物有玻璃酸钠、三氧气(臭氧)、超氧化水(臭氧水)等。但应严格掌握所用药物的浓度、剂量和治疗周期。

三、注 意 事 项

1. 适应证 膝关节腔阻滞适用于膝关节骨性关节炎、风湿(类风湿)性膝关节炎、膝关节滑膜炎,膝关节半月板、韧带损伤,膝部神经卡压综合征、髌骨软化症、手术后膝关节疼痛等。

2. 并发症及其防治

(1) 感染:常因无菌操作不严所致。对已发生感染的膝关节腔,可使用抗生素和生理盐水持续冲洗。

(2) 出血:穿刺前应严格评估患者出凝血功能,排查是否在服用抗凝药物。对已出现出血的膝关节可在关节腔注射止血药,膝关节包扎压迫止血,应避免再次穿刺。

(3) 韧带、半月板、软骨损伤:主要由于患者解剖变异、操作者解剖定位不熟悉以及反复暴力穿刺所致。对存在穿刺困难者,可在B超引导下或X线透视下完成穿刺。

(4) 类固醇性变形性关节病:反复长期向膝关节腔内注射糖皮质激素可导致类固醇性变形性关节病。应严格掌握注射糖皮质激素的适应证和禁忌证,严格控制糖皮质激素的使用剂量和次数。

(王祥瑞 蒋宗滨)

第六章 | 微创介入治疗

第一节 概　　述

　　疼痛微创介入（minimally invasive）治疗，是以神经阻滞技术和影像诊断学为基础，以治疗疼痛性疾病为目的的临床治疗技术。疼痛微创介入治疗体现了精准医学的内涵，其应用改变了许多传统治疗模式，已成为现代疼痛医学领域中最具活力并拥有巨大发展前景的学科技术。在既往 C 型臂 X 线引导技术的基础上，近几年临床上逐步开展了超声、CT、MRI 引导下的微创介入治疗新技术，正形成一个独具特色的学科—微创介入医学，疼痛微创介入治疗便是其内涵之一。本章将就常用的疼痛微创介入治疗的内容进行介绍。

第二节　常用治疗方法

一、射频治疗

　　1920 年，Harvey Cushing 开始研究将射频用于电外科。但是直到 1950 年射频毁损技术才真正用于中枢神经系统。20 世纪 60 年代中期，Rosomoff 首创经皮前外侧径路定位射频脊髓毁损术，治疗顽固性恶性或非恶性疼痛。1975 年，shealy 首次将射频消融技术应用于慢性腰痛治疗。80 年代初，Sluijter 在局麻及 X 线透视下进行经皮颈、胸和腰骶段脊神经疼痛综合征的射频毁损治疗。至 90 年代，Wilkinson 和 Stolker 相继发展了经皮脊髓胸段交感神经射频消融术以及手术切开胸段背神经节的射频消融术。

（一）射频治疗疼痛的机制

　　射频（radio frequency，RF），就是射频电流，它是一种高频交流变化电磁波的简称。

　　射频毁损的基本设备为一根绝缘良好的热电偶电极，其导电端即电极，可插入神经组织。其外有一根特别的套管，以保证除了尖端外，整个电极均是绝缘的。如果有电源接到此电极上，周围组织的阻抗就会使电流从电源端流向此组织，无论电流频率高低，均会使周围组织变热，从而产生能量。由于其电极在周围组织中，可以从中吸收热量，最后实现整个系统的热量平衡。此时，电极的温度与组织中最热的部分相等。既然电流从电极端流向周围组织，那么，最热的部分也将是直接紧邻电极端的组织。在一定电流下，达到热平衡大约需要 60 秒。但在血管比较丰富的部位也有所不同。因为血管系统的阻抗大，需要较长时间和功率才能实现热平衡。有资料表明，控制毁损程度最满意的方法是保持电极温度 1~2 分钟。

　　目前射频介入治疗机制主要有两类，一类是利用热凝固作用阻断神经内部疼痛信号的传导以达到镇痛目的，另一类是在椎间盘内热凝固髓核或纤维环，达到减压和减少椎间盘对神经根的炎性刺激目的，也称为射频椎间盘成形术。

　　然而，现有的研究发现，受射频治疗的神经所支配区域的感觉消失是短暂的，而疼痛缓解却能持续几个月,这种现象并不能由神经纤维热凝解释。所以,射频治疗还有其他的机制。目前的研究发现,除了热凝效应,射频治疗过程中的电场效应也是重要的治疗机制。

(二) 射频治疗的方法

1. 此技术需要在 X 线透视引导下进行,治疗医师应能熟练进行 X 线透视检查,了解脊柱的三维立体结构。

2. 应用 50 ~ 100Hz 的低压电流定位神经,选用最低的电压产生最强的感觉刺激。

3. 当射频针到达神经位置时,最小刺激电流为 0.5mA,相当于作用在 500Ω 电阻上 0.25V 的电压,热电偶电极必须插到离待毁损神经 3mm 以内的部位,刺激电压不超过 0.6V。

4. 操作者应确保电极在毁损感觉神经时,不影响其周围的任何运动神经。

5. 为了达到满意的毁损程度,电极端的温度应保持 1 ~ 2 分钟。

6. 如果需要重复使用射频针和射频仪的导线,在下一次使用前要先消毒,并避免采用高温加热法和化学制剂法消毒;在良好消毒的同时,应尽量保证射频针和导线的完整性。

7. 消毒包内至少应备两套电极设备,电极长度为 5cm、10cm 和 15cm。套管通常为 50mm、100mm 和 150mm,并带有 5mm 和 2mm 的活动作用端。

8. 电阻信号可以被射频仪转变为声音信号,因此操作者可凭借声音音调的改变辨认出不同的组织界面,从而不用读电阻表。但是在对周围组织进行毁损时,电阻读数的意义不大。如果电阻超过了 400 ~ 600Ω,就表明电极或线路出现了问题。当毁损部位在脑脊液周围时,可能会出现低电阻的分流,尤其是在三叉神经节进行毁损时,更应注意,因为低电阻的脑脊液常会"带走"电流,从而缩小待毁损的范围。

(三) 适应证

1. **腰椎间盘突出症** 经保守治疗 3 个月以上无效的慢性下腰痛和(或)有下肢根性症状的患者,纤维环撕裂或包含性间盘经椎间盘造影诱发阳性结果的患者。

2. **颈椎间盘突出症** 肩颈部沉重、疼痛伴明显上肢根性酸胀、灼痛、麻木等症状并经 MRI 证实相应间隙椎间盘突出的患者;伴有持续头痛、头晕、耳鸣、眩晕并已排除内科相关疾病者。

3. **神经性疼痛。**

4. **神经病理性疼痛。**

(四) 禁忌证

椎间盘突出症合并以下情况为相对或绝对禁忌证:严重椎管狭窄;突出物明显钙化;X 线检查显示椎间盘低于正常高度的 1/3;椎间盘脱出伴游离;有明显进行性神经症状或马尾症状;合并精神或严重心理障碍。具有以上情况之一,则不宜行该治疗。

(五) 射频介入治疗在颈腰椎间盘突出症的应用

1. **腰椎** 采用俯卧位,透视下体外克氏针定位病变间隙,标记。局麻,于患侧中线旁开 8 ~ 10cm 以专用穿刺针在 C 型臂引导下按腰椎间盘造影径路与皮肤成 30° ~ 45° 角刺入椎间盘,正侧位透视均位于中点,退出穿刺针筒至患侧椎间盘环内边,拔出针芯,置入腰椎专用射频汽化棒,透视下至中点,以棒尾部卡标限深,后退汽化棒至露出穿刺针筒头部约 5mm 后,在 C 型臂监视下,能量设为 2 挡(125Vrms),通过踩 ArthroCare 2000 射频汽化仪脚踏板的消融键缓慢推进汽化棒至中点(已限深),打孔减压,再踩热凝键以 5mm/s 的速度原路退回,完成一个方向的消融,同法将汽化棒分别在 2 点、4 点、6 点、8 点、10 点另 5 个方向上进行消融。术后卧床 1 天。

2. 颈椎 采用仰卧位,透视下体外克氏针定位病变间隙,标记。局麻,使用前外侧颈椎间盘造影径路,C 型臂引导下于动脉鞘和内脏鞘间椎间盘正中置针,正侧位透视均位于中点,拔出针芯,置入颈椎专用汽化棒,能量设为 2 挡(125Vrms),通过交替踩 ArthroCare 2000 射频汽化仪脚踏板的消融键和热凝键,匀速旋转汽化棒 180° 消融减压,术后围领制动 1 周。

3. 注意事项 操作过程中,若患者突感剧烈疼痛,应立即停止,然后以 C 型臂确认一切是否正常,再次开始时,若患者仍然疼痛难忍,则必须停止手术。若神经直接和汽化棒接触,可能造成神经受损。

(六) 射频介入治疗在神经痛的应用

神经射频介入治疗是利用可控温度来阻断神经内部疼痛信号的产生或传导。临床上用于治疗各种顽固性神经痛,如蝶腭神经痛、三叉神经痛、多部位癌症神经痛和非癌症神经痛。

1. 患者体位 患者取仰卧位,躺在 X 线透视床上。头自然放正,用束带固定。

2. 标记 调整 X 线透视的位置,把一个不能透过 X 线的标记物放在体表投影部位,并在该点的皮肤上做一标记。

3. 铺消毒巾。

4. 局部麻醉 穿刺点皮肤及皮下注射局部麻醉药。

5. 将射频针向靶点部位插入。缓慢向前推进射频针,直至抵达目标神经。在此过程中,射频针可能会触及神经,引起该神经分布区的感觉异常。穿刺过程中需要反复多次调整 X 线透视机的位置,使之呈现正面和侧面的不同图像,反复确认部位。一旦确定射频针的位置正确,就可开始进行试验性电刺激。

6. 刺激频率为 50Hz 时可诱发异常感觉。如果射频针的位置正确,采用 0.2V 的电压刺激就会引起神经的刺痛感觉。如果刺痛的感觉出现在原有疼痛部位,视为穿刺正确。需要进行 3 次射频毁损治疗。

7. 每次的毁损温度均为 60～80℃,维持 60～120 秒。第 1 次毁损后,如有必要,可以根据原发疼痛的情况,酌情再进行第 2～3 次毁损。

(七) 神经射频介入治疗的注意事项

1. 射频热凝毁损完成后,退出射频针,嘱患者留院观察 2 小时。

2. 可能会有个别患者发生术后出血,应密切观察患者。待出血完全停止后才能出院。

3. 术后 2 周患者可能会出现局部不适感。

4. 少部分患者术后会有感觉缺失。

二、等离子治疗

(一) 等离子治疗疼痛的机制

等离子(plasma)是一种以自由电子和带电离子为主要成分的物质形态,广泛存在于宇宙中,常被视为是物质的第四态,被称为等离子态,或者"超气态",也称"电浆体"。

等离子治疗疼痛,是通过在治疗区域产生等离子,而等离子中包含有电离的气体、自由电子、离子、自由基、中性粒子及光子等多种分子。等离子本身是含有物理和化学活泼粒子的电中性混合物。这些活泼自由基粒子能够做化学功,而带电原子和分子通过溅射能够做物理功。因此,通过物理轰击和化学反应,治疗区域的某些分子连接断裂,如椎间盘的长链分子胶原及其类似物容易被等离子片段化,从而将胶原蛋白转变为液态或者气态物质,最终被吸收。

（二）等离子治疗的适应证

1. **颈肩痛**　椎间盘源性颈肩痛。
2. **腰背痛**　椎间盘源性腰背痛。
3. **压痛点治疗**　网球肘。

（三）等离子椎间盘治疗的操作技术

常规消毒铺巾,1%利多卡因局部浸润麻醉,病变间隙旁路进针,用等离子体手术系统特制汽化棒外套针刺入皮肤,方向与皮肤成45°～55°度角进行穿刺,在 C 型臂 X 线机监视下进入相应椎间隙的预定位置,左手固定好穿刺针,拔出针芯,右手将特制汽化棒通过外套针管进入椎间隙的预定位置,汽化棒功率设置为 4 挡,脚踏开关,缓慢来回移动,同时旋转汽化棒一周,注意来回移动不超过 1.5cm,以免汽化棒与外套针管接触导致异常放电,并多次变换角度,对髓核组织进行汽化和固化约 3 分钟。退出工作棒,接负压吸引约 2 分钟,拔除穿刺针,无菌敷料覆盖伤口,术毕。汽化过程中如出现同侧腰或下肢抽搐、发麻,暂停汽化,调整汽化棒方向、深度或擦干汽化棒上的血迹后,即可继续进行手术。

（四）并发症及注意事项

1. **治疗后疼痛**　等离子治疗后,给予非甾体消炎镇痛药物治疗 7～10 天。
2. **治疗后感染**　术前 8 小时、术后 3 日预防性使用抗生素。
3. **固定**　等离子治疗椎间盘源性疼痛后需用颈托、腰围固定 2 周。

三、臭 氧 治 疗

臭氧(ozone,O_3)是由氧分子携带一个氧原子组成,性质不稳定,呈暂存状态,当消耗一个氧原子后,还可以形成氧气(O_2)进入稳定状态。臭氧具有不稳定特性和很强的氧化能力。在常温常态下,臭氧的半衰期为 20～30 分钟。与氧气相比,臭氧比重大、呈淡蓝色、易溶于水,臭氧具有特殊的刺激性气味(鱼腥味)。椎间盘臭氧注射治疗已在国内外得到了广泛的临床应用,其治疗效果目前尚无高质量的临床试验或其他类型研究提供证据。

（一）臭氧治疗的机制

臭氧治疗的作用机制主要包括:
1. 氧化蛋白多糖和髓核细胞,减小突出物的体积,达到硬膜囊和神经根减压的目的。
2. 抗炎和镇痛作用,后者主要发挥氧化蛋白多糖和髓核细胞的作用。

（二）适应证

1. 持续的下腰痛和(或)根性疼痛,经保守治疗 2 个月无效。
2. 支配区的麻木或感觉迟钝、轻度的肌肉萎缩及明确的根性刺激体征。
3. 影像学(CT、MRI、椎间盘造影)证实:①与症状相关的小到中型的椎间盘突出;②外科(微创)术后复发的残余椎间盘和(或)纤维增生性瘢痕。

（三）操作技术

1. **穿刺径路**　绝大多数文献报道采用盘内注射方法,其穿刺径路基本与胶原酶化学溶解术相同。$L_5 \sim S_1$ 椎间盘突出症臭氧消融可采用经椎管途径穿刺。旁中央型选择神经根内侧与硬膜囊之间穿刺突出物。后外侧型突出物位于神经根外侧,穿刺针经神经根与小关节突内缘之间进入盘内。

2. 臭氧注射 采用上述穿刺径路,影像学证实针尖到达目标位置(突出物内)后,注射臭氧。对于注射剂量与浓度,临床报道差别较大,国内外文献推荐椎间盘内注射浓度不超过 $30\mu g/ml$,颈椎间盘 $3 \sim 5ml$,腰椎间盘 $10 \sim 15ml$。

(四) 并发症

1. 穿刺相关并发症 神经损伤、硬膜囊损伤、出血、感染等。

2. 臭氧注射相关并发症 多数文献报道其无并发症,但近年来有少量文献报道出现腹胀、脑血管气栓、注射后头痛等并发症。

四、激 光 治 疗

(一) 激光治疗的机制

低强度激光疗法(low level laser therapy,LLLT)治疗慢性疼痛的机制并不清楚,现有的研究认为激光治疗能增加疼痛阈值、增加内啡肽样物质释放、增加阿片类受体的亲和力、减少致痛物质前列腺素 E_2 和环氧化酶-2 的产生。同时,激光在组织中的热效应也在疼痛治疗中有重要作用,经皮激光椎间盘减压术(percutaneous laser disc decompression,PLDD)就是利用激光对突出髓核组织进行高热汽化,减少髓核和纤维环的体积,以达到神经减压效果。

(二) 激光治疗的适应证

激光在慢性疼痛治疗中有一定的作用,由于不同研究中激光使用的剂量、波长均不一致,其治疗作用尚无准确结论。

1. 椎间盘源性颈肩痛、腰背痛。
2. 纤维肌痛。

(三) 操作技术

在 X 线定位下,用穿刺导针做椎间盘穿刺,将更细的光导纤维经穿刺针导入目的椎间盘内,使用波长为 $1.06\mu m$ 的 Nd:YAG 激光对突出髓核组织进行高热汽化,减少髓核和纤维环的体积,以达到神经减压效果。

(四) 并发症及注意事项

最近几年的众多临床随访研究数据表明,该方法在椎间盘内汽化过程中,由于激光产生的高热可控性差,产生的高压高热气体可以冲破纤维环,直接烫伤神经根,引发难以治疗的烧伤性神经痛。该方法对椎间盘毁损的范围较大,数年后可以导致椎间盘严重萎缩、椎体间隙变窄、关节突关节卡压。有报道严重者可发生椎弓根骨折。有些国家的管理部门已经发布文件禁止激光治疗。

五、经皮旋切间盘减压治疗

在影像设备的引导下经皮穿刺进入椎间盘,反复退出和插入旋切器,以抽吸椎间盘组织,减轻对神经的压迫,是一种较早用于治疗椎间盘突出症的方法。其缺点是对椎间盘毁损较严重,远期可以导致椎间盘严重萎缩,椎体间隙变窄,关节突关节卡压,导致严重腰痛。加之一次性使用的旋切器费用高达数万元,因而在临床上一直难以广泛推广。特别是在椎间盘内射频、臭氧和胶原酶溶解等技术出现后,此方法的应用明显减少。

六、神经调控治疗(中枢神经电刺激)

世界神经调控学会将神经调控定义为:利用植入性或非植入性技术,采用电刺激或药物手段改变中枢神经、外周神经或自主神经系统活性从而来改善患病人群的症状,提高生命质量的生物医学工程技术。

现代神经调控技术的应用开始于 20 世纪 60 年代,当时 Melzack 和 Wall 提出疼痛闸门控制理论,之后脊髓刺激(spinal cord stimulation,SCS)就逐步被用于治疗慢性难治性疼痛,后来又相继出现了脑深部电刺激(deep brain stimulation,DBS)、周围神经刺激(PNS 和 VNS)以及脑皮层刺激(CS)等治疗技术。随着脊髓电刺激的应用,神经调控的概念逐渐建立起来。神经调控可应用于很多种类型的疼痛、癫痫、帕金森病、精神性疾病、心绞痛、肠激综合征及周围神经血管病变所致疾病等。神经调控技术发展迅速,涉及生物医学和生物技术等多学科领域,它不仅为患者提供了治疗的新选择和可能性,同时也促进了多学科领域众专家的合作研究。

(一) 脊髓电刺激

Shealy 于 1967 年首先通过开放性手术方法将电极置于脊髓背柱表面治疗癌痛取得成功。随着植入电极及刺激器的不断改进,适应证的不断筛选,治疗机制认识不断深入,计算机交互程序的广泛应用,脊髓电刺激(electrical stimulation of spinal cord)疗法已成为疼痛临床可靠的治疗手段。椎管内刺激电极植入部位包括硬膜外腔、硬膜下腔及蛛网膜下腔,其操作方法基本一致。本节简述该技术的适应证及操作方法。

1. **作用机制**　脊髓电刺激的治疗机制尚未完全阐明,目前主要认为与下列机制有关。

(1) 对 Aβ 纤维进行电刺激,可逆行抑制同节段脊髓对细纤维传递的痛觉信息的接收。

(2) 抑制脊髓丘脑束传导并兴奋下行抑制通路(如脊髓延髓束、脊髓皮质束、脊髓丘脑束)的传导。

(3) 抑制交感神经系统的异常兴奋性。

(4) 抑制脊髓背角兴奋性氨基酸的产生并促进内源性镇痛物质的释放。

2. **适应证**　目前主要应用于经规范药物治疗无效或不能耐受药物副作用的腰背部手术后疼痛综合征、复杂性区域疼痛综合征、粘连性蛛网膜炎、周围神经病理性疼痛、幻肢/残肢痛、癌痛及不能即刻手术的心绞痛等。

3. **绝对禁忌证**

(1) 有不能耐受手术或手术风险较大的疾病。

(2) 椎管内存在手术后瘢痕或肿瘤占位。

(3) 电极植入部位感染。

(4) 脊柱裂。

4. **相对禁忌证**

(1) 认知或心理障碍。

(2) 未治愈的严重精神障碍。

(3) 药物滥用或认知障碍。

(4) 孕妇。

（5）已安装心脏起搏器者。

5. 操作方法

（1）电极植入部位与电极选择:电极的形状细长,外面涂以环氧树脂绝缘的多股铂-铱合金丝绕制成电极导线,导线直径 80~250μm,尖端裸露 2.5~5.0mm 即为电极。导线亦可用不锈钢钢丝绕制,长度 22.5cm 左右(图 6-1)。早期的电极体积较大,需要行椎板切开术才能植入。经过不断改进,目前的电极已有多种型号,如导管电极(catheter electrode)、双极电极(bipolar electrode)、三极电极(tripolar electrode)等。电极植入的位置和排列方式对疗效影响很大。电极一般植入在与疼痛范围相对应的脊髓节段或上升数个节段。如下肢疼痛,电极应植入在 T_{12}~L_3;对心绞痛,电极应置于 $T_{1~2}$ 脊髓中线或左侧;对上肢疼痛,电极置于 $C_{4~5}$;头面部疼痛和颅内疼痛,电极置于 $C_{1~2}$,也可考虑刺激延髓或丘脑。单侧疼痛,电极放在同侧。双侧疼痛,如植入 2 个以上的电极,可将电极于两侧并列放置,如只植入一个电极,则放在脊髓正中(图 6-2)。疼痛范围广,应选择刺激背角神经纤维;若疼痛很局限,可选择单纯刺激相应的脊神经背根。

（2）植入电极与测试:宜在局部麻醉条件下完成,患者取俯卧位或侧卧位,根据电极预期放置位置,从标记的椎间隙,一般采用正中旁径路使用 Tuohy 针穿刺,向头部进针,倾斜角度小于 45°。在透视下确认进针位置。如果患者疼痛范围较大,可选择使用两个电极,这时需要穿

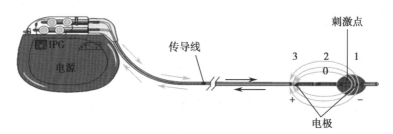

图 6-1 脊髓电刺激系统示意图

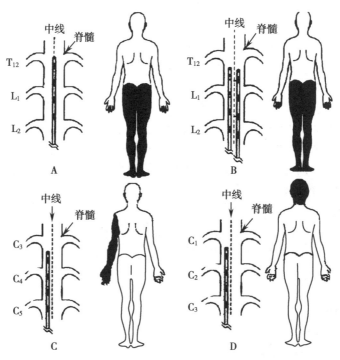

图 6-2 电极植入部位和排列方式示意图

黑色区域表示疼痛部位

刺 2 根 Tuohy 针,两根穿刺针可以平行或者相差一个节段。应用阻力消失法及影像确认穿刺针进入硬膜外腔。导入临时测试电极,并在透视下确认位置。若临时刺激电极置入困难,可小心使用硬膜外导丝,在影像引导下按预定方向探路,然后撤出导丝,再行电极植入。电极置入成功后,将电极末端与体外临时延伸导线、体外刺激器连接。寻找患者主诉整个疼痛区都出现异常感觉的电极位置,即刺激所产生的麻刺感能完全或基本覆盖患者主诉疼痛范围。测试成功后,缓慢取出穿刺针,重新检查刺激电极,确认没有发生电极移位的情况后,将电极固定在棘上韧带或脊旁深筋膜处。进行 7~10 天连续体外测试试验,根据患者反应调整刺激参数(电压 5~10V,脉宽 0~400μs,频率 20~120Hz)。如患者疼痛缓解 50%~70%、生活质量显著改善、镇痛药物用量明显减少,则表明测试成功,可植入永久性神经刺激系统。

(3)永久电极植入:取出测试电极后,在影像引导下放置永久电极,根据不同的电极系统,采用经皮穿刺或椎板切开方式植入永久性刺激系统。永久电极植入操作方法基本同测试电极放置方法。将永久电极放置至硬膜外腔所要求的位置后,再将刺激系统植入腹壁下腰部边缘或在臀部外区,并在皮下与插入电极相互连接。

6. 并发症

(1)穿刺导致血肿、神经损伤等。

(2)感染。

(3)电极或刺激器移位或断裂。

(4)顽固性脑脊液漏。

(5)电极植入部位不适感或疼痛。

(二)深部脑刺激

深部脑刺激(deep brain stimulation)术,又称脑起搏器治疗手术。该技术是利用脑立体定向手术在脑内特定神经核团的位置植入电极,通过高频电刺激可抑制异常电活动的神经元,从而起到治病的作用。

深部脑刺激的作用机制还不十分清楚,最初认为高频电刺激抑制了被刺激核团的活动,达到了功能性毁损的效果,即高频刺激抑制学说。也有研究发现,深部脑刺激可激活被刺激核团周围的神经纤维,也可以激活穿越被刺激核团的纤维,即高频刺激兴奋学说。最近的研究还认为高频电刺激可能具有神经保护作用,可能跟神经营养因子的释放有关。

采用脑部神经调节来实现镇痛效果还在研究初期,但已有个案报道对使用深部脑刺激和运动皮质刺激治疗难治性严重的持续性疼痛状态进行了描述。欧洲神经学会关于神经刺激治疗神经病理性疼痛的指南发现,运动皮质刺激对中枢性脑卒中后疼痛和面部疼痛有效。

深部脑刺激需要脑立体定向手术,只应在有经验的医疗中心进行。

第三节 腰椎间盘突出的脊柱内镜治疗技术

腰腿疼痛是临床常见多发病,腰椎间盘突出及其相关解剖结构的退变是造成腰腿疼痛的的重要原因。在规范掌握适应证的情况下,通过物理机械方式(射频、激光、椎间盘切吸等)、化学药物(木瓜酶、胶原酶、医用臭氧等)的微创治疗技术可取得较良好的临床疗效。然而对于非正常的骨质、突出椎间盘变性并继发椎管狭窄、肥厚的黄韧带等组织结构造成的神经根压迫,上述治疗技术存在明显局限。微创、内镜可视下治疗是现代医学发展的重要方向。随着脊柱解剖结构的研究应用进展、内镜及术中器械的不断改良,目前脊柱内镜(spinal endoscopy)已广泛应用于椎间盘突出症的治疗,因其创伤小、恢复快、保留脊柱的稳定结构而受到广大患者及医生的肯定。尤其在腰椎间盘突出症的治疗中取得了良好的效果,部分学者认为其可视为腰椎间盘突出症治疗的经典技术。近年来,脊柱内镜治疗技术的应用范围不断扩大,已从单纯的椎间盘髓核等软组织切除,拓展至镜下感染清创、脊柱内固定物植入等。

一、腰椎相关解剖

脊柱由一系列椎骨、椎间盘及其连接结构组成,腰段椎管由 5 节椎骨及连接结构构成。腰椎椎骨由椎体、椎弓和椎弓发出的 7 个突起构成,椎弓由两侧椎弓根和椎板组成。椎弓发出的突起包括一个棘突、一对横突和上、下关节突各一对。上、下关节突有关节面与邻近椎体的关节突形成小关节。椎弓根上下缘凹陷,为椎弓根上切迹和椎弓根下切迹,相邻椎弓根的上下切迹之间形成椎间孔。椎间孔后界为包围关节突的关节囊,黄韧带外侧缘也构成部分椎间孔后界;前界由椎体和椎间盘的后外侧面组成,内有脊神经和伴行血管通过。腰椎椎板间隙位于小关节突内侧与上下椎板之间。脊柱腰段的椎间孔自上而下逐渐减小,椎板间隙却逐渐增大。经椎间孔径路在内镜治疗适应证广,对于椎间孔明显减小同时髂嵴高,或下位腰椎间盘突出可采用椎板间隙径路。

二、适　应　证

临床病史、症状、体征、CT 和(或)MRI 明确诊断为腰椎间盘突出症的患者,随着操作者的技术成熟并结合其他技术,无明确的禁忌证。

三、禁　忌　证

代谢性疾病未控制、心理或精神障碍、重要脏器功能不全、凝血功能障碍、穿刺部位局部感染或皮肤破溃等列为禁忌。

四、操　作　方　法

1. 穿刺径路及选择　穿刺径路同其他腰椎间盘微创介入治疗技术,包括椎板间隙径路及椎间孔径路。具体应根据突出物的形态、节段、髂嵴高度、穿刺目标位置等进行选择,从而达到镜下工作区域包括靶点部位。后外侧径路穿刺点一般位于上关节突与椎间盘中心点连线与皮肤交点处附近,$L_{3/4}$ 节段旁开 8 ~ 10cm,$L_{4/5}$ 节段旁开 11 ~ 14cm,L_5/S_1 节段旁开 12 ~ 16cm。椎板间隙径路同腰椎间盘胶原酶化学溶解术。不同的穿刺径路各有其优缺点,应根据欲达到的工作区域及自身技术特点,充分评估,选择安全、合理的穿刺径路(图 6-3)。

2. 操作过程　患者术前禁食、禁水 4 小时,患者取健侧卧位或俯卧位,DSA 或 CT 引导下,局麻下(椎板间隙径路可选择全麻或硬膜外麻醉)沿术前设计的穿刺径路进行穿刺,穿刺至目标位置,可使用造影或亚甲蓝染色,后置入导丝,局部行一长约 7mm 切口,通过软组织扩张管、环锯或环钻等工具逐级扩张,从而将工作通道置于靶点区域,镜下显露解剖结

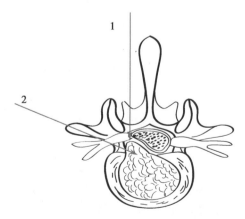

图 6-3　脊柱内镜穿刺径路示意图
1. 经椎板间隙径路　2. 经椎间孔径路

构,直视下通过抓钳等工具摘除椎间盘突出物,术中通过双极射频热凝止血及修复纤维环。如果突出物钙化或小关节增生内聚,则可通过动力磨钻等工具将其去除,以便扩大神经根通道。当镜下确认造成椎间孔神经根通道狭窄的组织结构去除且经观察无出血后,拔除工作套管。切口缝合并外贴敷料。术后常规卧床2小时,并佩戴腰围起床,术后可适当进行腰背肌锻炼,术后12天左右拆线。3个月内不应从事体力劳动。

五、并　发　症

1. **术中出血**　应用外科止血方法,多数可控制。
2. **神经或硬膜囊损伤**　神经损伤多为挫伤,经神经营养药物等处理,多数预后良好。硬膜囊损伤可行去枕平卧、补液处理,多数可控制,如效果欠佳,可考虑行硬膜囊修补术。
3. **椎间隙感染**　预防为主,术中严格遵守无菌操作原则,并给予抗生素预防感染。一旦出现感染,应采取卧床休息和抗感染治疗,必要时行手术治疗。
4. **突出物残留**　可考虑再次手术处理。

第四节　胶原酶化学溶解术

胶原蛋白水解酶(collagenase),简称胶原酶,其化学本质是蛋白质。Sussman(1968)首先提出并证明胶原酶可以溶解术中切取的人体椎间盘组织,证明胶原酶能迅速、选择性地溶解髓核和纤维环中的胶原纤维,并于1981年发表胶原酶盘内注射治疗腰椎间盘突出症的临床研究论文。1973年我国上海医药工业研究院开始研制注射用胶原酶,1975年开始了胶原酶治疗腰椎间盘突出症的临床研究。

Sussman(1975)进行的毒性试验表明:胶原酶行盘内、静脉内、腹腔内、脊柱旁及硬膜外注射有相当大的安全范围,但认为胶原酶蛛网膜下腔注射可引起严重的并发症。

一、作　用　机　制

当外源性胶原酶以酶原的形式被人量注入病变的椎间盘,便被其中的酶激活物激活。胶原酶被激活后特异性作用于胶原分子的全部3条α-链,距氨基酸端的3/4处,即第722~723位氨基酸残基间的肽键,使胶原分子水解为3/4和1/4两个片段,溶解度增加,易解链变性再被其他蛋白酶水解,最终降解为脯氨酸、羟脯氨酸和赖氨酸等,然后被血浆中和吸收。由于椎间盘的总体积明显缩小,从而使突出物减小或消失,对神经组织的压迫得以缓解或消除,临床症状得以改善或消失。

侯树勋在椎间盘内注射胶原酶对山羊腰椎间盘突出症模型进行实验,发现胶原酶对正常及突出模型椎间盘可以产生同等程度的溶解减压作用。研究结果表明,胶原酶可对磷脂酶 A_2 的活性有显著的抑制作用,从而对脊神经根炎有良好的治疗作用。

二、适　应　证

①典型的根性痛;②受累神经皮肤节段感觉异常;③神经牵拉征阳性;④神经物理学检查:可有肌萎缩、肌无力、感觉异常、反射改变;⑤CT或MRI检查为阳性结果,并与临床症状、体征有一致性;⑥病程达2周以上,经3个月以上保守治疗无效,或经保守治疗有效,但每年发作2次以上;⑦经外科手术治疗后再发根性痛,经影像学诊断具有溶解适应证。

三、禁 忌 证

①过敏体质者;②有明显脊髓或马尾神经损伤表现者;③有代谢性疾病未控制者;④椎间盘炎或椎间隙感染者;⑤有心理或精神障碍者;⑥骨性椎管狭窄或椎间孔狭窄者;⑦后纵韧带骨化、黄韧带肥厚者;⑧椎间盘钙化或游离者;⑨孕妇和14周岁以下的儿童;⑩重要脏器功能不全者;⑪凝血功能障碍者。

四、操 作 方 法

1. 胶原酶化学溶解术穿刺径路

(1) 腰椎间盘胶原酶化学溶解术穿刺径路:硬膜外前间隙注射(盘外法)依局部解剖和进针径路不同分为四种方法:①经椎间孔安全三角区穿刺进针至突出髓核附近;②经椎板外切迹或小关节内缘穿刺至侧隐窝;③经骶裂孔插管,从硬膜外前间隙至突出髓核周围(图6-4);④经棘突间隙进针,从硬膜外后、侧间隙插管至突出髓核周围。

将胶原酶注射到突出的椎间盘髓核或纤维环内的方法即为盘内法。将胶原酶注射到突出椎间盘后缘硬膜外前间隙的方法称为盘外法(图6-5)。

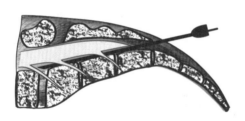

图 6-4 经骶裂孔硬膜前间隙穿刺置管示意图

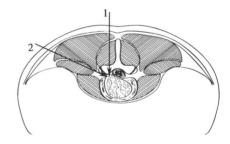

图 6-5 腰椎间盘盘内穿刺径路示意图
1. 经小关节内缘径路 2. 经椎间孔安全三角区径路

(2) 颈椎间盘胶原酶化学溶解术穿刺径路(图6-6):①对侧颈前径路盘内注射法;②经颈间孔硬膜外侧前间隙穿刺注射法;③后径路硬膜外侧前间隙注射法;④后径路颈部硬膜外间隙直接注射法。

2. 胶原酶注射及注射前验证 影像学证实针尖到达目标位置后,盘内注射胶原酶前应快速注入非离子型造影剂(碘海醇)0.5ml,观察造影剂在突出物内的弥散状态。盘外注射胶原酶前应快速注入局麻药(试验剂量:腰椎管内注射2%利多卡因4ml加地塞米松5mg的混合液共5ml;颈椎管内注射0.8%~1%利多卡因3ml)。观察15~20分钟,患者出现被阻滞神经根分布区疼痛消失、感觉减退,但确定无脊髓麻醉表现。当局麻药或造影剂定位试验未出现异常,可缓慢注射胶原酶(注药应遵循微量、分次、缓慢的原则)。

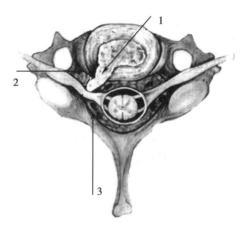

图 6-6 颈椎间盘胶原酶化学溶解术穿刺径路示意图
1. 对侧颈前径路盘内注射法 2. 经颈间孔硬膜外侧前间隙穿刺注射法 3. 后径路硬膜外侧前间隙注射法

3. 胶原酶注射剂量

（1）颈椎间盘：①盘外注射：600U/2～3ml；②盘内注射：60～120U/0.2～0.4ml。

（2）腰椎间盘：①盘外注射：600～1200U/2～3ml；②盘内注射：120～240U/0.2～0.4ml。

4. 术后管理　取患侧朝下侧卧位或俯卧位6小时（盘内注射可取侧卧位或仰卧位），严格卧床休息3～7天，卧床期间滚动翻身。术后应常规应用抗生素，预防感染，并给予抗炎镇痛药物，可减少术后疼痛的发生率。应用颈托/腰围保护后起床，以减少椎间盘再疝出致急性神经卡压的风险。同时对患者及家属进行必要的康复指导。

五、并　发　症

结合椎间盘胶原酶化学溶解术的药理作用与技术特点，可将胶原酶化学溶解术不良事件大致分为三类。

1. 药理相关因素　药物过敏反应、腰腿疼痛一过性加重、尿潴留和肠麻痹及术后神经根损伤等。

2. 操作相关因素　血管、神经根损伤，胶原酶误注入蛛网膜下腔及椎间隙感染等。

3. 术后脊柱失稳性腰背痛。

第五节　腰椎硬膜外腔镜技术

腰腿痛是临床常见症状。尽管经过系统全面的病史回顾、规范的体检及必要的辅助检查，只有约15%的患者可得到准确的解剖学诊断。研究表明硬膜外或神经根粘连是腰腿痛重要原因之一，CT及MRI等常规影像检查常常难以明确诊断。1931年，Michael Burman等应用关节镜观察椎管内结构，随着内镜技术及术中器械不断的改良，硬膜外腔镜已成为诊治顽固性腰腿痛的一种有效的方法。

一、硬膜外腔相关解剖

硬膜外腔是硬脊膜与椎管内壁（即黄韧带、后纵韧带和骨膜）之间的潜在腔隙，内有脂肪、疏松结缔组织、血管和淋巴管。上起自枕骨大孔处，与颅腔不通，其尾端止于骶裂孔。硬膜外腔可分为前间隙、后间隙及侧间隙，前间隙较窄，后间隙较宽。硬膜外腔的容量为80～120ml，骶管为25～30ml。

二、适　应　证

主要包括腰背部手术后疼痛综合征及椎间盘疾病。随着硬膜外腔镜临床应用广泛开展及逐步成熟，适应证也在不断拓宽，目前已有应用于椎管良性肿瘤摘除、活检或异物取出的文献报道。

三、禁　忌　证

局麻药过敏、未控制的代谢性疾病及感染、未控制的高血压及颅内高压病、凝血功能障碍、青光眼、膀胱功能障碍、骶裂孔闭合、有心理或精神障碍者等。

四、操 作 方 法

入室开放静脉,建立静脉通道并建立常规监护。早期的腰椎后正中径路及旁正中径路已极少应用,目前主要采用经骶裂孔径路。患者取俯卧位,腹下垫枕,先从尾骨尖向上摸到两侧骶角,从骶角连线至骶正中嵴向上探索,遇软组织向下凹陷处,即为骶裂孔,做好标记。皮肤常规消毒,敷无菌巾,于穿刺点行局部麻醉,皮肤做小切口,并在影像引导下采用 Tuohy 针经骶裂孔穿刺入骶管腔。置入导丝,并对骶尾韧带行扩张管扩张后,置入工作导管后行造影剂造影。置入硬膜外腔镜,在造影剂注射及可视影像协助下判定病变部位及腔镜位置,通过调整腔镜操作手柄达到病变区域,在生理盐水灌注下直视观察局部病理改变,通过机械方法松解粘连并靶向注射局麻药、类固醇等药物。术中应与患者充分交流,出现头颈部疼痛等症状需考虑停止手术。术中应控制椎管内液体灌注压及剂量,椎管内液体总入量一般控制 150ml 左右。

五、并 发 症

神经或硬膜囊损伤、硬膜外血肿、椎管内感染、一过性感觉障碍、轻瘫、视觉障碍等。

第六节 鞘内药物输注系统植入术

鞘内药物输注治疗是通过埋藏在患者体内的药物输注泵将泵内的药物输注到患者的蛛网膜下腔,作用于脊髓或中枢相应的位点,阻断疼痛信号向中枢传递,使疼痛信号无法到达大脑皮质,从而达到控制疼痛的目的(图6-7)。国内外关于鞘内泵配制的药物种类较多,包括阿片类药物、局麻药、钙通道阻滞药、α_2 受体激动药及 NMDA 受体拮抗药等,其中以吗啡的临床应用最广,亦被视为一线药物。

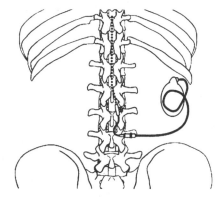

图 6-7 鞘内药物输注示意图

一、适 应 证

鞘内药物输注疗法主要用于以下两类患者的疼痛。

1. **癌痛** 口服阿片类药物有效,但剂量极大或不能耐受其副作用,预期寿命大于 6 个月并排外椎管内转移的患者。当预期寿命小于 6 个月,应认真权衡其利弊。

2. **非恶性疼痛的选择标准** 不适合进一步保守治疗或其他手术介入治疗,不存在药物依赖或成瘾,心理状态稳定,无植入禁忌证如脓毒症、凝血障碍等。

二、操 作 方 法

1. **预试验** 硬膜外腔或蛛网膜下腔留置导管,可根据患者试验前口服或静脉注射的阿片类药物剂量进行换算,选择合适的剂量于留置的导管注入,鞘内吗啡用量约为胃肠外吗啡用量的 1/300,一般推荐初始剂量为 0.5mg,长期输注最大可达 30mg/d,如果鞘内吗啡用量达30mg/d 以上患者疼痛仍未缓解,应考虑换用其他镇痛方式。患者疼痛程度至少缓解 50%,生活质量显著改善,则表明预试验成功。一般试验期 2~3 天。亦可行单次蛛网膜下腔穿刺注射阿片类药物,所用剂量原则同上,观察指标同上,一般测试 2 ~ 3 次。

　　2. **鞘内药物输注系统植入**　患者取侧卧位,采用 16G Touhy 穿刺针,在影像引导下于 $L_{2/3}$ 或 $L_{3/4}$ 间隙穿刺至蛛网膜下腔,将导管沿头侧方向放置到理想位置,如果导管难以顺利置入,可适当调整患者的姿势,轻轻旋转穿刺针并调整针的深度和角度。置入导管后,以穿刺针为基准纵行切一小口,暴露棘上韧带,然后退出穿刺针,拔出导管内引导钢丝,用固定锚将导管缝合固定在棘上韧带上。接着造泵植入荷包,多选下腹部,深度不超过 2.5cm。用皮下隧道器将导管沿皮下走行与泵连接。泵植入后开始治疗,必须计算泵管和导管内的容量,从而确定需要从储存器输出到导管端头的药物的填充数量。

三、并　发　症

　　1. **操作相关的并发症**　椎管内血肿、神经损伤、感染、脑脊液漏等。

　　2. **与置入导管相关的并发症**　折断、泄漏、移位、打结等导致药物输注失败等。

　　3. **药物相关并发症**　药物本身或不适当的联用引起的不良反应、药物耐受等。

　　4. **其他并发症**　如导管尖端炎性包块形成或慢性神经损伤等。

(张达颖　王彬)

第七章 疼痛的其他治疗方法

疼痛和疼痛性疾病的治疗有许多方法(见第四、五、六章),各种治疗方法有其各自的优点与不足。急性痛和轻度痛尽量用简单的方法,而慢性顽固性痛则常常需要采用综合的治疗方法。本章仅介绍疼痛的物理疗法、心理疗法、针刀疗法和中医针灸治疗、神经外科治疗等常用的治疗方法。

第一节　疼痛的物理疗法

物理疗法(physical therapy,physiotherapy,PT)是应用各种人工或天然物理因素治疗人体疾病的方法。物理能源主要有电、光、声、磁、水、温热、冷等。物理疗法包括物理因子治疗和运动治疗,前者通常指利用人工物理因子的疗法,后者是指利用运动力这个物理因子来进行治疗的方法,又称运动疗法或者医疗体育,也可简称为"体疗"。

物理疗法的作用机制主要是利用物理因子对机体的刺激作用,直接作用于病变部位,或通过神经和体液的调节作用,促进血液循环、降低神经兴奋性、改善组织代谢,加速致痛物质排泄,缓解肌痉挛,起到祛除病因、抗炎、止痛、消肿和恢复功能等作用。

物理疗法是疼痛治疗的基本方法之一。

一、电　疗　法

电疗法(electrotherapy)是应用电能来治疗疾病的一种方法。每一种电能由于其物理性质不同,当它们作用于人体时,在组织中产生不同的物理化学过程,使机体产生特有的生理反应。现用于医疗上的电能有直流电、静电和交流电3种。电疗法可分为低频、中频、高频电疗法以及直流电和直流电药物离子导入疗法4类。以下分别介绍几种临床常用的电疗法。

(一) 低、中频脉冲电疗法

利用频率1000Hz以下的脉冲电流来治疗疾病的方法称为低频脉冲电疗法(low frequency electrotherapy),其理化特点是低压、低频、可调,无电解作用、无热作用。频率在1~100kHz的称为中频脉冲电流,其特点是无电解作用,且作用较深。由于这种低、中频脉冲电流对感觉和运动神经系统具有强刺激作用,故又称为刺激电流疗法。常用的低、中频脉冲电疗法有经皮神经电刺激疗法、直流电疗法、直流电药物离子导入法、感应电疗法、间动电疗法等。

1. 低频、中频脉冲电疗法的作用机制

(1) 兴奋神经肌肉组织:电刺激可使细胞膜去极化,因而有可能引起神经肌肉的兴奋。哺乳动物运动神经的绝对不应期多在1毫秒左右,因此频率在1000Hz以下的低频脉冲电流的每个脉冲都有可能引起一次运动反应。与低频电流相比,中频电流需综合多个电脉冲才能引起一次兴奋,即中频电刺激的综合效应。低频电流只能兴奋正常的神经肌肉,而中频电流有可

能兴奋变性的神经肌肉;尤其是 6000Hz 以上的中频电,使用较大的电流强度可使肌肉强烈收缩而不致疼痛,即肌肉收缩阈和痛阈的分离现象。

(2) 改善局部血液循环,促进水肿吸收:通过轴突反射、刺激局部神经释放出血管活性物质、肌肉活动代谢产物的堆积和对自主神经的作用等,使局部小血管扩张。

(3) 镇痛作用:低频电治疗后即时或数小时内可产生镇痛作用,其机制主要是低频电刺激兴奋粗神经纤维并促使 5-羟色胺(5-HT)和内源性吗啡样物质等的释放。经多次治疗后,除上述作用外,还通过改善局部血液循环、加速致痛物质的排泄、减轻组织水肿而达到镇痛作用。

(4) 镇静作用:其生理作用是刺激中枢神经引起大脑皮质的泛化性抑制,如电睡眠疗法。

2. 治疗方法

(1) 经皮神经电刺激(transcutaneous electrical nerve stimulation,TENS):经皮神经电刺激疗法是采用电脉冲波刺激仪,通过放置于身体相应部位皮肤上的双电极,使低频脉冲电流通过皮肤对肌体粗神经末梢进行温和刺激以达到提高痛阈、缓解疼痛的一种方法。临床上使用的 TENS 主要包括以下几种模式:①通用型:为感觉水平刺激,特点为频率高(100Hz 以上),强度低,脉宽小,通常为 50～80 毫秒,镇痛作用快,持续时间短;②针灸型:为运动水平刺激,特点为频率低(1～4Hz),强度高,脉宽大(～200 毫秒),能引起可见的肌肉收缩,镇痛作用慢于通用型,但持续时间长;③混合型:由一系列较高频率的脉冲(100Hz)叠加在较低频率(1～4Hz)的脉冲上而产生,患者容易耐受引起较强肌肉收缩的刺激强度;④调制型:电流强度从 0 增加到预先设置的水平,持续 2 秒再回到 0,间歇 1 秒,如此循环。

1) 作用机制:经皮神经电刺激是根据闸门学说发展起来的一种缓解疼痛的方法。闸门学说认为脊髓背角在调控感觉传递中有一种类似闸门的作用。外周刺激是经粗、细两种纤维(即 A 纤维和 C 纤维)传导的,第一级有髓鞘传入粗纤维发出的冲动,通过背角的抑制通路(脊髓背角胶质细胞和第二神经元)抑制无髓鞘细纤维的冲动传递,从而对痛觉冲动传入进行控制和调节。TENS 发出的电刺激,作为一个温和的冲动通过粗纤维传入背角的第二神经元,同时使脊髓背角的胶质细胞兴奋,从而关闭闸门,抑制了 C 纤维的传导,达到缓解疼痛的作用。

2) 治疗方法:①使用:TENS 治疗仪,配有导线和专用表面电极。②电极安置:电极放置部位原则上根据神经走行,选择支配疼痛区域的神经末梢、神经干或触发点(疼痛部位)。操作时可将电极放置在拟刺激肌肉的肌腹上,用小强度的电流刺激,引出肌肉收缩后,维持这一刺激强度,再移动电极,找出在相同刺激强度下能引起肌肉最大收缩的位置,然后将电极放在此位置上。③刺激方式和参数:刺激频率为 2Hz(低频)到 100～200Hz(高频),波宽为 0.1～0.2 毫秒,刺激时间一般为 20～30 分钟。根据患者的感受调整刺激强度,以患者有刺激感并能耐受或感到舒适为宜。

3) 适应证:①软组织和运动系统疼痛:如颈椎病、肩周炎、腰肌劳损、腰痛、腰椎间盘突出症、肱骨外上髁炎、肌筋膜炎、关节炎、肌痉挛等;②周围神经炎:带状疱疹后神经痛、神经炎、神经根病变;③周围血管性疾病:偏头痛、血栓闭塞性脉管炎、雷诺病。

4) 禁忌证:急性炎症、有出血倾向或出血性疾病、外周血管性疾病如静脉血栓形成、恶性肿瘤、皮肤感染、安装有人工心脏起搏器,对刺激不能提供感觉反馈者如婴幼儿、老人、精神疾病患者等。

(2) 感应电疗法:应用感应电流治疗疾病的方法即感应电疗法。感应电流又称法拉第(Faraday)电流,是用电磁效应原理产生的一种双相、不对称的低频脉冲电流。频率为 50～100Hz、脉宽为 1～2 毫秒,持续时间较短,呈双相交替变化,离子移动亦随感应电流的频率而交替改变,通过组织时引起的电解作用较弱,尤其皮肤对这种电流电阻较小,很容易通过皮肤扩散到组织器官中。新感应电流由电子管或晶体管振荡电路产生,感应电频率为 50～100Hz,脉宽为 0.1～1 毫秒。

1) 作用机制:①防治肌萎缩:应用感应电流刺激那些神经和肌肉本身均无明显病变但暂时丧失运动的肌肉,如失用性肌萎缩的肌肉,使之被动收缩,从而防治肌肉萎缩;②防治粘连和促进肢体血液和淋巴循环:感应电刺激激发肌肉的活动,增加组织间的相对运动,可使轻度的粘连松解;肌肉收缩也促进静脉和淋巴管的挤压排空,肌肉松弛时,静脉和淋巴管随之扩张和充盈,改善了血液和淋巴循环;③止痛:感应电刺激穴位或病变部位,可降低神经兴奋性,产生镇痛效果。

2) 治疗方法:感应电疗法的操作方法与直流电疗法相似。由于感应电流无明显电解作用,衬垫厚度可在1cm以下。电极类型包括片状电极、手柄电极和滚式电极等。电极安置于疼痛或病变部位相应的皮肤表面,刺激方法包括单极刺激法、肌群刺激法、神经传导刺激法、活动刺激法和穴位刺激法。

3) 适应证:失用性肌萎缩、肌张力低下、软组织粘连、血液循环障碍、声嘶、便秘、癔症性麻痹等。

4) 禁忌证:出血倾向、化脓过程、痉挛性麻痹或感觉过敏者禁用。

(3) 间动电疗法:间动电是将50Hz正弦交流电整流后叠加在直流电上而构成的一种脉冲电流,又称Bernard电流,将该电流用于临床治疗,即为间动电疗法(diadynamic therapy)。该电流频率为50~100Hz,半个脉冲持续10毫秒。常用的间动电流有疏波、密波、疏密波、间升波、断续波、起伏波、持续波等。

间动电疗法具有直流电及低频脉冲电流的双重和协同作用;电流强度大,可作用于深部;有明显的止痛、消除组织水肿、松弛肌肉紧张等作用。

1) 治疗方法:①痛点治疗;②神经根治疗;③神经干(丛)治疗;④交感神经节治疗和关节部位治疗等。一般阴极置于疼痛点或病变部位。

2) 适应证:适用于瘫痪肢体疼痛以及各类神经性疼痛,如枕大神经痛、三叉神经痛、肋间神经痛、耳大神经痛、神经根炎、坐骨神经痛等。对肌肉、肌腱、韧带、骨关节及其周围组织的急慢性挫伤、炎症和关节变形等均有一定疗效。也可用于某些血管性疾患的治疗,如雷诺病等。

3) 禁忌证:急性化脓性炎症、出血倾向、严重心脏病、高热患者等禁用。

(二) 高频电疗法

在医学上将振荡频率高于100kHz的交流电称为高频电流。应用高频电流治疗疾病的方法称为高频电疗法。按波长可分为共鸣火花、中波、短波、超短波和微波。其中中波电流的波长为100~300m,频率为1~3MHz;短波波长为10~100m,频率为3~30MHz;超短波波长为1~10m,频率为30~300MHz;微波波长为1mm~1m,频率为300MHz~300kMHz。

人体内介质在高频电场的作用下,离子发生振动,使电能转化为热能,高频振荡电流在一定范围内频率越高,转化的热能越大。根据不同频率的波长,高频电疗法又可分为共鸣火花电疗法、中波电疗法、短波电疗法、超短波电疗法和微波电疗法。

1. 主要作用

(1) 对神经系统的影响:其温热作用对感觉神经末梢可降低其敏感性,提高痛阈,达到镇痛作用。

(2) 对周围血管的影响:在中波电流影响下可使血管扩张,增强血液循环及淋巴循环,改善组织营养,促进新陈代谢。由于血管通透性增加,细胞吞噬作用增强。

(3) 对肌肉组织的影响:通过中度的温热作用,使横纹肌、平滑肌的紧张度降低,达到镇痛、解痉的作用。

2. 适应证

(1) 软组织及骨关节疾病:颈椎病、腰椎间盘突出症、关节炎、扭挫伤、肌炎和肌痛等。

（2）神经痛：周围神经损伤、脊髓和周围神经炎、神经根炎、坐骨神经痛等。

（3）内脏疾病：如慢性胃炎、慢性肠炎、慢性胆囊炎、慢性咽喉炎、慢性肾炎、慢性前列腺炎、慢性盆腔炎或附件炎、胃肠痉挛等。

（4）血管性疾病：闭塞性动脉内膜炎、雷诺病等。

3. **禁忌证**　恶性肿瘤、急性炎症或化脓性疾病、体温调节障碍、感觉障碍、妊娠、高热、昏迷、出血或出血倾向、活动性结核病、心肺功能衰竭患者禁用，装有人工心脏起搏器、体内金属异物存留以及孕妇应慎用。

（三）直流电疗法

利用直流电作用于人体以治疗疾病的方法称为直流电疗法。可单纯用直流电刺激，也可以在电流的阳极导入药物，使电流与药物共同起到治疗作用。

1. **治疗作用**　主要包括以下几方面。

（1）改善局部组织营养和代谢：电泳和电渗的结果可使阴极下的组织水分增多，蛋白颗粒分散、密度降低，细胞膜结构疏松，通透性增加等；同时直流电所致的局部组织内理化性质的改变，对神经末梢产生刺激，通过轴索反射和节段反射而引起小血管扩张。

（2）对神经系统的作用：直流电作用的阳极下组织兴奋性降低，阴极下组织兴奋性升高，上行电流通过脊髓，可使中枢神经系统兴奋性升高，而下行电流则使兴奋性降低。

（3）对静脉血栓的作用：较大电流强度的直流电作用下，可使血栓先从阳极侧松脱，然后向阴极侧退缩，直至血管再通。

（4）其他作用：直流电还可用于软化瘢痕、促进骨折愈合、改善心肌缺血等。

2. **常用的直流电疗法**　①全身直流电疗法：电极置于肩胛区，另外两个电极并联置于两侧小腿腓肠肌部皮肤表面，输出电压为 50～100mV。②局部直流电疗法：电极可置于躯体或四肢两侧，也可将 2 个电极放置于躯体同一侧。多用于背部及四肢疼痛的治疗。③体腔直流电疗法：将特制的电极置入阴道、直肠等体腔部位，另一电极置于下腹部或腰骶部体表皮肤。④直流电药物离子导入法：通过直流电将药物导入体内。可应用衬垫法、水槽法、体腔法等。根据直流电场内同性电荷相斥、异性电荷相吸的原理，使药物离子通过完整的皮肤或黏膜导入人体。阳离子从阳极导入，阴离子从阴极导入。离子导入治疗应根据疾病性质和治疗目的选择不同的药物。直流电离子导入疗法具有提高药效、综合直流电和药物两者的效应以及神经反射治疗作用。

3. **直流电疗法的治疗剂量**　电流量以作用极的衬垫面积计算。电流强度，成人一般为 $0.05～0.2mA/cm^2$，每次治疗 15～30 分钟；儿童一般为 $0.02～0.05mA/cm^2$，不超过 15 分钟；每日 1 次，10～20 次为 1 个疗程。

4. **适应证**　①末梢神经炎、臂丛神经炎、神经根炎、关节炎、周围神经炎等慢性炎症；②三叉神经痛、坐骨神经痛、肋间神经痛、功能性头痛、肌痛及肌痉挛等；③面神经麻痹、周围神经损伤、自主神经功能紊乱及术后瘢痕粘连等。

5. **禁忌证及注意事项**　①高热、昏迷、恶病质、心力衰竭、活动性出血、妊娠、恶性肿瘤、急性湿疹、急性化脓性炎症、局部皮肤缺损、体内置入心脏起搏器、金属异物和对直流电不能耐受者禁用。②电极放置的皮肤部位应无破损；衬垫的大小、厚度和湿度适中；治疗时电流强度从小逐渐加大，治疗结束时逐步调低电流至零位。

二、光　疗　法

应用人工光源或日光辐射治疗疾病的方法称为光疗法（light therapy）。光疗法的治疗作用是通过对光线波长及能量的调节,实现热、光化学等刺激作用,使组织发生物理和化学变化,从而刺激和调节有关系统的生命活动。在分子水平上,调节蛋白质核酸合成,影响 DNA 复制,调节酶的功能;在细胞水平上,动员代偿、营养、免疫和其他再生防御机制来消除病理过程,使机体恢复健康。光疗法所采用的人工光源有红外线、可见光、紫外线和激光等。

(一) 红外线疗法

应用红外线治疗疾病的方法称为红外线疗法。红外线是不可见光,由热光源产生,对视网膜不产生光感,但有强烈的热效应,在太阳光谱中其波长为 $0.76 \sim 400 \mu m$。根据波长的不同分为:①短波红外线(近红外线):波长 $0.76 \sim 1.5 \mu m$,透入组织 $5 \sim 10mm$,能直接作用于皮肤的血管、淋巴管、神经末梢及其他皮下组织;②长波红外线(远红外线):波长 $1.5 \sim 400 \mu m$,透入组织能力较弱,一般不超过 $2mm$,大部分被皮肤表层组织所吸收。

1. 作用机制

(1) 改善肌肉痉挛:红外线对机体主要产生温热效应,通过热传递使肌肉温度升高,降低肌梭中 γ 纤维的兴奋性,使牵张反射减弱,肌肉张力下降,肌肉松弛。同时红外线照射也可使胃肠道平滑肌松弛,蠕动减弱。

(2) 抗炎作用:在红外线作用下,使局部毛细血管及小动脉扩张,血流加速而促进血液及淋巴循环,加强局部组织营养,促进组织代谢和炎性渗出物的吸收,消除肿胀,提高吞噬细胞的吞噬能力,有利于慢性炎症的消散和吸收。

(3) 镇痛作用:温热使肌肉松弛,解除肌肉痉挛,降低神经的兴奋性。

(4) 促进组织再生:红外线可增强局部血液循环,促进成纤维细胞和纤维细胞的再生,增强组织的修复和再生能力,促进伤口愈合。

2. 治疗方法

(1) 应用红外线辐射器,包括红外线灯、白炽灯、石英红外线灯照射疼痛部位或病变部位。治疗时应裸露患部。小部位治疗选择功率 <300W,大部位治疗选择功率 >500W。

(2) 剂量大小可通过改变灯与皮肤间的距离来调节,照射距离为 30cm 至 100cm 不等,视照射灯的功率而异,以患者有舒适的温热感为宜。每日 1 次,每次 15 ~ 30 分钟。急性病可每日 2 次,6 ~ 12 次为 1 个疗程;慢性病 12 ~ 24 次为 1 个疗程。

3. 适应证
各种软组织损伤(24 小时后)、纤维肌痛综合征、关节炎慢性期、肌痉挛、关节纤维性挛缩、神经痛及神经炎、面神经麻痹后遗症等。

4. 禁忌证
主要包括急性软组织损伤早期、恶性肿瘤、有出血倾向、活动性出血、急性化脓性炎症、肝硬化、心功能不全、活动性肺结核、闭塞性脉管炎及任何原因引起的高热等。

5. 注意事项

(1) 防止烫伤,对皮肤感觉迟钝、瘢痕或缺血肢体,应严密注意局部情况,必要时调整距离。

(2) 治疗过程中如出现疲乏无力、睡眠不好及头晕现象应停止治疗。

(3) 红外线治疗时禁止直接照射眼部,以免因红外线辐射导致白内障或视网膜损伤。必要时应戴防护镜或用湿纱布遮盖眼部以保护眼睛。

(二) 紫外线疗法

应用紫外线治疗疾病的方法称为紫外线疗法(ultraviolet therapy,UV)。紫外线是一种光化学辐射线,为不可见光,其波长可分为 3 个波段:①长波紫外线的波长为 320 ~ 400nm,其生物作用弱,有明显的色素沉着,能产生荧光反应,适于过敏性疾病及佝偻病;②中波紫外线的波长为 280 ~ 320nm,能调节机体代谢,增强免疫,刺激组织再生和上皮愈合过程,红斑反应最强,生物学作用最强;③短波紫外线的波长为180～280nm,此波段可引起蛋白质和类脂质结构的变化,特别可作用于染色体,破坏其叶酸代谢,故对病毒与细菌有明显的杀灭或抑制其生长繁殖的作用。

1. 作用机制

(1) 抗感染、杀菌:紫外线照射皮肤出现红斑反应后,能加速局部的血液及淋巴循环,改善组织营养状况,促进氧的交换和病理产物的排出,增强机体免疫功能,使炎症局限或消散。一定强度下的紫外线照射后,还能抑制细菌及病毒的生长,甚至直接将其杀灭。

(2) 镇痛:紫外线红斑对神经系统有直接及反射作用;可提高局部痛阈,使局部血液循环加快,促进致痛物质的排出,因而具有镇痛作用。

(3) 刺激细胞生长:小剂量紫外线可刺激DNA的合成和细胞分裂,促进肉芽和上皮的生长,从而促进伤口及溃疡面的愈合。

(4) 免疫与脱敏作用:照射后能使中枢神经的活动功能增强,机体的代谢功能提高,提高机体对毒性物质的抵抗能力以及组织的防御能力。小剂量紫外线多次照射可使组织内产生少量组胺,转而刺激细胞产生组胺酶,分解血中过量的组胺而产生脱敏作用,可用于治疗变态反应性疾病。

2. 治疗方法　紫外线照射的剂量以最弱红斑量(minimal erythema dose,MED)表示,即紫外线灯管在一定距离(50cm或30cm)垂直照射皮肤引起机体最弱红斑反应(阈红斑反应)所需的照射时间。MED反映机体对红外线的敏感性,故又称生物剂量(biological dose,BD),以秒(s)为计量单位。低压汞灯产生短波红外线,可用于体表和体腔内照射治疗;高压汞灯产生中长波紫外线,主要用于体表照射治疗。

(1) 全身照射法:成人分4区照射,中心点分别在胸前、双膝、肩胛间及双胸和双腘窝。儿童分前后2区照射,中心点分别在腹部和腰部,灯距50cm。剂量从小到大递增,隔日1次,10～20次为1个疗程。

(2) 局部照射法:按灯距30cm时测得的平均生物剂量值计算治疗剂量。一般应待红斑反应基本消退后再行第2次照射,第2次剂量比第1次增加1/3～1/2。照射时灯要垂直对准治疗部位,不需要照射的部位必须用布巾严密遮盖。

(3) 体腔或窦道照射法:用体腔紫外线进行。治疗时根据治疗部位选用合适的石英玻璃导子,放置到体腔内或窦道内进行照射治疗,黏膜照射剂量一般为皮肤照射剂量的1～1.5倍。

3. 适应证　主要包括急慢性炎症、软组织创伤及疼痛、神经痛、神经炎、关节炎及关节痛、肌炎、肌痛、皮肤溃疡、慢性气管炎、冻伤、烫伤、压疮等。

4. 禁忌证

(1) 恶性肿瘤、活动性肺结核,心、肝、肾衰竭、甲状腺功能亢进、有出血倾向。

(2) 红斑狼疮、急性泛发性湿疹、急性银屑病、光敏性皮炎、放疗后1～3天内不宜做紫外线治疗。

5. 注意事项

(1) 照射时,需戴护目镜或以布巾遮盖眼部,以免发生电光性眼炎,经常接触需戴手套。

(2) 照射光线应垂直投射到治疗区域,并将非治疗部位遮盖好,以免不必要的超量照射。

(3) 室内应通风良好。

(三) 激光疗法

利用激光治疗疾病的方法称为激光疗法(laser therapy)。激光的治疗作用与其波长、强度及作用时间有关。低能量激光照射后通过其对组织的生物学刺激作用,改善局部血液和淋巴循环、影响细胞膜通透性、减少炎性渗出、促进致痛物质排泄、提高免疫功能、降低神经兴奋性,从而达到抗炎、镇痛、促进组织再生和调节神经功能的效果。目前常用的激光治疗仪有氦氖激光仪、二氧化碳激光仪和氮激光仪等。

激光疗法是将激光原光束对准病变或疼痛部位(或穴位),距离以患者有舒适的温热感为宜。每次照射 10～15 分钟,每日 1 次,10～15 次为 1 个疗程。

1. **适应证** 深部软组织炎症、创伤、疼痛;紧张性头痛、偏头痛、神经痛、神经炎、关节炎及关节痛等。

2. **禁忌证** 恶性肿瘤(光敏治疗除外)、皮肤结核、活动性出血及心、肺、肾衰竭。

3. **注意事项** 需戴护目镜或以布巾遮盖眼部,避免激光直接照射眼部造成眼部损伤。

(四) 超激光疗法

超激光(super laser)的全名为直线偏振光近红外线,波长 600～1600nm,在 0.785cm^2 的面积上输出功率可高达 1800mW,透射人体组织 5cm 以上。根据不同的使用目的设计出 4 种不同功率、焦点和形状的透镜组。A 型:输出功率 500mW,焦点直径 3mm,因光线集中,出现针刺样刺激感;B 型:输出功率 1800mW,焦点直径 10mm,可达体内深部,刺激感较 A 型温柔,有温灸感;C 型:输出功率 2200mW,焦点直径约 10cm,适用于范围较大的浅表病灶;SG 型:输出功率 1500mW,焦点直径 7mm,用于星状神经节照射。超激光疗法适应证范围较广,无创伤,无痛苦,疗效满意,患者的依从性较高。

1. **作用机制**

(1) 降低神经兴奋性,减弱肌张力,达到解除肌肉痉挛、缓解疼痛的目的。

(2) 促进组织活性物质的生成和致痛物质的代谢,消除炎症。

(3) 扩张血管,增加血流量,改善局部微循环,加强组织营养,促进创伤愈合。

(4) 调节自主神经系统,促进淋巴系统循环,稳定机体内环境,增加机体免疫力。

2. **治疗方法** 可分为穴位照射、局部照射、星状神经节照射和特殊照射法。

(1) 痛点或局部照射:用 B 型透镜组,100% 输出功率,每点 5 分钟,每日 1 次。

(2) 局部照射:用 C 型透镜组,选 100% 输出功率,照射 3 秒停 1 秒,每次 5～10 分钟,每日 1 次。

(3) 穴位照射:使用 A 型透镜组,以 80%～100% 的输出功率,照射 2 秒,停 3 秒,每个穴位 5 分钟,每日 1 次。

(4) 星状神经节照射:使用 SG 型透镜组,选择 70%～80% 的输出功率,照射 2 秒,停 4 秒,每侧 8～10 分钟,每日 1 次,10～15 为 1 个疗程。

(5) 特殊照射法:对鼻腔、外耳道、口腔等部位的炎症、溃疡可采用特殊照射法治疗,根据不同部位选用不同的透镜组。一般用 80% 的输出功率。

3. **适应证** 各种慢性肌肉痛和关节痛、神经痛、肌腱鞘炎、腰痛、颈椎病、肩关节周围炎、类风湿关节炎、颈腰椎间盘突出症、带状疱疹后神经痛、雷诺病、术后神经痛、血管性头痛、紧张性头痛等。

4. **禁忌证** 孕妇、新生儿及带有心脏起搏器的心脏病患者、出血性疾病患者、恶性肿瘤患者、对光线过敏者。

5. **注意事项** 眼、甲状腺和性腺部位不能照射,照射中应根据每个患者的耐受能力随时调整输出功率,以免造成局部烫伤。

三、超声波疗法

应用超声波治疗疾病的方法称为超声波疗法(ultrasound therapy)。临床治疗常用的超声波频率为 800～1000kHz,声强在 3W/cm³ 以下,一般不会对组织造成伤害。目前除了一般的超声波治疗外,还有超声波药物透入疗法、超声波雾化吸入疗法和超声波片疗法等。

(一) 作用机制

1. 镇痛作用 超声波能使神经兴奋性降低、神经传导速度减慢,提高中枢神经的痛阈而产生镇痛和解除肌肉痉挛的作用。

2. 抗感染、消肿,促进组织再生 超声波直接作用于局部,其声能转变成热能的温热作用,使局部毛细血管扩张,改善循环,促进代谢,刺激组织生物合成,从而使局部的炎症、水肿消散,加速病变组织的再生修复。

3. 松解粘连、软化瘢痕 中剂量超声波可使凝胶软化成溶胶,因而对退行性病变的肌肉、肌腱、结缔组织起到软化和松解粘连的作用。

(二) 治疗方法

使用超声波治疗仪,根据不同疾病的特点和部位,可采用直接接触法、间接接触法或超声波药物透入法。目前多应用直接接触法,以小剂量、低强度治疗,其中固定法为 0.2～0.5W/cm²,每次 1～5 分钟;移动法为 0.5～2.0W/cm²,每次 5～10 分钟。每日或隔日 1 次,6～8 次为 1 个疗程,慢性病 10～15 次为 1 个疗程。

(三) 适应证

1. 软组织及骨关节疾病 腰痛、肌痛、肩关节周围炎、颞颌关节功能紊乱、腱鞘炎、滑囊炎、类风湿关节炎、退行性关节炎、结缔组织增生如炎症或注射后硬结等。

2. 神经痛及神经炎 三叉神经痛、带状疱疹后神经痛、坐骨神经痛、周围神经炎、多发性神经炎等。

(四) 禁忌证

恶性肿瘤、活动性结核、出血倾向、高热、心力衰竭、静脉血栓、安装有人工心脏起搏器;孕妇下腹部、小儿骨骺部禁用。头部、眼、生殖器等部位慎用。

(五) 注意事项

超声波声头与治疗部位之间不得有空气间隙,以免超声衰减,影响超声透入;声头在空载时切忌输出声波,以免损坏声头内晶片;在骨表面治疗时超声波强度不宜过大。

四、体外冲击波疗法

体外冲击波(extracorporeal shock wave,ESW)是利用声波经由反射器发射后集中成高能量的冲击波,其能量是超声波的 1000 倍左右,它作用于人体导致不同密度组织之间产生能量梯度差及扭拉力,产生裂解硬化骨、松解粘连、刺激微血管再生、促进骨生成等作用,达到组织再生及修复的目的。利用体外冲击波治疗骨骼肌肉系统疾病的方法称为体外冲击波疗法(extracorporeal shock wave therapy,ESWT)。根据冲击波波源产生的不同形式,可分为四种:液电式、电磁波式、压电式和气压弹道式。前三种需通过反射体将能量聚集于治疗部位进行治疗,而气压弹道式冲击波则不需要聚集能量,通过可自由移动的冲击波治疗探头,由气压弹道产生的冲击波以放射状扩散的方式传送至治疗部位,因而更适合于治疗软组织慢性损伤性疼痛。

（一）作用机制

1. **材料破坏机制** 冲击波本身可产生直接的破坏性力学效应。冲击波具有压力相和张力相，在压力相时，发挥直接的挤压作用；而在张力相时则发挥间接的拉伸作用（空化效应），因而可达到治疗钙化性疾病如跟骨骨刺的目的。

2. **镇痛效应** 体外冲击波能够对位于皮肤、肌肉、结缔组织、骨关节的疼痛感受器施行强刺激，激发无髓鞘 C 纤维和 Aδ 纤维启动"门控"疼痛控制系统，而发挥镇痛效应。无髓鞘 C 纤维将信号传导至脊髓后角，再到中脑导水管周围灰质，同时又作为抑制信号再传回后角，使疼痛信号不发生作用。有髓鞘的 Aδ 纤维也可抑制 C 纤维导入的脊髓信号传输。随着疼痛记忆消失，正常的运动方式得以恢复，并且不再需要神经和肌肉的代偿性保护，从而避免了慢性疲劳性疼痛。

3. **成骨效应** 冲击波可通过直接作用和间接作用促使新骨形成。

4. **代谢激活效应** 冲击波可改变局部细胞膜的通透性。一方面压力波可以改变离子通道，导致细胞膜分子间距增大。神经膜的极性发生变化，通过抑制去极化作用产生镇痛效应；另一方面，代谢反应可以使细胞内外离子交换过程活跃，促进代谢终产物被清除和吸收，从而使慢性炎症减轻和消退。

（二）治疗方法

1. **麻醉与镇痛** 由于 ESWT 治疗的能量较高，多数患者无法耐受由此引起的疼痛，因此 65%～95% 的患者可选用区域阻滞甚或全身麻醉。在接受能流密度为 $0.12～0.20mJ/mm^2$ 的患者中多数有痛感，但 80% 以上患者不需麻醉也可耐受。

2. **ESWT 的定位** 准确定位是提高疗效的重要因素之一。定位方法主要有以下 3 种。

（1）体表解剖标志结合痛点定位：以体表解剖标志作为定位依据，并以触痛点为冲击点，同时根据血管、神经的解剖走行，避开重要的神经、血管。

（2）X 线定位：用于骨组织及钙化组织的定位。如 C 型臂透视定位，必要时摄片定位。

（3）B 超定位：可清晰显示骨骼周围软组织病变，如肌肉、肌腱、关节囊、韧带、滑囊、血管等。

3. **ESWT 的治疗能量及频次**

（1）冲击波能量的选择：①肌筋膜炎及滑囊炎的治疗能量选择：能流密度 $0.08～0.18mJ/mm^2$，一般在 6～12kV；②骨折不连接、骨折延迟愈合及股骨头缺血性坏死的治疗能量选择：能流密度 $0.18～0.28mJ/mm^2$，一般在 12～26kV。需指出的是，具体治疗能量应根据不同治疗机的参数制订，同时针对不同的疾患灵活掌握治疗能量。

（2）治疗频次：①软组织病损：每次治疗 800～1500 频次，每次治疗间隔 3～5 天；②骨组织病损：可采用足量 1 次法，一般冲击 4000～6000 频次；也可采用适量多次法，每次治疗 1000～2000 频次，治疗 3 次以上，每次治疗间隔 3～5 天。

（三）适应证

1. **骨组织疾病** 骨折延迟愈合；骨折不连接；成人股骨头缺血性坏死。

2. **软组织慢性损伤性疾病** 肩峰下滑囊炎；肱二头肌肌腱炎；钙化性冈上肌腱炎；肱骨内上髁炎；网球肘；弹响髋；跳跃膝，即胫骨结节骨骺骨软骨炎；跟痛症。

（四）禁忌证

1. **全身性因素** 严重心脏病、心律失常及高血压；安装有心脏起搏器者；未治愈的出血性疾病凝血功能障碍者;使用免疫抑制药物;恶性肿瘤;血栓形成;孕妇。

2. **局部因素** 局部感染及皮肤破溃患者;肌腱及筋膜急性损伤;关节液渗漏患者;冲击波焦点位于脑和脊髓组织、大血管及重要神经干或肺组织者;萎缩及感染性骨不连;大段缺损性骨不连。

五、冷 冻 疗 法

利用低温治疗某些疼痛或疼痛性疾病的方法称为冷冻疗法。临床常用的制冷源(物质)主要有液氮、冰块或冷水。前者来源于医用液氮,用于治疗深部疼痛,后者是用普通的冰块或冷水治疗较表浅的疼痛。本部分仅叙述局部冷冻疗法。

(一) 作用机制

1. **镇痛解痉** 局部冷冻可抑制感觉神经末梢的兴奋性,降低感觉和运动神经的传导速度,甚至使其暂时失去功能,因而有镇痛、解痉作用。

2. **消肿止血** 冷冻的刺激和低温使局部血管收缩、血流量减少,血管壁通透性降低,因而有止血、减少渗出和消除水肿的作用。但冷冻时间过长(如>15 分钟),可引起继发性血管扩张,导致血流淤滞、皮肤发绀。

(二) 治疗方法

1. **敷贴法** 将冰块用毛巾包裹或用冰袋置于患部或以毛巾浸入冰水后轻轻拧成半干或直接用冰块等敷于患部。敷贴治疗时间根据冷冻源的温度而定,从数分钟至数小时不等。如直接用冰袋敷贴可持续数十分钟至数小时;用毛巾隔着冰块外敷,治疗时间为 20~30 分钟。用冰块直接置于患部,治疗时间一般为 5~15 分钟。

2. **浸泡法** 将肢体浸入 13~15℃冷水或约 5℃的冰水中,浸泡时间为 30~60 分钟。

3. **蒸发冷冻法** 用氯乙烷、氯氟甲烷等易蒸发物质,呈雾状喷涂于患部皮肤表面,挥发过程中从皮肤表面带走热量,使局部降温,一般喷涂 20 秒左右,常间歇反复多次喷涂。

(三) 适应证

急性软组织创伤早期;蚊虫毒虫咬伤 24 小时内;皮肤皮下软组织化脓性炎症早期、高热、中暑、肌肉痉挛、急性关节炎、鼻出血和上消化道出血等。

(四) 禁忌证

动脉硬化、动脉栓塞、雷诺病、红斑狼疮、高血压及心、肺、肾功能不全,冷过敏、局部皮肤感觉障碍者忌用。老年人、婴幼儿、恶病质者慎用。

六、医 疗 体 育

(一) 治疗作用

医疗体育(exercise therapy)是利用机体的各种功能练习和体育运动来治疗疾病与创伤和促进机体康复的一门科学。某些疼痛性疾病患者,如关节炎、肩周炎、肌萎缩、神经痛等患者,在接受药物和神经阻滞疗法的同时或疼痛缓解后,配合适当的身体功能锻炼,可达到缓解疼痛、促进康复的目的。医疗体育具有调理和加强神经系统的活动过程,促进血液、淋巴循环,改善呼吸、消化功能,提高新陈代谢及整个机体功能的作用。同时,专门针对病变部位的体育治疗更有助于防止和减轻病变组织器官的功能障碍,也有利于已出现功能障碍的神经、肌肉和关节的功能恢复。医疗体育是现代综合疗法的重要组成部分。

(二) 基本形式与方法

1. 保健操 亦称早操,它使患者全身主要肌肉群和能活动的关节都参与活动,加强大脑皮质与各系统和器官之间的调节作用,局部病变亦随着全身情况的改善向好的方向发展。

2. 医疗体操 是医疗体育的基本方式,以体操运动为主。整个疗程分为三期。

(1) 试验期:在健身运动的基础上逐渐增加专门性运动,指导患者如何支配自己的肌肉和呼吸运动。

(2) 基本期:对患者的机体系统地进行全身性和专门性功能锻炼,后者的比重应逐渐增大。

(3) 结束期:保持基本期的运动量,巩固疗效和运动功能,同时要求患者以后坚持自己锻炼。

3. 自己完成的体操 是从医疗体操中挑选出来的、简单有效的专门运动,如肩周炎患者的肩及上肢运动,膝关节炎患者的屈膝下蹲运动等。根据病情、年龄等由患者自己掌握,每天进行多次功能锻炼。

(三) 适应证和禁忌证

临床上各科大部分疾病和创伤均可采用。如颈椎病可采用四头带或颈圈的颈椎牵引法和颈椎的各轴心方向的主动活动;肩周炎可进行专门的功能锻炼,以恢复肩关节各轴向的活动度,以及采用健肢带动患肢的联动运动。体育医疗的禁忌证是相对的或暂时的,一般认为以下情况属禁忌:①各种传染病的急性期及各种高热患者;②心血管系统疾病急性发作期;③各种外伤疾病有出血倾向者;④恶性肿瘤及手术后有转移倾向者;⑤恶病质。

第二节 疼痛的心理治疗

疼痛是人的一种不愉快的感觉和情绪体验,除了与刺激因素及神经冲动相关联以外,还具有人的主观性和个体性。因此,疼痛不仅是一个生理过程,同时也是一个复杂的心理表现过程。在慢性疼痛中,心理表现尤其突出。因此,在疼痛治疗时,在治疗器质性疾病的同时,进行心理治疗有十分重要的意义。

心理治疗(psychotherapy),亦称精神治疗(psychological treatment)或谈话疗法(talking cure),就是运用心理学的原则和方法,通过语言、表情、姿势、行为,以及周围环境来影响及改变患者原来不健康的认识、情绪及行为等,从而达到改善其心理状态,端正其对疾病的认识,解除顾虑,增强战胜疾病的信心,消除或缓解患者现有症状的目的。

一、影响疼痛的心理因素

心理社会因素可直接影响疼痛的感觉效应,甚至一些慢性疼痛症状也是通过一些心理学机制被巩固下来,心理社会因素可影响个体对疼痛的感受和耐受。

1. 文化与教养背景 疼痛不仅是身体组织受到创伤或创伤程度的简单体验,还与个人对疼痛的原因及后果的认识有关。个人的文化程度和教养在其对疼痛的认识和所产生的情感和反应中有着重要作用。同样的刺激,不同的个体会有不同的感觉和反应。疼痛因人而异,因文化程度而异。

2. 过去有过疼痛经历的人,对以后的疼痛感受有一定的影响,如曾经接受过手术而引起难以忍受的疼痛并多次使用麻醉性镇痛药止痛者,在第二次手术时就会对手术和疼痛产生恐惧,较小的手术创伤也会使患者感觉疼痛难忍。

3. **注意力的影响**　如果个体将注意力集中到疼痛部位,会感觉到疼痛更加剧烈、难忍。相反,如果将注意力高度集中于与疼痛无关的活动上,如播放患者喜爱的音乐,或有一位老朋友来看望他,与之交谈童年的趣事,则常常"忘记"了疼痛,或疼痛明显减轻,甚至体验不到疼痛。

4. **情绪状态**　个体的情绪状态对疼痛的感受影响很大。一个人在兴奋、愉快的情绪状态下,疼痛感受可被抑制;相反,在抑郁、焦虑的情绪时,会引起疼痛阈值降低,即使轻微的伤害刺激也可能感到疼痛,甚至是强烈的疼痛。抑郁常常引起慢性疼痛和持续性疼痛。

此外,人格、人际关系、宗教信仰、早年经历、暗示或催眠、疼痛所处的情境和对生活的期待等都对疼痛的体验和疼痛强度产生影响。

二、心理治疗的基本方法

(一) 心理治疗的形式

1. **个别治疗**　指医师根据患者的不同情况进行个别施治。

2. **集体治疗**　将情况类似的患者或有共同问题的人集中,由专门医师主持进行集体的治疗活动。这种方式除了医师对患者进行解释、鼓励和指导以外,主要是通过患者之间的交流与帮助,发挥集体的积极作用,从而改善患者的情绪和主观感受。

此外还有家庭治疗、社会治疗等形式。

(二) 心理治疗的方法及内容

心理治疗的具体方法及内容主要分为行为疗法、心理动力学疗法(精神分析法)、支持疗法、暗示或催眠疗法等。这些方法都可应用于慢性疼痛的治疗。

1. **行为疗法**　许多慢性疼痛患者常常表现出许多与疼痛相关的行为,如不敢活动、过分静止、经常服用止痛药、长期卧床等。行为疗法就是通过各种方法,消除患者原来形成的条件反射,建立新的条件反射和健康的行为。在行为治疗中,除医师的作用外,更强调患者的自我调节。

2. **心理动力学疗法(精神分析法)**　是在治疗过程中通过分析患者的某些思想、感情和问题,引导患者认识到导致这些症状的原因,使患者产生顿悟,获得生活与抗病的勇气,从而使症状消除或缓解。这种疗法重视和强调患者敢于揭示自己的内心世界,否则治疗效果不好。对慢性疼痛的治疗,不宜单纯使用心理动力学疗法,最好与其他疗法结合使用。

3. **支持疗法**　是应用最广泛、容易实施而有效的心理治疗方法。支持疗法的主要内容是通过医师对患者的同情、关心、安慰、鼓励和支持,使患者对医师产生信任感和树立信心,愿意听从医师的劝告和指导,重新建立起自尊心和自信心。此外,医师要教给患者一些有关疾病治疗的科学知识和辩证思维方法,提高患者自身调整和战胜疾病的能力。

心理治疗是现代医学模式的重要组成部分,在疼痛治疗中占有十分重要的作用。

第三节 疼痛的针刀疗法

针刀疗法(acupotomy)是根据生物力学观点将中医传统针刺疗法与现代手术疗法相结合的一种治疗方法。该方法具有见效快、损伤小、操作简单等优点,是疼痛临床常用的治疗方法之一。

一、针刀疗法的机制

针刀是将针灸针和手术刀融为一体的小型治疗器具,因此可以分别发挥针和刀的作用以及联合发挥针刀的综合效应。

1. 针刺效应 针刀可像针灸针一样用来针刺穴位。因其针体比针灸针稍粗,故刺激作用更强、更持久。因其顶端刀刃锐利,故快速进皮时没有明显痛感。因其针体坚韧又有针柄,故运针更容易,只是不宜行捻转手法。

2. 手术效应 针刀的刀刃可像手术刀一样对病变组织进行不切开皮肤的手术治疗,如松解粘连组织;切开压力增高、组织水肿的关节囊;切断挛缩肌纤维或筋膜;切碎瘢痕、钙化组织块或痛性硬结;切削磨平刺激神经引起疼痛的骨刺等。操作时,先局麻或注射抗炎镇痛液,然后进行针刀的手术治疗。

二、一般操作方法

1. 进针方法

(1) 定点:找准进针点,搞清病变层次和周围解剖关系。找痛点方法:①敏感的压痛点;②牵拉该处肌肉而引起疼痛的明显痛点;③使该处肌肉完成某一动作而引起疼痛的痛点。定点后标记、消毒。

(2) 定向:使针刀的刀口线与大血管、神经及肌纤维走向平行。若肌纤维方向不与神经血管方向平行,应服从神经、血管走行方向。

(3) 加压分离:右手拇指、示指捏住针柄,其余三指托住针体,稍加压力而不刺破皮肤,使进针处形成一个长形凹陷,使刀口下的神经、血管分离到刀口两侧。

(4) 刺入:继续加压到出现坚韧感时,说明刀下组织已接近骨质,稍加压即可刺透皮肤,进到需要的深度并施行各种手术。

2. 手术方法

(1) 纵行剥离法:适用于粘连、瘢痕发生在肌腱附着点者。刀口线与肌纤维走向平行刺入患处,当刀口到达骨面时,按附着点的宽窄,分几条线疏剥,疏剥范围不宜过大,以免将肌腱附着点撬起。

(2) 横行剥离法:适用于粘连发生在肌纤维的非附着点。刀口线与肌纤维走向平行刺入,达骨面时,使针刀与肌肉或韧带呈垂直方向铲剥,将肌肉或韧带从骨面上铲起,觉针下松动时出针。

(3) 切开剥离法(切碎法):适用于几种软组织,如肌纤维之间发生粘连、瘢痕,且范围较大者。将刀口线与肌纤维走向平行刺入患处,将粘连或瘢痕切开。若病变坚硬、钙化、骨化,则将其切成碎块,以便逐渐吸收。

(4) 瘢痕刮除法:若瘢痕发生在腱鞘壁、肌肉附着点或肌腹处,先沿软组织纵轴切开数条口,再反复疏通2～3次。当刀下有柔软感时,说明瘢痕已切碎,再将其从附着点刮除。

（5）通透剥离法:适用于范围较大的粘连和板结。在板结处选定数点进针,进针点选在肌间隙或其他软组织的间隙处。当针刀达骨面时,将软组织从骨面铲起(附着点除外),并将软组织间的粘连或瘢痕疏通、切开。

（6）肌纤维切割肌法:适用于部分肌纤维紧张或挛缩引起疼痛或功能障碍者。将刀口线与肌纤维方向垂直刺入,切断少量紧张、痉挛的肌纤维,可使炎症立即消除。此法可广泛应用于四肢、腰背痛的治疗。需注意,切断肌纤维的数量一般不应超过其所在肌肉的1/3。

（7）铲削磨平法:适用于骨刺长于关节边缘或骨干,并且骨刺较大者。将刀口线与骨刺长轴垂直刺入,达骨面后,将其尖部或锐利边削去并磨平。

三、适应证和禁忌证

1. **适应证** 针刀疗法主要适用于四肢、躯干由于炎症、损伤引起的慢性软组织粘连或骨刺形成及由此产生的顽固性疼痛。常见的适应证有:

（1）各种损伤(外力损伤、累积损伤、病理性损伤等)所致的软组织粘连及由此产生的疼痛。

（2）慢性肌肉、韧带劳损引起的疼痛。

（3）滑囊炎、腱鞘炎等引起的疼痛。

（4）非脑源性的外伤性肌痉挛和肌紧张引起的不适和功能障碍。

（5）肌肉韧带骨化引起的疼痛。

（6）引起临床症状的四肢关节骨刺。

2. **禁忌证**

（1）发热、有局部或全身感染者。

（2）施术部位有难以避开的重要血管、神经和脏器者。

（3）有凝血功能障碍或其他出血倾向者。

（4）严重高血压、糖尿病、冠心病或重要脏器功能不全者。

（5）定性、定位不准确者。

四、注意事项

针刀疗法是一种盲探性创伤性治疗方法,应防止神经、血管及重要组织器官的损伤。因此,在实施时应注意:

1. 必须明确诊断。

2. 必须严格掌握适应证和禁忌证。

3. 必须具备扎实的解剖知识和熟练的操作技术,防止误伤神经、血管和健康组织。

4. 必须严格无菌操作技术,防止感染。

5. 治疗前必须检查针刀,防止针刀卷刃或折断。

6. 预防患者晕针 耐心解释病情,解除患者的紧张、恐惧心理,必要时采取卧位治疗。

7. 注意术后出血。

8. 鼓励患者早期活动和自我按摩,必要时注射药物,防止术后重新粘连。

第四节 疼痛的中医、针灸治疗

一、中 医 治 疗

我国中医学对疼痛即痛症的认识和诊疗有着悠久的历史,积累了丰富的临床经验。中医中药是疼痛治疗中的重要手段之一。实践证明,在疼痛治疗中如果中医治疗(Chinese traditional treatment)能够辨证施治,合理应用,不仅疗效好,而且不良反应少。

（一） 中医对治疗疼痛的认识

中医学认为导致疼痛的原因很多,诸如外感六淫(风、寒、暑、湿、燥、火)、内伤七情(喜、怒、忧、思、惊、恐、悲)、痰饮、瘀血、虫扰、食积、结石、外伤等均可使脏腑、经络功能失调,气血运行不畅,阴阳失调,升降失常,从而产生全身或局部的各种痛症,然而致痛的病因病机不尽一致。

1. "不通则痛"论 "不通则痛"是指某种或某些致病因素侵袭人体,使其经络、脏腑之气机痹阻,血脉淤滞不通而引起人疼痛之症。由于病邪不同,病机也各异,"不通则痛"可以分为：

（1） 气机阻滞:气机致痛与肺、肝、脾、胃有关,因为气机出入升降治节于肺,升发疏泄于肝,而脾胃为气机升降之枢纽,故肝郁气滞、肺气郁闭、脾胃气滞时可使经脉流行失常,气血运行失调,壅滞不通而产生疼痛。

（2） 瘀血阻络:血淤滞于内,脉络自痹,痹则为痛。导致瘀血阻络的病机可为气滞血瘀、寒凝血瘀、湿阻血瘀、热壅血瘀、痰瘀互结。

（3） 寒邪凝滞:寒主凝敛,主收,易致经脉发生缩蜷、绌急、稽滞、牵引、痉挛,使气血运行不畅而为疼痛。

（4） 热邪壅遏:热邪壅盛,正邪相搏,则影响气血运行,加之血受热煎熬,血热伤阴,以致气血运行不畅而壅滞,可发为痛症。

（5） 湿邪阻遏:湿为阴邪,重浊黏滞,最易阻遏气机,闭阻气血而发生疼痛。

（6） 湿热蕴蒸:湿热相合为患,最易阻遏气机,上扰下注,流窜经络,遏止气血,致气血运行不畅,发展为多种疼痛。

（7） 寒湿阻滞:寒湿同为阴邪,最易伤阳气,阻气机致气血运行不畅,发生疼痛。

（8） 饮、食、虫、石闭结:痰饮、食积、虫积、结石等滞留于体内,阻滞经脉,影响气血运行,可形成各种疼痛症。

（9） 跌扑损伤:因败血淤结于脉络,血滞不行而引起疼痛症。

2. "不荣则痛"论 "不荣则痛"是指某些因邪气侵袭或脏腑功能低下,引起阴阳、气血(精)等亏损,人体的脏腑、脉络失于温养、濡润导致的疼痛症状,包括阳气虚弱、脉络失煦和阴血亏损、脉络失濡两方面。

3. "诸痛属心"论 "诸痛属心"论认为疼痛的形成、轻重转归,多与心神、心脉的功能失调密切相关。

目前,临床疼痛治疗中,中医治疗的方法较多,主要包括中药内服法、中药外用法、推拿疗法、针灸疗法、埋线疗法等。

（二） 疼痛辨证施治要点

由于痛症范围甚广,病机复杂,交替多变,其病情有轻重缓急之分,病位有脏腑经络深浅之异,病情有寒热、虚实之殊,病程有长短久暂之别。所以临证必须综合考虑,详察细辨,并采用恰当的立法方药,分而治之,才能取得预期的效果,其辨证施治宜注意以下几点。

1. 抓主症,务在止痛 主症是指能揭示疾病本质,可作为辨证主要依据的症候,它可以随病机的转化而发生改变。临床辨证施治时抓住了主症,就是抓住了疼痛的主要矛盾,就能对症下药,有的放矢。

2. 辨缓急,标本兼顾 疼痛的辨证施治,必须权衡其标本缓急。"急则治其标,缓则治其本",对于某些属于标本俱急的疼痛,则应标本同治。

3. 识病情,立法中的 疼痛的病性,有虚实寒热之不同,宜详察细辨,分而治之。

4. 察病位,脏腑、经络异治 痛症的病位甚为广泛,涉及五脏六腑、经络气血、上下表里。在一定程度上反映着疾病的轻重和痛势的进退,所以详察病位的所在,是辨证施治过程中的一个重要环节。

5. 审病程,法随症转 疾病的发生发展是一个不断变化的动态过程。病程的长短当以阶段性加以区分,疾病的阶段性不仅能反映出病位的深浅,病情的轻重,病势的进展,而且可以揭示痛机的转化与疾病的预防,故施治方法也应随着病情长短和症候趋势进行相应的调整,因证立法,才能紧扣痛机,冀获全效。

6. 制剂型,贵在速效 中医中药治疗疼痛,应立足于速效、高效、稳效和简便易用。

(三) 常用止痛中药

1. 常用于止痛的单味中草药 根据药理及临床研究,具有止痛作用的中药按其一般功效可分为以下几种。

(1) 祛风湿类:如汉防己、青风藤、祖师麻、野木瓜等。

(2) 解表类:如细辛、防风、生姜、白芷、升麻、桂枝等。

(3) 温里(祛寒)类:如附子、川乌、吴茱萸等。

(4) 止咳化痰平喘类:如洋金花等。

(5) 活血类:如延胡索、黄藤、三七、丹参等。

(6) 清热类:如白屈茶、牡丹皮、栀子等。

(7) 补益类:如当归、甘草、人参、杜仲、灵芝等。

(8) 芳香开窍类:如冰片等。

(9) 安神镇惊类:如天麻、蜈蚣等。

(10) 麻醉止痛类:如罂粟壳、鸦片等。

(11) 外用类:如蟾酥、马钱子等。

(12) 其他:如巴豆、血竭等。

2. 常用于治疗慢性疼痛的中成药(方剂) 临床上常用于治疗慢性疼痛的中成药(方剂)包括元胡止痛片、三七伤药片、云南白药、红药片、跌打丸、正骨水、舒筋丸、天麻杜仲丸、正天丸、大活络丹、小活络丹、木瓜丸、壮骨关节丸、颈复康冲剂等。

二、针 灸 治 疗

针灸(acupuncture)疗法用于治疗疼痛或其他各科疾病在我国已有3000多年的历史,是中医学的重要组成部分。针灸疗法是针刺和艾灸两种方法的总称。针刺法是指用金属制成的、不同形状的针具,在体表的腧穴上进行针刺、叩击、放血等操作,以达治疗目的的方法;艾灸法是用艾绒做成栓状、条状或锥体状,点燃熏灼皮肤,通过温热刺激来治疗疾病的方法。由于其操作简单,治病止痛效果确切,无毒副作用而深受国内外广大患者的喜爱。

（一）针灸镇痛的机制

中医认为针灸镇痛是通过三个途径来实现的：①病因治疗：纠正和消除导致气血淤滞、运行障碍的因素；②病机治疗：疏通经络，调和气血，改善气血运行障碍状态；③症状治疗：宁心安神，阻断恶性循环。三者相辅相成，共同发挥作用。

（二）选穴原则与配穴方法

1. 选穴原则

（1）近部选穴：又称局部选穴，就是在病痛的躯体、脏腑、五官的附近，就近选取俞穴进行针灸治疗。适用于症状在体表部位反映较为明显和较为局限的病变。根据"以痛为腧"的理论，选取压痛点治疗也属近部选穴范畴。

（2）远部取穴：又称远道取穴，就是在疼痛部位的较远距离取穴治疗，通常以肘膝关节以下的穴位为主。

1）本经取穴：诊断病变属于何脏何经后，即在该经选取有关穴位治疗。

2）异经取穴：许多疾病的病理变化在脏腑与脏腑之间往往彼此关联，相互影响，故治疗时需统筹兼顾。

3）循神经干取穴：按病情所在的穴位，沿神经干走向取穴进行镇痛治疗。

（3）辩证选穴：又称对症选穴或随证选穴，是根据中医理论和腧穴主治功能，针对某些全身症状或疾病的病因病机而选取腧穴。如失眠多梦可选取神门、大陵。

上述取穴方法，在临床上既可单独使用，又可配合运用。

2. 配穴方法　在经穴主治纲要和选穴原则的基础上，根据不同疼痛治疗需要选择主治相同或相近，具有协调作用的 2 个以上穴位加以配伍应用。常用配穴方法包括：①本经配穴；②远近配穴；③左右配穴；④上下配穴；⑤前后配穴；⑥表里经配穴；⑦同名经配穴；⑧链锁配穴；⑨子母配穴；⑩原络配穴。

（三）针刺镇痛的常用穴位处方

1. **头痛**　以偏头痛为多见，可选用太阳、率谷、风池、太冲、合谷、地仓、人中等。

2. **三叉神经痛**　可选用四白、下关、承浆、阳白、鱼腰、迎香、颧髎、颊车、地仓、人中等。

3. **颈椎病**　常用取穴为脊穴 $C_{4\sim7}$、肩井、肩髎、臂臑、曲池、合谷、后溪、阳陵泉等。

4. **落枕**　常用取穴为阿是穴、落枕穴、天柱、后溪等。

5. **肋间神经痛**　可选用丘墟、支沟、阳陵泉、蠡沟、照海、期门、行间、太冲、肝俞、夹脊、曲池等。

6. **肩周炎**　可选用肩髎、天宗、条口、曲池、合谷、阳陵泉、承山、尺泽、肩井、臂臑等。

7. **腰痛**　包括急性腰扭伤和慢性腰背痛，常用取穴为后溪、腰痛穴、委中、命门、腰阳关、人中、肾俞、大肠俞、腰夹脊 1～5 等。

8. **坐骨神经痛**　常用取穴为环跳、阳陵泉、委中、殷门、肾俞、次髎、昆仑、气海俞、腰夹脊 3～5、承山、绝骨、丘墟等。

9. **膝关节痛**　常用取穴为环跳、阳陵泉、水沟、极泉、鹤顶、内外膝眼等。

第五节　疼痛的神经外科治疗

研究表明，对一些慢性和顽固性的疼痛，神经外科手术疗法是一种有价值的选择方案。尤其是功能神经外科应用立体定向技术(stereotactic techniques)治疗顽固性慢性疼痛显示了独特的作用(表 7-1)。

表 7-1 立体定向技术治疗顽固性慢性疼痛

I. 中断疼痛传导通路

脊髓	经皮上颈段背侧脊髓丘脑毁损术
	经皮上颈段前联合毁损术
	经皮三叉神经脊束毁损术
脑	桥脑毁损术
	中脑束毁损术
	Hassler 小细胞丘脑毁损术
	腹后核群毁损术
	腹后丘脑毁损术
	丘脑放射毁损术
	下丘脑毁损术
	扣带回毁损术

II. 调整痛觉通路的传导

吗啡脑室灌注
慢性刺激脑室旁灰质(PVG)
脑垂体切除术
慢性刺激下丘脑

III. 调整神经损伤中心的疼痛产生

慢性刺激内侧丘系腹后核群及感觉性内囊
慢性刺激感觉、运动皮质

IV. 调整感知、痛苦

扣带回毁损术

神经外科手术镇痛适用于一些慢性和顽固性的非癌性疼痛和癌性疼痛。但该方法也可能会出现如下一些并发症。

1. 本体感觉丧失 见于多个神经根切断后。

2. 膀胱无力或阳痿 见于骶神经根切断后,与膀胱或肛门括约肌失去功能有关。

3. 严重的心血管系统的不稳定 针对舌咽神经痛的枕骨下脑神经切断及上端迷走神经切断术可致突发性血压低或高、心律失常或心脏停搏、术后颅内出血等。

4. 肺炎或发音困难 咽喉部去神经手术常可干扰吞咽和咳嗽,以致呕吐物或分泌物被误吸而引起肺内炎症,或由于声带麻痹而造成发音困难。

5. 持久的麻木感 在脊髓神经切断术后,有时遗留严重而持久的麻木感。骶神经术后产生的生殖器官麻木不适,可引起阳痿及性功能低下。

6. 截瘫或神经痛样综合征 见于神经根切断术后。

另外,神经刺激(neuro-stimulation)治疗疼痛的方法是近期在国内逐渐开展的技术。20世纪 60 年代初曾被称为神经调节治疗(neuro-modulation),现主要应用于治疗慢性顽固性疼痛。目前临床常用的有经硬膜外腔和颅内放置电极的脊髓刺激(spinal cord stimulation,SCS)术和颅内刺激(intracrania stimulation,ICS)术以及经皮置入电极对外周神经进行低强度刺激的经皮神经电刺激(transcutaneous eletrical nerve stimulation,TENS)术。

许多临床研究证明,颅内刺激(ICS)可使一些用传统治疗方法镇痛无效的患者获得疼痛缓解。目前,ICS 治疗疼痛主要通过三条途径和相应的靶区刺激起作用,即运动皮质区、感觉丘脑核和导水管/脑室周围灰质区(PAG/PVG),刺激这三个区域可以激活不同机制缓解疼痛。近年来,许多学者研究证明,运动皮质刺激(motor cortex stimulation,MCS)对用其他方法治疗非常困难的脑卒中后疼痛特别有效,并有部分患者(约 20%)的不自主运动症状得到改善。

各种神经电刺激技术已为那些用常规治疗方法失败的神经病理性疼痛患者提供了一种微创、可逆的镇痛治疗选择。一般应根据阶梯式的治疗原则,先用干预性最小、费用最低的治疗方案;如不能充分缓解疼痛,再依次应用干预性和费用较高的方案;可选择单一的方案或联合应用数种方案,直至达到镇痛目的。在条件允许的情况下,脊髓刺激应该作为神经病理性疼痛的常规治疗方法,并作为神经消融术之前的一项治疗方案。目前,脊髓以上部位的电刺激治疗方法仅限于那些有特殊经验以及对疼痛性质能准确分析和在选择患者方面有丰富经验的疼痛治疗中心应用。

(何睿林)

第一节 概　述

头痛(headache)是最常见的疾病,也是多种疾病的常见症状之一。在我国有近90%的男性和95%的女性一生中有过头痛的经历。各年龄段头痛发生比例都超过半数。长期以来人们总认为头痛不是病,甚至认为年纪大了就该头痛。有调查显示,我国居民在头痛时,54%的人根本不治疗。把头痛当成暂时的生理现象,不重视、不治疗是普遍现象。头痛带给人的不仅是疼痛、失眠、坏情绪,还会使免疫功能下降,甚至导致高血压、冠心病、糖尿病和溃疡等疾病。

国际头痛学会(International Headache Society,IHS)于1988年制定了头痛的分类和诊断标准,将头痛归纳为原发性头痛和继发性头痛两大类。原发性头痛也称功能性头痛、慢性头痛等,包括偏头痛、紧张性头痛、丛集性头痛等,多为功能障碍而无结构损害,是最常见的头痛类型。继发性头痛也称症状性头痛,是由于局部器质性损害或全身性疾病所致的一种症状,包括颅内肿瘤、感染、脑血管疾病等。鉴别原发性头痛和继发性头痛是非常重要的。

2004年,IHS推出了第2版头痛疾病的国际分类(ICHD-2)。在ICHD-2中,头痛主要分为原发性头痛、继发性头痛和颜面神经痛三大类。本章仅阐述常见原发性头痛、继发性头痛,如颈源性头痛、部分常见颜面神经痛,如三叉神经痛和舌咽神经痛。2013年IHS推出了第3版(试行版)头痛疾病的国际分类(ICHD-3),部分内容有所变动。

一、头痛的发生机制

头面部疼痛敏感组织包括头皮、面部、口腔及咽喉等,其含有丰富的神经纤维,对疼痛较为敏感,当这些头痛的敏感组织发生病变或受到刺激时,可引起各种头痛。颅骨、脑组织本身缺乏疼痛敏感纤维,一般不引起头痛。

头痛的发生机制尚未完全清楚,目前基本形成的共识是头痛的发生与多种因素有关。这些因素主要包括:血管的收缩与扩张和由此引起的脑血流变化;大脑功能的障碍;脑膜受到炎症、出血和水肿的刺激和牵张;脑神经痛觉纤维的活化;神经组织中致痛物质增加;颅周和颈项部肌肉异常收缩等。现概括头痛的机制如下。

(一) 血管病变

血管的收缩与扩张、血管炎症;其他因素引起的小血管收缩或痉挛,血管活性多肽及血小板释放的5-羟色胺等可加重头痛,如偏头痛患者头痛发作前颅内动脉收缩,随之颈外动脉扩张,导致头痛发作。

(二) 脑膜刺激

炎症、出血等直接刺激脑膜,引起头痛。此外,脑水肿、颅内高压等牵拉脑膜可以引起头痛。

（三）　肌肉异常收缩

炎症、外伤等各种因素导致头颈、肩部肌肉异常收缩，可引起紧张性头痛。

（四）　神经病变

含有痛觉纤维的脑神经、颈神经受刺激、压迫、牵引时产生神经痛。

（五）　血中致痛物质作用

5-羟色胺、缓激肽、前列腺素等可刺激血管或末梢感受器而致头痛。

二、头痛的分类

2004 年 IHS 推出了第 2 版头痛疾病的国际分类（ICHD-2）。

在 ICHD-2 中，头痛主要分为原发性头痛、继发性头痛和颜面神经痛三大类。并进一步细分为 14 组疾病（表 8-1）。头痛可以符合一个以上的头痛诊断标准，某个症状也可以随时间的推移而发生变化。头痛本身在发作期可以由一个类型转变为其他类型。

表 8-1　头痛的新国际分类（ICHD-2）

---

1. 原发性头痛
  （1）偏头痛
  （2）紧张性头痛
  （3）丛集性头痛和其他三叉神经、自主神经性头痛
  （4）其他原发性头痛
2. 继发性头痛
  （1）头颈部外伤引发的头痛
  （2）因头颈部血管病变引发的头痛
  （3）因非血管性颅内病变引发的头痛
  （4）因物质或其戒断引发的头痛
  （5）因感染引发的头痛
  （6）因内环境稳态失衡引发的头痛
  （7）因颅、颈、眼、耳、鼻、鼻窦、齿、口以及其他面、颅组织病变引发的头痛及面痛
  （8）因精神疾病引起的头痛
3. 脑神经痛、中枢性原发面痛以及其他头痛
  （1）脑神经痛、中枢性面痛
  （2）其他头痛、脑神经痛、中枢性或原发性面痛

第二节　偏　头　痛

偏头痛是一种常见和慢性的神经血管疾患，患病率为 5%～10%，儿童期和青春期起病，中青年期达发病高峰，女性多见，常有遗传背景。偏头痛有着相当的危害，它不仅因频繁和严重的头痛导致患者的学习与工作能力下降、生活质量降低，而且也与脑卒中、情感障碍等多种疾患相关。世界卫生组织将严重偏头痛定为最致残的慢性疾病之一。

一、病因及发病机制

偏头痛的确切病因及病理生理尚不太清楚,多数学者认为,主要是血管和中枢神经系统功能紊乱,遗传因素也起重要作用。

(一) 血管及神经功能异常

早期,Wolf 等对偏头痛的研究表明头痛似乎与血管功能有关,然而新近研究显示偏头痛和丛集性头痛的脑血流变化与三叉神经(眼支)疼痛的结果一样,提示脑血流变化不是偏头痛综合征的原因。

(二) 大脑功能障碍

动物实验模型中观察到大脑皮质广泛抑制可产生和偏头痛先兆症状相似的表现,而当时脑血流无改变,故推测偏头痛的发生与大脑功能障碍有关。新近功能神经影像学研究显示偏头痛时同侧脑桥背外侧活性变化,提示偏头痛不是血管疾病而是一种脑功能障碍,是一种位于脑部的疾病。

(三) 遗传因素

偏头痛的发生与遗传因素有重要关系的观点已被大多数学者认可。据调查,90% 的偏头痛患者有家族遗传病史。关于偏头痛的遗传方式,目前尚未确定,但多数为常染色体显性遗传,少数为常染色体隐性遗传或基因遗传。

二、症状与体征

1. 头痛大多为一侧性,也有两侧头痛同时出现,疼痛常局限于额部、颞部及枕部,也可放射至颈部、肩部。
2. 疼痛多为中至重度。
3. 疼痛开始时或严重头痛者多呈搏动性剧烈疼痛,然后可转为持续性钝痛。
4. 头痛为发作性,间歇期无症状,发作一般持续 4~72 小时。
5. 可伴恶心、呕吐。
6. 光、声或活动可加重头痛,安静环境中休息则可缓解头痛。
7. 在头痛出现前可有先兆症状,如视野缺损、闪烁暗点、躯体感觉减退、乏力、眼肌麻痹、面瘫、眩晕、出汗、恶心、呕吐、心率增快等。

三、分类和诊断

(一) 偏头痛的分类

2004 年 IHS"头痛疾患的国际分类"第 2 版(ICHD-2)将偏头痛归为原发性头痛,包括 6 个亚型(表 8-1 和表 8-2),以无先兆偏头痛和有先兆偏头痛为常见。

(二) 偏头痛的诊断

偏头痛的诊断主要依据临床表现,在询问病史时应注意头痛的部位、性质、程度、持续时间、伴随症状、先兆表现以及活动对头痛的影响,患者头痛日记有助于诊断。临床诊断中,首先要排除继发性头痛,然后,再考虑是否伴有其他类型的原发性头痛。出现以下情况要进行神经影像学检查:①异常的神经系统检查发现;②头痛频率或程度的急性加重;③头痛性质变化;④50岁后新发的头痛或突然发生的剧烈头痛;⑤多种治疗无效的头痛;⑥有头晕、麻木等其他症状。脑电图、经颅多普勒超声等检查不推荐作为常规诊断检查。

IHS 于 2004 年公布的 ICHD-2 中的偏头痛的诊断标准是在 1988 第 1 版的基础上进行了一些修改。无先兆偏头痛的诊断标准见表 8-2。有先兆偏头痛的诊断标准见表 8-3。

表 8-2　无先兆偏头痛诊断标准(ICHD-2)

A. 至少有 5 次发作符合 B-D 项标准
B. 头痛发作持续时间为 4 ~ 72 小时(指未经治疗或治疗无效者)
C. 头痛至少具有下列特点中的两项
　　1. 单侧性
　　2. 搏动性
　　3. 中度或重度疼痛
　　4. 头痛因爬楼梯或其他类似日常体力活动而加重
D. 头痛间期至少具有下列中的一项
　　1. 恶心和(或)呕吐
　　2. 畏光和怕声
E. 不能归因于其他疾病

表 8-3　有先兆偏头痛诊断标准(ICHD-2)

A. 至少有两次符合 B-D 项标准的发作
B. 先兆至少有下列各项的一种表现,但没有运动无力症状
　　1. 完全可逆转的视觉症状,包括阳性症状(如闪烁的光、点、线)和(或)阴性症状(如视觉丧失)
　　2. 完全可逆的感觉症状,包括阳性症状(如针刺感)和(或)阴性症状(如麻木感)
　　3. 完全可逆的功能障碍
C. 至少有下列各项中的两项
　　1. 同向视觉症状和(或)单侧感觉症状
　　2. 至少一个先兆症状逐渐发展的过程≥5 分钟,和(或)不同先兆症状接连发生,其过程≥5 分钟
　　3. 每个症状持续 5 ~ 60 分钟
D. 在先兆症状的同时或在先兆症状发生后 60 分钟内出现头痛,头痛符合无先兆偏头痛诊断标准的 B-D 项
E. 不能归因于其他疾病

不同性质的头痛只要满足偏头痛分型中的诊断标准均可诊断为偏头痛,如单侧搏动性头痛,伴有恶心、呕吐,可诊断为无先兆偏头痛;而双侧性、压迫性头痛,没有恶心、呕吐,如果头痛程度较重,日常活动时头痛加剧,伴有畏光及畏声症状,也可诊断为无先兆偏头痛。如果每个月偏头痛发作超过 15 天并持续 3 个月以上,则诊断为慢性偏头痛。

如头痛不符合无先兆偏头痛的特点,则诊断为伴典型先兆的非偏头痛性头痛;先兆也可以不伴有头痛,为不伴头痛的典型先兆。

一旦先兆中出现肢体无力,称偏瘫型偏头痛,如果某一级亲属中有类似发作,则诊断为家族性偏瘫型偏头痛,否则诊断为散发性偏瘫型偏头痛。

当先兆中有两项以上症状提示颅后窝受累且同时没有肢体无力表现时,诊断为基底型偏头痛。

偏头痛应与紧张性头痛、颈动脉痛、颞动脉炎等鉴别。

四、治　疗

首先应加强宣教,使患者对头痛的发病机制、临床表现及治疗过程有所了解,解除不必要的忧虑,提高治疗的依从性。鼓励患者做头痛日记。

偏头痛防治的基本原则:帮助患者确立科学的正确的防治观念和目标,保持健康的生活方式,寻找并避免各种偏头痛的诱因,充分利用非药物干预手段,包括按摩、理疗、生物反馈治疗、认知行为治疗和针灸等。药物治疗包括急性发作期治疗和预防性治疗两大类,中药被广泛应用,但尚需更多的循证医学证据。

(一) 一般治疗

1. 发作期和急性期患者应避免过度疲劳和精神紧张,保持安静,充分卧床休息。
2. 避免声、光刺激。
3. 节制饮食,不吃刺激性食物。

(二) 药物治疗

1. **急性发作期治疗**　急性发作期治疗的目的是迅速缓解疼痛,消除伴随症状并恢复日常功能。分为非特异性治疗和特异性治疗两种。

(1) 非特异性治疗药物包括:①非甾体消炎药,如对乙酰氨基酚、阿司匹林、布洛芬、萘普生钠等及其复合制剂;②巴比妥类等镇静药;③阿片类药物。后两类药物易成瘾,应慎用,仅适用于其他治疗无效的严重病例。

(2) 特异性治疗药物包括:①麦角碱药物;②曲坦类药物。药物选择需要根据头痛严重程度、伴随症状、既往用药情况及其他因素综合考虑。可采用阶梯法选药,首选 NSAIDs,效果不佳,再改用偏头痛特异性药物。亦可分层选药,轻中度头痛、严重头痛但以往发作对 NSAIDs 反应好者,选择 NSAIDs;中重度头痛、对 NSAIDs 反应差者直接选用偏头痛特异性药物,有严重的恶心和呕吐时,选用胃肠外给药更佳。甲氧氯普胺、多潘立酮等止吐和促进胃动力药物不仅能治疗伴随症状,还有利于其他药物的吸收和头痛的治疗,急性期治疗应尽早使用,但不宜多用,以避免造成药物滥用性头痛。

2. **预防性治疗**　目的是降低发作频率,减轻发作程度,减少功能损害,增加急性发作期治疗的疗效。预防性治疗的原则:①排除止痛药物的滥用;②循证选择疗效确切且不良反应少的药物;③从小剂量开始,逐渐加量;④在 4~8 周内综合评估疗效;⑤应坚持足够的疗程,一般为 3~6 个月;⑥确立正确的预防期望,有助于提高治疗顺应性。

适应证:①近 3 个月平均每个月发作至少 2 次或头痛日超过 4 日;②急性期治疗无效,或因副作用和禁忌证无法进行急性期治疗;③每周至少使用 2 次以上的镇痛药物;④特殊类型的偏头痛,如偏瘫型偏头痛、先兆期过长的偏头痛或偏头痛性梗死;⑤患者的倾向;⑥月经性偏头痛。

常用药物包括:①钙离子拮抗药:其中盐酸氟桂利嗪循证医学证据较多;②肾上腺素能受体阻断药:其中普萘洛尔、噻吗洛尔有较多的循证医学证据;③抗癫痫药:如丙戊酸和托吡酯;④三环类抗抑郁药:如阿米替林;⑤5-HT 拮抗药:如苯噻啶;⑥其他:大剂量维生素 B_2、镁剂、肉毒毒素 A 局部注射及中药。选择药物时,应综合考虑患者的个体情况和药物的药理作用及不良反应。

（三）神经阻滞疗法

神经阻滞疗法用于偏头痛急性发作期有良好效果，配合药物治疗往往能迅速缓解头痛。

1. 星状神经节阻滞　星状神经节阻滞治疗偏头痛的作用机制可能是阻滞所致的双相作用，即当血压升高时有降压作用，而当血压低时有升压的作用。因此当偏头痛时，一般行患侧星状神经节阻滞，0.15% 或 0.2% 布比卡因（bupivacaine）6～8ml，0.15% 或 0.2% 罗哌卡因（ropivacaine）6～8ml，每 2～3 天 1 次，一般 6～10 天为 1 个疗程，也可左、右两侧星状神经节交替进行阻滞，常用配方为每次 1% 利多卡因 6～8ml。也可用超激光疼痛治疗仪（super laser）行直线偏振光近红外线星状神经节照射。

2. 眶上神经和枕大/小神经联合阻滞　对于前头痛和后头痛，可采用眶上神经阻滞和枕大/小神经阻滞进行治疗，效果也很理想。用药配方、疗程与星状神经节阻滞相同，每次用量，眶上神经阻滞为 0.5ml，枕大/小神经阻滞各为 2ml。眶上神经、枕大/小神经阻滞可与星状神经节阻滞同时或交替进行。

3. 颞浅动脉旁痛点阻滞　对于颞侧的偏头痛，采用颞浅动脉旁痛点阻滞，方法是在耳前颞浅动脉搏动最明显处旁开 2～5mm，注入局部麻醉药 2～3ml。

皮质类固醇有抗炎、消肿作用，第 1 周治疗时，可在局麻药液中加入地塞米松（dexamethasone）2.5～5mg，或甲泼尼龙（methylprednisolone）10～20mg。

第三节　紧张性头痛

紧张性头痛（tension-type headache，TTH）是临床上最常见的慢性疼痛，其发病率约为 4.1%。以前又称紧张型头痛、肌紧张性头痛、精神肌源性头痛、应激性头痛、普通头痛、特发性头痛、精神性头痛等。最新的国际头痛分类（ICHD-2）将精神性头痛和肌收缩性头痛统称为紧张性头痛，最新的分类法还将紧张性头痛分为发作性紧张性头痛（episodic tension-type headache，ETTH）和慢性紧张性头痛（chronic tension-type headache，CTTH）两个亚型。

一、病因及发病机制

紧张性头痛的真正病因目前尚不清楚，一般认为与以下因素有关。

（一）肌肉因素

长时间的骨骼肌持续性收缩，压迫了肌肉内的小动脉，使之发生继发性缺血，致痛物质产生增多，从而引发疼痛。在很多情况下，头痛的发生与头颅和颈部肌肉收缩有关。在头痛发作期间，肌电图的研究表明颈部肌肉收缩较颞部肌肉收缩更强，也有研究认为肌肉收缩是头痛的结果，而不是头痛的原因。但目前多数学者仍然认为头颅肌肉和颈部肌肉阵发性收缩是产生紧张性头痛的原因之一。

（二）血管因素

紧张性头痛发作时，由于肌肉的收缩，压迫了肌肉的小动脉，并使之收缩，导致肌肉缺血和疼痛，说明了血管运动调节异常是产生头痛的一个原因。在这类患者发作期间给予血管扩张药，能明显减轻头痛的症状，也说明了紧张性头痛与肌肉内血管收缩有关。但是，也有人发现，血管扩张药能使 40% 的紧张性头痛患者症状加重。因此认为，血管因素也并非是紧张性头痛的主要原因。

（三）精神因素

统计学资料表明,几乎所有的紧张性头痛患者都有明显的焦虑,74%的患者有显著的情绪紧张,35%的患者表现为忧郁,部分患者尚有疑病症、忧郁症及癔症,因而认为精神因素,尤其是应激和焦虑在发病机制中占重要的地位,并认为紧张性头痛患者处于慢性焦虑状态。但是精神疗法在紧张性头痛的治疗上尚无满意的结果,因此认为精神紧张不是主要的因素。

二、症状与体征

紧张性头痛好发于青年人,一般 20 岁左右发病,女性多见,没有明显家族史。其临床特征是慢性起病,头部呈现双侧非搏动性疼痛,常为持续性钝痛,部位在顶、颞、额及枕部,有时几个部位都可出现疼痛。头痛的程度属轻度或中度,不因体力活动而加重,常主诉头顶重压发紧感或头部紧箍感。有的患者伴有精神紧张、抑郁或焦虑不安。

体格检查一般无阳性体征,有时患者可有斜方肌或后颈肌肉的压痛。

三、诊　　断

根据疼痛的特征和病史并排除其他头痛性疾病即可作出诊断。紧张性头痛的诊断标准见表 8-4 和表 8-5。

表 8-4　发作性紧张性头痛的诊断标准（ICHD-2）

A. 头痛发作至少有 10 次符合下述 B-D 标准。具体分型根据此类头痛的发作频率分为:

偶发性紧张性头痛:平均每个月头痛发作不到 1 天(每年头痛<12 天)

频发性紧张性头痛:至少 3 个月每个月头痛的发作 1~14 天(每年头痛≥12 天)

B. 头痛持续 30 分钟到 7 天

C. 至少有下列两项疼痛特点

  1. 压迫感或紧箍感(非搏动性)

  2. 有中度抑郁,但不影响活动质量

  3. 双侧性

  4. 不因爬楼梯或日常活动加重疼痛

D. 具有以下两项

  1. 无恶心或呕吐

  2. 不存在畏光和声响恐怖,或仅有一项

E. 不归因于其他疾患

表 8-5　慢性紧张性头痛的诊断标准（ICHD-2）

A. 头痛平均每个月为 15 日以上,持续 3 个月以上(每年 180 日),且符合下述 B-D 标准

B. 头痛可能持续数小时

C. 至少符合下列疼痛特点中的两项

  1. 疼痛位于两侧

  2. 疼痛性质为压迫性或紧箍性

  3. 疼痛程度为轻度或中度

  4. 头痛不因上楼梯或类似日常躯体活动而加重

D. 具有下列两项

  1. 仅有下列症状之一:恶心、畏光、怕声

  2. 无呕吐

E. 不归因于其他疾患

四、治　疗

（一）药物治疗

治疗偏头痛的大部分药物均可用于紧张性头痛的治疗,但麦角碱类药物治疗本病的效果不理想。常用的药物如下。

1. 非甾体消炎药　布洛芬、萘普生等。

2. 三环类抗抑郁药　阿米替林作为首选。阿米替林 25mg,睡前服,每 3 ~ 4 晚可增加 12.5 ~ 25mg,直至每日 100 ~ 250mg。

3. 抗焦虑药　地西泮、氯氮草及巴比妥类药物。

（二）神经阻滞疗法

1. 星状神经节阻滞对发作性头痛有较好的疗效。

2. 可根据最剧烈的头痛部位做痛点阻滞或枕大/小神经阻滞。

（三）物理治疗

物理治疗能松弛紧张的骨骼肌,缓解紧张性头痛,效果肯定。常用的方法有按摩、经皮电刺激、热疗、生物信息波及离子导入等。根据中医理论可施行针灸治疗,也有一定的疗效。

（四）心理疗法

紧张性头痛患者常处于一种精神紧张和焦虑状态,部分患者还有精神异常,因此,心理治疗应采取不同的方法,解除患者的焦虑和忧郁情绪,让患者知道本病的长期性和可逆性,增强战胜疾病的信心。

另外,让患者尽量保持稳定的心理状态,规律生活,积极参加有兴趣的活动,鼓励患者进行体育锻炼,注意预防生活中的各种应激和诱因。

第四节　丛集性头痛

丛集性头痛(cluster headache,CH)是一种比较罕见但发作起来疼痛剧烈,具有丛集性和慢性特点的原发性头痛。其发病率为 0.04% ~ 0.08%。既往本病又被称为周期性偏头痛样神经痛、睫状神经痛、组胺性头痛、红斑性面痛、蝶腭神经节痛、Horton 综合征、Reader 综合征、Vidan 神经痛等。1962 年国际头痛学会将此类头痛列为独立的头痛性疾病,命名为丛集性头痛。

一、病因及发病机制

丛集性头痛的病因尚不清楚,目前还没有一种理论可解释丛集性头痛的各种现象。一般认为与生物钟调节失控和组胺释放有关。

丛集性头痛发作期常有一些病理生理改变,表现为角膜凹陷性搏动、眼压及角膜湿度升高、出汗、流泪、唾液分泌和瞳孔改变。在发作期头痛剧烈时,可出现颈内动脉缩窄,心率改变,甚至心律失常。神经内分泌检查显示褪黑素、β-内啡肽和 β-促脂素 24 小时分泌周期的节律紊乱。丛集性头痛发作时所表现的自主神经功能障碍和神经内分泌的变化被认为是丘脑生物钟功能异常的结果。

二、症状与体征

丛集性头痛可于任何年龄发病,男性多见。最主要的特点是在发作期间存在特征性的生理节律和周期性节律(distinctive circadian and circannual periodicity in the episodic forms),中间可有数个月甚至数年无症状期。症状主要表现为头痛基本固定于头部一侧,常位于眼后方及眼周,发作时呈爆炸样,程度一般比较剧烈,疼痛性质为烧灼样、刀割样或针刺样锐痛。患者常表现为烦躁、坐卧不安,疼痛难以忍受。但一般发作持续时间不长,在数分钟至数小时。常伴有自主神经症状,如结膜充血和流泪,鼻黏膜肿胀致鼻腔狭窄或堵塞或流涕,可出现不全性的Horner征,但恶心、呕吐少见。

体格检查一般无阳性体征,偶尔见患侧展神经麻痹。

三、诊　断

丛集性头痛的诊断标准见表8-6。

表 8-6　丛集性头痛的诊断标准(ICHD-2)

A. 至少有 5 次 B-D 标准的头痛发作
B. 剧烈的单侧眼眶、眶上和(或)颞部疼痛,未经治疗持续 15～180 分钟
C. 头痛伴有疼痛侧的至少下列一项体征
　　1. 同侧结膜充血和(或)流泪
　　2. 同侧鼻塞和(或)流涕
　　3. 同侧眼睑水肿
　　4. 同侧前额和面部出汗
　　5. 同侧瞳孔缩小和(或)上睑下垂
　　6. 躁动或不安宁
D. 发作频率:从隔日 1 次到每天 8 次

四、治　疗

丛集性头痛发作时疼痛剧烈,常难以迅速止痛,所以治疗以预防为主。常用的预防用药为维拉帕米,如维拉帕米效果不佳时也可选用锂剂、麦角新碱、托吡酯或加巴喷丁等。在急性发作期可采用以下方法缓解疼痛。

(一) 氧气疗法

以面罩吸入 100% 的氧气,流量为 7～10L/min,吸入 10～15 分钟后,60%～70% 的患者疼痛症状可明显好转和缓解。吸氧能使脑血管产生明显的收缩,对抗丛集性头痛发作时的血管扩张,但氧气对中枢神经系统的作用是直接的还是间接的,目前尚不清楚。

(二) 药物治疗

一般来讲,治疗偏头痛的药物均可用于丛集性头痛的治疗。常用药物如下。

1. 舒马曲坦(sumatriptan,英明格)　6mg,皮下注射,用于急性发作期。

2. 阿米替林　25mg,每 3～4 晚可增加 12.5～25mg,直至每日 100～250mg。

3. **碳酸锂**（lithium carbonate） 每日 600 ~ 900mg，连服 1 周为 1 个疗程。

4. **美西麦角**（methysergide） 每日 3 ~ 4mg，连服 5 ~ 6 个月，间歇 1 个月。用于慢性丛集性头痛的预防和治疗。

5. **维拉帕米**（isoptin） 40mg，每日 4 次，连服 4 周为 1 个疗程。

6. **尼莫地平**（nimodipine） 20 ~ 40mg，每日 3 次，连服 4 周为 1 个疗程，用于慢性丛集性头痛的预防和治疗。

此外，苯噻啶、丙戊酸钠、NSAIDs 对部分丛集性头痛有效。

目前，5-HT 激动药舒马曲坦（sumatriptan，英明格）是治疗丛集性头痛的最有效药物。

（三）神经阻滞疗法

在丛集性头痛发作期，神经阻滞对缓解剧烈头痛有较好疗效。可采用泼尼松龙（prednisolone）10 ~ 50mg，近年来常采用得宝松 3 ~ 7mg 或地塞米松（desamethasone）5 ~ 10mg，加局麻药，行枕下注射，或枕大神经、枕小神经、眶上神经阻滞，颞浅动脉旁阻滞，痛点阻滞和星状神经节阻滞。

第五节 颈源性头痛

头痛是临床上常见的症状之一，引起头痛的疾病繁多，原因非常复杂。有一类伴有颈部压痛，与颈神经受刺激有关的头痛，发生率高，持续时间长，临床表现较复杂，治疗较困难，日益引起人们的重视。1983 年，Sjaastad 首次把这类头痛定义为颈源性头痛（cervicogenic headache，CEH）。1990 年，颈源性头痛这一概念被国际头痛研究会承认。

颈源性头痛是指由高位颈部脊神经（$C_{1~4}$）所支配结构的器质性或功能性病损所致的以慢性、单侧头部疼痛为主要临床表现的一组综合征，主要是由于各种机械性与动力性因素，致使椎动脉及交感神经遭受刺激或压迫，以致血管狭窄、折屈而造成的以椎基底动脉供血不足为主要症状的症候群。美国的发病率为 0.4% ~ 4.6%，女性多见，男女比例为 1∶4，平均发病年龄为 42.9 岁。依照国际头痛协会的分类标准，其在人群中的发病率为 1% ~ 18%。CEH 患者不但生活质量下降，而且身体很多物理功能降低或丧失。

一、病因及发病机制

（一）机械刺激学说

外力因素或头颈部姿势不当可破坏颈椎自身结构的生物力学平衡，造成颈椎曲度异常，颈椎关节早期失稳，长期慢性劳损、陈旧性外伤等引起椎间盘变性、椎体退行性病变，椎体间错位、错缝、脱位或小关节紊乱、骨赘形成，甚至椎间孔狭窄等，可使颈神经后支在关节、肌肉、韧带等走行转折处或骨纤维管内受到长期的慢性刺激，导致该神经发生慢性水肿、纤维化及变性等病理改变，引起末梢效应器和中枢神经元的病理损伤。同样，颈椎的异常活动对寰枕和寰枢关节之间的 C_1、C_2 神经根产生压迫或牵拉，也可造成慢性头痛。

（二）炎性水肿学说

磷脂酶 A_2（PLA_2）是局部组织炎症的启动物质，它可在炎症组织中通过水解花生四烯酸，调节花生四烯酸的级联反应，产生前列腺素 E 等一系列具有强烈致炎致痛作用的花生四烯酸代谢产物，在炎症形成过程中起关键作用。手术证实椎间盘突出的髓核组织中，磷脂酶

$A_2(PLA_2)$ 的活性是血浆的 1000 倍,因此,颈椎间盘所致的疼痛与局部炎症水肿有关。上颈椎的炎性疾病或其局部组织的炎性水肿、组织挛缩粘连,均可导致枕大神经、枕小神经、$C_{1~3}$ 后支受炎性刺激而产生头痛。

颈源性头痛患者的血清 IL-2β 和 TNF-α 水平明显高于无先兆偏头痛患者和健康人,它们激活了疼痛因子,如 P 物质和降钙素基因相关肽,而且一氧化氮(NO)途径活性也高于偏头痛和丛集性头痛患者。

(三) 解剖会聚理论学说

颈源性头痛的发生是高位颈神经所支配的结构发生病损而引起高位颈神经伤害性感觉信息的传入,通过高位颈神经传入纤维之间及高位颈神经与三叉神经传入纤维的中枢会聚,使伤害感受器输入产生紊乱而形成的一种牵涉痛。颈源性头痛患者头面部疼痛主要集中在额、颞及眶部,这是由于三叉神经脊束核尾侧亚核内神经元的有序分布使三叉神经眼支与高位颈神经可发生最大限度的会聚。嗅神经、面神经、舌咽神经、迷走神经和三叉神经传入支的终末纤维可延伸至 C_2 水平,与 $C_{1~3}$ 颈神经后支传入纤维在 $C_{1~2}$ 后角灰质柱汇聚,脊髓后角和三叉神经尾核的汇聚神经元信号发生改变,反射性引起中枢神经元兴奋,出现支配区的牵涉痛,这就解释了枕大神经和 $C_{1~3}$ 关节阻滞可以缓解头痛症状。

(四) 肌肉痉挛

颈源性头痛也可产生于颈部肌肉组织,特别是其腹侧的运动神经根(前根)受到压迫或炎症侵袭时可引起反射性颈部肌肉痉挛,持续性的肌肉痉挛可引起组织缺血,代谢的终末产物引起肌筋膜炎,并可直接刺激穿行于软组织内的神经干和神经末梢而产生疼痛。

二、症状与体征

颈源性头痛的临床表现非常复杂,国际头痛协会、国际疼痛学会、颈源性头痛国际研究组及世界颈源性头痛协会针对其临床表现的描述有部分差异。颈源性头痛的临床特征见表8-7。

表 8-7 颈源性头痛的临床特征

	国际头痛协会	国际疼痛学会	颈源性头痛国际研究组	世界颈源性头痛协会
自觉疼痛部位	颈部、枕部	始于颈枕额颞及整个半侧头部	始于同侧颈部模糊的非根性颈、肩、臂痛或神经根痛	颈、枕、颞顶、前额、眶周
疼痛特征	–	单侧头痛而不转换至对侧,经常转换为持续性中重度疼痛,疼痛时间变化不定	单侧头痛而不转换至对侧,中重度非搏动性、非撕裂样疼痛	单侧或双侧非撕裂样钝痛
疼痛加剧因素	颈部活动及特定姿势	颈部活动	颈部活动、头的不自然姿势,在同侧颈、枕部施加压力	颈部活动
	被动活动度降低	–	–	受损
触诊发现	颈部肌肉触痛性质发生变化	–	–	肌肉触痛,找出疼痛的颈部根源

	国际头痛协会	国际疼痛学会	颈源性头痛 国际研究组	世界颈源性 头痛协会
对局部阻滞 治疗的反应	相应结构阻滞后 疼痛可减轻	枕神经或神经根阻 滞后疼痛可减轻	局部阻滞枕神经、小 关节面或神经根可 消除疼痛	颈神经阻滞后疼痛缓 解
放射学所见	屈或伸异常，骨 折、先天性异常， 肿瘤或风湿性关 节炎而非椎关节 强直	–	–	–
颈部外伤	–	–	可有	
其他	–	–	恶心或呕吐，颜面水 肿或潮红，头晕、畏 光、怕声、视物模糊、 吞咽困难，对吲哚美 辛、麦角胺、舒马曲 坦无效	–

三、诊断与鉴别诊断

由于颈源性头痛的临床表现非常复杂，所以尚无比较满意的临床诊断标准。颈源性头痛国际研究会（以 Sjaastad 为代表）和国际头痛协会分别根据其对颈源性头痛的认识而制定的诊断标准在临床上比较常用。

（一）颈源性头痛国际研究会诊断标准

1. 颈部症状与体征

（1）头痛症状在以下情况加重：①颈部活动和（或）头部维持于异常体位时；②按压头痛侧的上颈部或枕部时。

（2）颈部活动范围受限。

（3）同侧的颈、肩或上肢非根性痛（定位不明确），或偶有上肢根性痛。

2. 诊断性神经阻滞可明确诊断。

3. 单侧头痛，不向对侧转移。

在 1 项中根据对诊断的重要程度，将诊断标准按顺序从（1）项到（3）项，诊断颈源性头痛时一定要有其中一项或多项。符合（1）项即可诊断，而仅符合（2）项或（3）项则不足以诊断，若三项同时符合则可确诊。科研工作中必须符合 2 项，尽量符合 3 项。

（二）国际头痛协会的诊断标准

1. 颈椎

（1）颈部和枕部疼痛，可以放射至额、眶、颞、顶或耳。

（2）疼痛可被特定的颈部活动或颈部姿势所诱发或加重。

（3）至少符合以下一项

1）颈部被动活动抵抗或受限。

2）颈部肌肉的轮廓、硬度、紧张程度及在主动和被动活动时的反应性有改变。

3）颈部肌肉存在压痛。

4）影像学检查颈椎至少符合以下一项：①前屈后伸位异常；②曲度异常；③骨折、先天异常、骨肿瘤、类风湿关节炎或其他疾病。

2. 咽后肌腱炎

不符合 1 项或 2 项则不足以诊断颈源性头痛。

（三）颈源性头痛的鉴别诊断

颈源性头痛的诊断标准比较明确，但其临床表现比较复杂，需要与几种常见的头痛，如偏头痛、紧张性头痛、丛集性头痛等相鉴别，以明确诊断，利于治疗。表8-8 对上述几种头痛的临床特点进行了概述，可以根据其各自的临床特点与颈源性头痛进行鉴别。

表8-8 偏头痛、丛集性头痛和紧张性头痛的鉴别要点

	偏头痛	丛集性头痛	紧张性头痛
好发年龄与性别	20～40 岁，女>男	30～50 岁，男>女	各年龄段，特别是中年以后，男=女
性状	搏动性跳痛	刀挖样疼痛、搏动样痛	束紧样、压迫样疼痛
部位	多为一侧头部	眼眶、眶上、颞部	两侧头部
持续性	数小时至数日	3 小时以内	数小时至 7 日
其他	对光和声音敏感，恶心、呕吐，部分有一过性前兆	一侧的结膜充血、流泪、流涕、前额部出汗（闪烁性暗点等）、瞳孔缩小	肩部僵硬、头部肌肉紧张、头晕
治疗	曲普坦制剂、NSAIDs（轻症）	曲普坦制剂（皮下注射>口服）、NSAIDs、抗抑郁药、抗焦虑药、吸氧	肌松药、头痛体操

四、治　疗

应以非手术治疗为主，多种治疗方式综合应用。病程较短，疼痛较轻者，可采取休息、针灸、牵引、理疗，同时口服非甾体消炎药；急性发作期，以休息、热疗及镇痛为主；急性期后可体疗及自我推拿，锻炼颈肌；发作频繁、影响生活和工作者，可采取注射或手术治疗。

（一）健康教育

保持良好的心情，避免过度脑力劳动和长期精神紧张；注意保持良好的睡眠体位和工作体位；注意自我保护和预防头颈部外伤，急性损伤应及时治疗。

（二）药物治疗

三环类抗抑郁药、抗癫痫药、肌肉松弛药、非甾体消炎药对颈源性头痛有一定疗效。在临床上，单纯药物治疗往往不如综合治疗效果持久，且某些患者易对药物形成依赖性，故当服用药物效果不佳或疗效不持久时，应考虑其他疗法。

（三）神经阻滞疗法

1. 枕大神经与枕小神经阻滞操作简单，见效快，且比颈椎旁神经阻滞及颈部硬膜外阻滞

安全性高,对病程短、年龄轻的患者疗效更好,而对老龄患者的远期疗效较差。

2. 颈椎旁神经阻滞疗效高于枕神经阻滞,但操作难度及危险性高。

3. 星状神经节阻滞是目前较多采用的方法。

4. 颈椎关节突关节注射。

5. 寰枕关节和寰枢关节注射可出现延髓、脊髓、椎动脉损伤及药物误入蛛网膜下腔和椎动脉等严重并发症,必须在影像技术引导下并由有经验的医师操作。

6. 颈部及后枕部肌内注射。

7. 硬膜外阻滞疗法。

8. 颈神经毁损治疗及手术治疗。

(四) 物理治疗

包括经皮电刺激、热疗、磁疗、超短波、中频电疗、直线偏振光近红外线等疗法。作用机制:改善局部的血液循环,促进血管扩张;促进致痛物质的代谢;抑制神经的兴奋性;促进机体生物活性物质的产生;调动机体免疫系统,抗炎止痛。

(五) 传统中医治疗

针刺治疗、小针刀疗法、推拿按摩、悬吊牵引、穴位注射疗法、穴位埋线等。

第六节　三叉神经痛

三叉神经痛(trigeminal neuralgia)是指在三叉神经分布区域内出现反复发作的、短暂性、阵发性、电击样剧烈疼痛,或伴有同侧面肌痉挛。据统计,原发性三叉神经痛患病率为 182/10 万人,每年发生率为(3～5)/10 万人。本症好发于中老年人,女性多于男性,40 岁以上患病占 70%～80%。三叉神经痛分为原发性与继发性两种类型,原发性三叉神经痛是指临床上未发现有神经系统体征,检查又未发现器质性病变;继发性三叉神经痛是指在临床上有神经系统体征,检查发现有器质性病变,如肿瘤、炎症等。本节主要阐述原发性三叉神经痛。

一、病因及发病机制

目前对原发性三叉神经痛病因及发病机制的认识尚不一致,主要有以下几种学说。

(一) 神经变性学说

该学说认为原发性三叉神经痛是由神经变性引起的,因为取病变的三叉神经活检发现有脱髓鞘及髓鞘增厚、轴索蛇行等改变,此外,在有症状的多发性硬化症患者中发现三叉神经后根处有脱髓鞘,因此认为,原发性三叉神经痛是由神经病变所致。

(二) 微血管压迫学说

Dandy 由颅后窝入路,发现三叉神经痛的患者约半数其三叉神经根与血管接触和受压。Jannetta 给三叉神经痛的患者解除了三叉神经脑桥入口部的血管压迫,术后三叉神经痛症状消失。此外,尸检和 MRI 表明,85% 的患者三叉神经在脑桥附近被血管压迫,最常见的为动脉压迫,静脉压迫少见。第二、三支疼痛时,通常可发现小脑上动脉压迫三叉神经的头侧上部;第一支疼痛时,通常是小脑前的前下动脉压迫三叉神经尾侧下部;小脑的静脉、小脑脑桥的动静脉畸形等也可压迫三叉神经,引起疼痛。

（三）癫痫学说

三叉神经痛属于一种感觉性癫痫样发作，其放电部位可能位于三叉神经脊束核内或脑干内。将致癫痫的药物，如铝凝胶注射到三叉神经核内，可导致异常的电活动和疼痛，因而认为，原发性三叉神经痛是由癫痫引起的，但这一学说尚不能解释许多临床现象。

（四）病灶感染和牙源性病灶感染学说

在临床上发现，额窦炎、筛窦炎、上颌窦炎、骨膜炎、中耳炎、牙齿脱落及慢性炎症等可以造成三叉神经痛，因而推测上述感染灶是引发三叉神经痛的原因之一。但是，有上述感染灶的患者多数无任何面部疼痛，说明口腔内病变可以是触发点，但不一定是病因。

二、症状与体征

（一）疼痛部位

疼痛在三叉神经分布区，单侧性，以第二支、第三支最多，三支神经痛的发生率依次为第二支＞第三支＞第一支，右侧多于左侧。

（二）疼痛性质

疼痛为阵发性，骤起骤停，如刀割、针刺、撕裂、烧灼或电击样剧痛。剧痛持续数秒至 1～2 分钟，但有时疼痛可持续数小时至数天。发作频率不定，因病情发展而增多。

（三）发作时间

三叉神经痛一般呈间断性发作，间歇时间可以是数个月或数年。复发多在面部的相同部位，而且疼痛的区域有扩散的趋势。

（四）诱发因素

进食、说话、洗脸、剃须、刷牙、风吹等均可以诱发疼痛发作。扳机点常位于上下唇、鼻翼旁、牙龈等处，轻轻触摸或牵拉扳机点可激发疼痛发作。

（五）扳机点

扳机点受到非有害刺激可以诱发疼痛，扳机点位于疼痛的同侧。

（六）伴随症状

患者常常有痛苦表情，皱眉咬牙，用手掌按压颜面部，或突然停止说话、进食等活动。多次发作者可致皮肤增厚、粗糙、眉毛脱落并伴面肌和咀嚼肌阵发性痉挛、结膜充血、流泪及流涎。患者的情绪应激通常会增加发作频率和疼痛的程度。

神经系统查体一般无异常体征，少数有面部感觉减退。

三、诊断与鉴别诊断

（一）诊断

1. 根据典型的临床表现，包括疼痛的部位、性质和特点，查体无阳性病理反射征，有触痛点,多见于 40 岁以上,无感觉异常等可以诊断。此外,三叉神经反射电生理学检测,MRI、CT等影像学检查有助于确诊。诊断标准见表 8-9。

2. **诊断性阻滞** 用局麻药阻滞支配触痛点的三叉神经分支,疼痛缓解则为原发性三叉神经痛。

表 8-9 三叉神经痛的临床诊断标准

特 征	描 述
疼痛性质	放射性、电击样的、锐利的、浅表的疼痛
程度	中至重度
持续时间	每次疼痛发作持续数秒,疼痛间歇期可完全不痛
周期	可间隔数周或数个月
部位	三叉神经分布区域,多为单侧
放射部位	三叉神经分布区
诱发因素	轻触,如吃饭、说话、洗脸
缓解因素	睡眠、抗惊厥药物
其他	扳机点、体重减轻、生活质量下降、抑郁等

注:国际头痛协会认为至少满足以上 4 条才能诊断

(二) 鉴别诊断

1. **继发性三叉神经痛** 除了三叉神经分布区疼痛症状外,还伴有其他症状与体征,多数是颅中窝、颅后窝病变,如脑肿瘤、脑血管瘤或因牙齿、鼻窦等疾病所致,疼痛性质为持续性,无扳机点,可有感觉障碍。

2. **舌咽神经痛** 是舌咽神经支配区反复发作的剧痛疾病。属特发性神经痛的一种。疼痛部位:耳深部、耳下后部、咽喉部、舌根部等,以中耳深部痛最多。疼痛特点:发作性疼痛,为针刺样、通电样疼痛,夜间痛约占半数。扳机点:舌根部、腭、扁桃体、咽部;多见于吞咽食物时痛。伴随症状:发作时有唾液和泪腺分泌、发汗,少数患者可出现晕厥等。局麻药咽部、舌根部喷雾或涂抹有效。

3. **不典型面痛** 疼痛常超出三叉神经分布区,累及颈部皮肤,呈持续性烧灼样痛,无间歇期,无扳机点,疼痛多为双侧,伴有自主神经症状。不典型面痛一般分界不清,疼痛常为持续性,程度较轻,伴面部出汗、潮红等,可行蝶腭神经阻滞。

4. **颞下颌关节病变** 除颞下颌关节部位疼痛外,还有关节功能障碍,往往在颞下颌关节处有压痛,无扳机点。

5. **丛集性头痛** 疼痛部位在鼻部周围,伴有流泪、鼻塞、流涕、脸红等症状,无扳机点,多在夜间发作。

四、治 疗

原发性三叉神经痛的治疗包括:①口服药物治疗;②神经阻滞治疗;③手术治疗。本病确诊后,应先给予口服药物治疗,并逐渐增加用量,如果仍无效或副作用严重不能耐受,可行神经阻滞治疗,如神经阻滞作用消失,疼痛再发或神经阻滞效果不充分,可加用口服药物,需要时可以再次行神经阻滞治疗;对多次神经阻滞效果不佳者,可行手术治疗。神经病理性疼痛治疗开始越早,预后越好,在治疗三叉神经痛时要及早注重心理干预治疗。

(一) 药物治疗

对首发病例和病史短、症状轻的病例应首先考虑药物治疗(表 8-10)。抗惊厥药物,如卡马西平是治疗三叉神经痛的常用和有效的药物。卡马西平是钠离子通道阻滞药,通过抑制神经兴奋性冲动缓解疼痛,可使70%的患者疼痛缓解。卡马西平开始应用的剂量为100mg,每日2次,以后每天增加 100~200mg,每日 3 次。少数患者小剂量即可缓解疼痛,一旦疼痛缓解,就不要再增加剂量。如果 200mg,每日 3 次,1 周后既无副作用,也未控制疼痛,则可将剂量增大到300mg,每日 4 次。个别患者每天用量可达 1800mg。常见的副作用有胃肠道刺激、恶心、头晕、言语不清、共济失调、嗜睡、骨髓抑制和肝功能异常。卡马西平需要长期服用,在治疗的第1 年,每个月进行血常规检查 1 次,以后每 3 个月检查 1 次,如果红细胞、白细胞及血小板明显减少,应当停药,停药后可很快恢复正常。血常规异常多发生在治疗后的前 3 个月。

多数学者主张三叉神经痛患者首选卡马西平单药治疗,若疗效差,先增加药物剂量,若疼痛仍不能缓解,可合用苯妥英钠或其他抗癫痫药物,如加巴喷丁,或联合应用巴氯芬、曲马多及阿片类药物。如果卡马西平疗效差或者患者不能耐受其副作用时,可使用奥卡西平。与卡马西平比较,奥卡西平的镇痛效果更强,患者的耐受性更高,副作用的发生率更低,服药期间无需监测血液学参数,与其他药物联合使用时药物间的相互作用极小。

表 8-10 常用治疗三叉神经痛的药物

药物	药物单剂量(mg)	每天用量(mg)	常见不良反应
卡马西平	100	600~1600	恶心、头晕、嗜睡、肝脏及骨髓抑制
苯妥英钠	100	300~500	恶心、头晕、嗜睡、皮炎、共济失调
加巴喷丁	100 或 300	600~3600	头晕、嗜睡
奥卡西平	300	600~1200	恶心、头晕、嗜睡

(二) 神经阻滞疗法

神经阻滞是治疗三叉神经痛常用和有效的方法。此外还可用于三叉神经痛患支和扳机点的诊断。

根据三叉神经痛的发生部位及范围可选择不同的神经阻滞:

第一支:眶上神经阻滞、滑车上神经阻滞。

第二支:眶下神经阻滞、上颌神经阻滞。

第三支:颏神经阻滞、耳颞神经阻滞、下牙槽神经阻滞、下颌神经阻滞。

半月神经节阻滞:用于两支以上的三叉神经痛。

除末梢支阻滞外,三叉神经节、神经干应在 X 线、CT 或超声引导下进行阻滞,最好使用神经刺激器定位。神经阻滞应先从末梢支开始,若无效,再逐渐向中枢侧阻滞。

(三) 手术治疗

手术治疗是目前治愈三叉神经痛的主要方法,但也是最后的手段,只有在药物治疗、神经阻滞等非手术疗法无效时才选用。手术治疗的方法有多种,目前常用的是半月神经节毁损术和微血管减压术。

1. 半月神经节毁损术 经皮穿刺三叉神经半月神经节毁损术包括射频热凝、注射无水乙醇、甘油或多柔比星等。射频热凝治疗的原理:利用无髓鞘传导痛觉的 Aδ 及 C 类纤维与有髓鞘传导触觉的 Aα 及 Aβ 纤维对热的敏感性的不同,前者热敏感性高,射频热凝术在一定温度下可以只破坏痛觉纤维,而相对地保留触觉纤维。三叉神经中传导痛觉的无髓细纤维(Aδ 和 C 类纤维)在加热到 70 ~ 75℃ 时就发生变性,而传导触觉的有髓纤维(Aα、Aβ 类纤维)则能耐受更高的温度,从而可能通过控制射频仪输出功率的大小,选择性地破坏痛觉纤维,达到止痛的目的。该方法早期疼痛缓解率达 80% ~ 90%,复发率为 15% ~ 30%。此方法创伤小,并发症少,适用于高龄或伴重要器官功能损害的患者。常见的并发症有感觉减退、角膜炎、脑神经损伤、咀嚼肌功能障碍等。三叉神经半月神经节射频热凝毁损术治疗的关键在于穿刺部位是否准确,目前通过 X 线透视、CT 进行定位,进一步提高了穿刺成功率,减少了并发症。

2. 微血管减压术　三叉神经微血管减压术(microvascular decompression,MVD)是利用外科方法,移开与神经根有关的动脉、较大静脉。将小静脉电凝切断,并采用减压材料(隔膜),如肌肉片、吸收性明胶海绵、Teflon 毡及涤纶片等隔开神经血管。在减压术的同时,可用剥离子沿神经根进入垂直拨动四五次,即所谓"神经根拨弄术加神经血管减压术"。对于顽固性三叉神经痛,药物治疗无效,且影像学显示三叉神经痛与血管侵及相关时,可采用 MVD 治疗。MVD 的并发症包括面部感觉缺失、感觉迟钝、麻木性疼痛、角膜麻痹、邻近脑神经(如位听神经、面神经)麻痹、无菌性脑膜炎、共济失调、颅内感染或血肿、脑脊液漏、小脑损伤、异物肉芽肿(涤纶片等所致)等,严重的并发症可有急性硬膜下血肿、小脑内血肿并急性脑水肿等而危及生命,但发生率很低。

(四) 伽马刀治疗

采用 MRI 定位扫描,照射方法是采用 4mm 准直器在三叉神经根上设置靶点,靶中心照射剂量为 79 ~ 90Gy。

第七节　舌咽神经痛

舌咽神经病理性疼痛,称为舌咽神经痛(glossopharyngeal neuralgia),1810 年 Weisenberg 首次报道了该病。由 Harris 于 1921 年首先提出并描述了舌咽神经痛。其特点为沿该神经分布区的短暂发作性剧痛。本病发病率较低,约为 0.8/100 000,为三叉神经痛发病率的 0.2% ~ 1.3%,多在 40 岁以上发病。

舌咽神经是混合神经,内含运动、感觉和副交感神经纤维。此神经起自延髓,由延髓橄榄体与小脑下脚之间的橄榄后沟出脑,位于面神经、位听神经根的下方和迷走神经根的上方。舌咽神经根丝向外侧走行并集合成干,最后通过颈静脉孔出颅。舌咽神经大部分是感觉纤维,主要支配舌咽部感觉,传导咽壁、软腭、腭垂、舌后部、扁桃体的感觉以及舌后 1/3 味觉;一部分传导鼓室、鼓膜内侧面、乳突气房及咽鼓管的感觉以及传导外耳道和鼓膜后侧的痛觉、温觉。另有舌咽神经一小分支至颈动脉窦和颈动脉体,即窦神经,传导颈动脉窦的特殊感受器冲动,参与调节心跳、血压和呼吸的活动。舌咽神经的运动纤维单独支配茎突咽肌,司腮腺分泌。

一、病因及发病机制

舌咽神经痛根据病因分可分为原发型及继发型。前者病因不明,可能为舌咽、迷走神经的脱髓鞘性改变,引起舌咽神经的传入冲动与迷走神经之间发生短路,与牙齿、喉、鼻旁窦的感染无明显关系。后者可由小脑脑桥角及附近的肿瘤、炎症、异位动脉压迫、鼻咽部及附近的肿瘤、慢性扁桃体炎、茎突过长、舌咽神经纤维瘤等引起。

二、症状与体征

1. **发作特点** 绝大多数患者突然发病,每次发作持续数秒至数十秒,轻者每年发作数次,重者一天内可发作数十次。

2. **疼痛部位** 主要位于一侧咽部、扁桃体区及舌根部,可反射到同侧舌面或外耳深部。

3. **疼痛性质** 为剧烈疼痛,电击样、针刺样、刀割样、烧灼样,为典型的神经痛。

4. **诱因及触发点** 说话、反复吞咽、舌部运动,触摸患侧咽壁、扁桃体、舌根及下颌角均可引起发作。

5. **伴随症状** 对心率及血压有一定影响,可出现昏厥、心律不齐、心动过缓、心搏骤停及癫痫发作。此外,还可能出现自主神经功能改变,如低血压、唾液及泪腺分泌增多、局部充血、出汗、咳嗽。个别患者可伴有耳鸣、耳聋。

三、诊断与鉴别诊断

(一) 诊断标准

1. 根据疼痛性质、疼痛部位、发作特点、诱因及触发点和伴随症状,典型病例易于诊断。
2. 神经系统检查无阳性体征。
3. 在扁桃体、舌根、外耳道常有疼痛的扳机点。
4. 非典型病例可行可卡因试验,用10%可卡因溶液喷涂在扁桃体及咽部,疼痛停止并维持1~2小时,做正常饮食、吞咽不再触发疼痛发作,称为可卡因试验阳性。舌咽神经痛的患者试验阳性率高达90%。

(二) 鉴别诊断

依据舌咽神经痛典型的临床表现不难作出正确的诊断。诊断时一定要排除鼻咽癌、咽鼓管肿瘤及颈部恶性肿瘤引起的继发性舌咽神经痛,并与三叉神经痛、喉上神经痛进行鉴别。

四、治　疗

(一) 药物治疗

舌咽神经痛的药物治疗同三叉神经痛的药物治疗一致,凡治疗三叉神经痛的药物均可用于本病。卡马西平为最常用的药物,疗效显著,可有效地缓解疼痛。三环类抗抑郁药(阿米替林)及5-羟色胺、去甲肾上腺素重摄取抑制药(SSIRs),以及抗惊厥药物(加巴喷丁和普瑞巴林)为治疗神经病理性疼痛的一线药物,同样是舌咽神经痛的首选药物。苯妥英钠作为一种抗癫痫药,亦可有效治疗舌咽神经痛。此外,其他镇静止痛药亦有一定的疗效。最近研究证明,氯胺酮作为 N-甲基-D-天冬氨酸(NMDA)的非竞争性拮抗药,可有效减轻疼痛。同时也证实了 NMDA 受体在舌咽神经痛的发病机制中起一定的作用。中药治疗亦有一定的疗效。

(二) 神经阻滞治疗

经药物治疗效果不佳或症状严重者,可考虑行神经阻滞治疗。

1. **口外入路法** 茎突内侧法最常用。用药:注射 2% 利多卡因 0.5~1ml。阻滞并发症:

①出血和血肿;②迷走神经阻滞:不仅可引起心动过速和高血压,而且可使机体的缺氧性通气驱动功能降低;③咽肌麻痹;④迷走神经、副神经、舌下神经及颈交感神经链一并阻滞,可出现Horner综合征、声嘶、声门关闭而窒息和耸肩无力。

2. 口腔内阻滞法　用药:注射2%利多卡因0.5～1ml。阻滞并发症:①血肿、头痛,一般认为头痛的发生与局部麻醉药误注入血管有关;②癫痫发作和心律失常。

在进行舌咽神经阻滞时,必须准备好急救药物和抢救设备。

(三) 手术治疗

经过以上治疗疼痛不能改善,疼痛仍剧烈者可考虑手术治疗。常用的手术方式有:①微血管减压术(MVD);②经颅外入路舌咽神经切断术;③经颅舌咽神经切断术;④经皮射频热凝术;⑤CT介导下行三叉神经脊束核毁损术也可用来治疗舌咽神经痛,因为舌咽神经传入纤维在脑桥处加入了三叉神经的下降支,在此毁损可阻止舌咽神经痛的传导通路。

(杨建新)

颈、肩、上肢痛是最常见的疼痛,可因感染、退行性骨关节病变、创伤或者颈椎的其他病变、肌筋膜疼痛综合征、神经系统病理性改变、肿瘤等诸多原因所致。

第一节 颈 椎 病

颈椎病(cervical spondylosis)是指颈椎骨关节、韧带或颈椎间盘的退行性变,压迫或刺激了邻近的神经根、脊髓、血管及软组织,导致颈、肩、上肢的一系列临床症状,称为颈椎病。仅有颈椎的退行性改变而无临床表现者称为颈椎退行性改变。

一、病因及发病机制

颈椎病的病因及发病机制主要有以下几方面。

1. **头颈部外伤及劳损** 颈椎的体积最小、强度最差,而其活动度大、活动频繁,单位面积承重大,因此容易发生意外创伤和劳损。

2. **颈椎间盘退行性改变** 随着年龄增长及慢性劳损,逐渐导致颈椎间盘髓核脱水、退变,纤维环膨出、破裂,颈椎间隙变窄,椎间韧带损伤、松弛,引起椎体不稳。

3. **颈椎骨赘形成** 增生的骨赘与突出的颈椎间盘可刺激或压迫邻近的脊神经根、椎动脉或脊髓,造成损伤、无菌性炎症。

4. **椎管狭窄** 由于退行性变化,可导致韧带、骨膜与椎骨分离,进而产生微血管撕裂、出血、血肿,血肿机化、钙化,最后形成骨赘,颈椎管的先天性狭窄(前后径<12～14mm)与畸形亦为颈椎病的发病基础。

二、分型与诊断

根据颈椎病病变部位和累及组织的不同,其产生的临床症状也不尽相同。据此,一般将颈椎病分为4种类型,即神经根型颈椎病(cervical spondylotic radiculopathy)、脊髓型颈椎病(cervical spondylotic myelopathy)、椎动脉型颈椎病(vertebral artery type of cervical spondylosis)、交感型颈椎病(sympathetic cervical spondylosis)。也有将临床症状较轻者称为颈型颈椎病,临床以颈部疼痛为主要表现。另外有食管压迫型颈椎病,颈椎前缘巨大的骨赘挤压食管,临床以吞咽困难为主要表现。如果同时具有上述两种或两种以上类型的临床表现者称为混合型颈椎病。

(一) 神经根型颈椎病

主要由于椎间盘向侧后方突出或增生的骨赘、颈椎不稳等,刺激或压迫神经根所致。临床表现为放射性的根性神经痛、麻木和肌力减退,甚至肌肉萎缩。

1. **症状** 典型症状为发自颈部、通过肩部向上臂、前臂和手指的放射痛,根据疼痛的放射区域可以初步判断椎间盘的病变突出节段(图9-1)。神经根受压明显的还可出现疼痛区域的麻木。疼痛和麻木有时和颈部体位有关。

2. **体征** 由于支配上肢的神经受压迫,患者可出现肩关节上举受限。痛刺激传入引起的反射性传出增加,使得颈项部肌肉、肩等部位的肌肉痉挛性收缩。有麻木感的区域可以出现感觉减退。受累神经支配区域的肌力也可出现减退。早期腱反射亢进,后期则减弱或消失。

3. **特殊检查**

(1) 臂丛牵拉试验阳性:患者坐位,头微屈,检查者一手推头部向对侧,另一手握该侧腕部做相对牵引,此时臂丛神经受牵拉,若患肢出现放射痛、麻木,则为阳性。

(2) 椎间孔挤压试验阳性:也称压头试验(Spurling 征),患者端坐,头后仰并偏向患侧,检查者用手掌在其头顶加压。出现颈痛并向患肢放射,称为椎间孔挤压试验阳性。

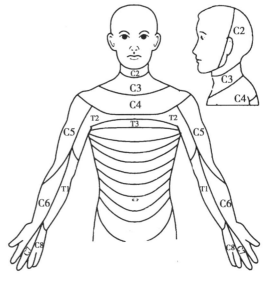

图9-1 部分脊髓颈神经分布图

4. **影像学检查** X线平片检查可显示颈椎生理曲度变直或消失、椎间隙变窄、椎体边缘变尖,前、后纵韧带钙化等表现。磁共振显示椎间盘退变、椎间盘膨隆或者突出、黄韧带增厚、硬膜囊受压、椎管狭窄、小关节退行性变以及脊神经根受累的部位与程度等一系列改变。

5. **肌电图** 可表现为根性神经受损。

6. **诊断** 诊断依据如下。

(1) 具有较典型的根性症状。

(2) 椎间孔挤压试验与臂丛牵拉试验阳性。

(3) 影像学检查与临床表现相符合。

(4) 除外其他疾病:包括颈椎病变、脊髓病变,胸腔出口综合征,尺神经、桡神经和正中神经损伤与炎症等。

(二) 脊髓型颈椎病

重度椎间盘突出或较大骨赘等可以压迫颈段脊髓,出现髓性感觉、运动障碍,这是脊髓型颈椎病的主要病因。突出的椎间盘也可以压迫支配脊髓的血管,或交感神经受刺激引起反射性脊髓血管痉挛,造成脊髓缺血引起临床症状。

1. **症状** 患者往往先从下肢双侧或单侧发沉、发麻开始,随之出现行走困难,下肢肌肉发紧,抬步慢,不能快走,更不能跑。双下肢协调能力差,不能跨越障碍物,双足有"踩棉花"样感觉。自述颈部发硬,颈后伸时易引起四肢麻木。一般下肢症状先于上肢症状出现。上肢多一侧或两侧先后出现麻木、疼痛。早期晨起拧毛巾时感双手无力,拿小件物体常落地,不能扣衣服纽扣。严重者写字困难、饮食起居不能自理,部分患者有括约肌功能障碍、尿潴留。除四肢症状外,往往有 T_1 以下的皮肤感觉减退、胸腹部发紧,即束带感。

2. **体征** 脊髓型最明显的体征是四肢肌张力升高。严重者稍一活动肢体,即可诱发肌肉痉挛,下肢往往较上肢明显,下肢的症状多为双侧,但严重程度可有不同。上肢肌张力亦升高。

但有时上肢的突出症状是肌无力和肌萎缩,并有根性感觉减退,而下肢肌萎缩不明显。主要表现为肌痉挛、反射亢进,出现 Hoffmann 征、Babinski 征、踝阵挛和髌阵挛等阳性。

3. 影像学检查

(1) X 线摄片可显示:颈椎曲度异常、椎间隙变窄、椎体周缘骨质增生与骨赘形成、椎管狭窄等。

(2) CT 能清晰显示:椎体后缘骨赘、后纵韧带增厚及钙化、椎间盘突出的位置和程度,以及颈椎管狭窄对硬膜囊及脊髓的压迫等。

(3) MRI 检查常表现为脊髓前方呈弧形压迫,多平面的退变可使脊髓前缘呈波浪状。病程长者,椎管后缘也压迫硬膜囊,从而使脊髓呈串珠状。

4. 诊断　诊断依据如下。

(1) 临床上具有脊髓受压的表现。

(2) 影像学检查证实脊髓受压。

(3) 除外其他疾病:包括肌萎缩性脊髓侧索硬化症、脊髓空洞症、多发性神经炎、脊髓肿瘤、共济失调症及多发性硬化症等。

(三) 椎动脉型颈椎病

颈椎间盘突出、退变引起椎体不稳,椎体周边及钩椎关节出现骨质增生,进而使椎间孔变小,在颈部活动时,侧方突出的椎间盘、增生的骨刺可能刺激或压迫同侧的椎动脉及其壁上的交感神经纤维,使椎动脉痉挛,血管腔变小,血流发生障碍;若颈向右侧弯或向右后旋转,可使左侧椎动脉紧张,出现两侧椎动脉供血不足。若椎基底动脉供血严重不足,可出现头痛、头晕等症状。若双侧均有骨刺或突出的椎间盘,在颈部活动时,可使双侧椎动脉发生完全性暂时性阻塞,出现突然晕倒。当患者倒地后由于颈部位置发生改变,其血供又会立即恢复。若为血管硬化的老年人,加上颈椎有前述病变,更易出现椎动脉型颈椎病。

1. 症状

(1) 眩晕:眩晕是椎动脉型颈椎病的常见症状。患者改变头颈部体位,如颈部做伸展或旋转动作时可出现眩晕症状。

(2) 头痛:头痛和眩晕可同时出现。椎动脉分支枕动脉,支配枕大神经,临床上可见椎动脉痉挛引起枕大神经缺血,可出现枕大神经痛。

(3) 视觉障碍:轻型患者视物不清或有复视症状,少数重症患者可出现视力减退或视野缺损。

(4) 突然摔倒:当患者转动颈部时突感下肢发软而摔倒。发病时患者意识清晰,在短时间内患者能自己起来行走。

2. 体征　除存在其他类型颈椎病的相应体征外,可有椎动脉压痛点,该点位于乳突尖端与枢椎棘突连线中外 1/3 交界处的下方及胸锁乳突肌后缘的后方。

3. 特殊检查

(1) 引颈试验:又称椎间孔分离试验。术者托住患者双下颏及枕部,然后渐用力向上做颈部牵引,患者症状减轻则为阳性。

(2) 旋颈试验:患者头略后仰,左右旋颈,若出现头晕、眼花等脑供血不足表现则为阳性,但在诊断明确的患者没必要做此试验,以免猝倒。

4. 影像学检查　X 线片显示小关节失稳、椎间孔变小或钩椎关节骨质增生。CTA、MRI 可能发现椎动脉异常。椎动脉造影可以显示椎动脉狭小、扭曲。

5. 诊断　诊断依据如下。

(1) 有颈性眩晕(椎-基底动脉缺血征)和(或)曾有猝倒病史者。

（2）旋颈试验阳性。

（3）影像学显示椎动脉受压、血流异常。

（4）除外眼源性和耳源性眩晕、椎动脉第Ⅰ段受压所引起的基底动脉供血不足、神经官能症与颅内肿瘤等。

（四）交感型颈椎病

由于椎间盘退变和节段性不稳定等因素,对颈椎周围的交感神经末梢造成刺激,产生交感神经功能紊乱。由于椎动脉表面富含交感神经纤维,当交感神经功能紊乱时常累及椎动脉,导致椎动脉的舒缩功能异常。因此交感型颈椎病在出现全身多个系统症状的同时,还常伴有椎基底动脉系统供血不足的表现。

1. 症状

（1）头部症状:头晕或眩晕、头痛或偏头痛、头沉、枕部痛,睡眠欠佳、记忆力减退、注意力不易集中等。

（2）眼耳鼻咽喉部症状:眼胀、干涩或多泪、视力变化、视物不清等;耳鸣、耳堵、听力下降;鼻塞、"过敏性鼻炎";咽部异物感、口干、声带疲劳等;味觉改变。

（3）胃肠道症状:恶心,甚至呕吐、腹胀、腹泻、消化不良、嗳气等。

（4）心血管症状:心悸、胸闷、心率变化、心律失常、血压变化等。

（5）面部或某一肢体多汗、无汗、畏寒或发热,有时感觉疼痛、麻木,但不按神经节段或走行分布。

以上症状往往与颈部活动有明显关系,坐位或站立时加重,卧位时减轻或消失。颈部活动多、长时间低头、在电脑前工作时间过长或劳累时明显,休息后好转。

2. 体征 颈部活动多正常,颈椎棘突间或椎旁小关节周围的软组织压痛。有时还可伴有心率、心律、血压等的变化。

3. 诊断 诊断较难,目前尚缺乏客观的诊断指标。出现交感神经功能紊乱的临床表现、影像学显示颈椎节段性不稳定。对部分症状不典型的患者,如果行星状神经节阻滞或颈椎高位硬膜外封闭后症状有所减轻,则有助于诊断。除外其他原因所致的眩晕。

三、治 疗

各类型颈椎病均以非手术疗法为主,其中神经根型、交感型和椎动脉型颈椎病,80%以上的患者通过规范、系统的非手术治疗可以获得较好的疗效。但经系统的非手术治疗而症状无明显改善或疗效不巩固,反复发作者和病情严重的脊髓型颈椎病患者应选择手术治疗。

（一）一般治疗

改变工作和生活中的不良姿态,长时间低头屈颈工作者应注意适时调整姿势和做颈部活动。睡眠时选用软硬和高度适中的枕头。平时经常做颈部和上肢的锻炼,以增强颈部肌肉力量,有助于增强颈椎的稳定性。急性期需卧床休息,必要时用颈托固定。

（二）药物治疗

1. 止痛药 主要包括解热镇痛药及非甾体消炎药(NSAIDs),常用布洛芬、双氯芬酸、美洛昔康、塞来昔布和依托考昔等。疼痛严重者可使用吗啡类麻醉性镇痛药。

2. 骨骼肌松弛药 常用巴氯芬、乙哌立松、替扎尼定等。

3. **神经营养药**　如维生素 B_1、维生素 B_{12} 等。

4. **激素类药物**　一般不用。手术后可短期应用。对脊髓水肿或急性神经根型颈椎病、疼痛剧烈,可短期应用地塞米松,联合脱水剂甘露醇等,可提高疗效。

5. **其他药物**　舒筋活血、活血化瘀等中药或中成药,外用消炎止痛贴剂或搽剂等对部分颈椎病有一定疗效。

（三）　颈椎牵引疗法

颈椎牵引疗法的作用为颈部制动,使颈部肌肉松弛,增宽颈椎间隙,使椎间孔增大,缓解扭曲的颈动脉等,达到缓解疼痛的目的。

（四）　物理治疗

采用热敷、超声波、电疗、直线偏振光、红外线照射等物理疗法,以缓解肌肉痉挛,改善病变关节状态,促进局部血液循环,达到解痉、抗炎和止痛目的。亦可采用局部按摩和适当的颈肩部体育疗法。

（五）　注射疗法

1. **局部注射**　亦称痛点注射(参见第五章疼痛的神经阻滞治疗)。

2. **椎旁阻滞疗法**(参见第五章疼痛的神经阻滞治疗)。

3. **硬膜外腔阻滞疗法**　经 $C_{6~7}$ 或 $C_7 \sim T_1$ 椎间隙行硬膜外腔穿刺,注入低浓度局麻药及皮质类固醇激素或行硬膜外置管注入药物治疗(参见第五章)。

（六）　介入治疗

经以上方法治疗无效或效果不满意者可选择介入治疗或联合应用介入治疗:臭氧消融术、射频治疗、激光和胶原酶溶核术、低温等离子治疗等(参见第六章)。

（七）　手术治疗

手术治疗的主要目的是解除由于椎间盘突出、骨赘形成或韧带骨化对脊髓、神经根的压迫,消除椎间盘突出和病变颈椎不稳定对脊髓、神经根、交感神经和椎动脉的压迫,恢复和重建颈椎的稳定性。

第二节　颈椎间盘突出症

颈椎间盘突出症(herniation of cervical disc)是由于颈椎韧带松弛、椎体失稳、颈部软组织劳损等因素导致颈椎间盘变性、压缩、纤维环断裂或髓核脱出,刺激或压迫颈椎动脉、颈交感神经、脊神经、脊髓等,引起头痛、眩晕、心悸、胸闷、颈部酸胀、活动受限、肩背部疼痛、上肢麻木胀痛、步态失稳、四肢无力等症状和体征,严重时发生高位截瘫,危及生命。

一、病因及发病机制

颈椎间盘是连接相邻两个颈椎椎体的纤维软骨盘,是由软骨板、纤维环和髓核组成的一个密封体,起到允许颈椎活动和一定的缓冲作用。纤维环的前侧及两侧较厚,而后侧较薄,因此,髓核容易向后方突出,压迫神经根或脊髓,造成颈椎间盘突出症。$C_{5~6}$ 和 $C_{6~7}$ 是活动度比较大的节段,因此也是最容易遭受伤害、出现颈椎间盘突出症的部位。

外伤或者长期颈部前屈导致颈椎病、椎间盘退行性改变,引起髓核、纤维环脱水、老化,是发生颈椎间盘突出症的基础。

二、临 床 分 型

根据椎间盘突出的部位,可以将颈椎间盘突出分为侧方突出型、中央突出型和旁中央突出型。

(一) 侧方突出型

突出部位在后纵韧带的外侧,钩椎关节的内侧。该处是颈脊神经经过的地方,因此突出的椎间盘可以压迫脊神经而产生根性症状。

1. 症状

(1) 颈部疼痛、僵硬、活动受限。

(2) 一侧上肢有疼痛或麻木感,轻者为持续性胀痛,重者沿脊神经走行的烧灼、刀割、针刺样疼痛,神经分布区皮肤过敏、麻木或感觉减退等。

2. 体征

(1) 颈部僵直、活动受限。

(2) 病变节段椎旁压痛、叩痛,颈椎棘突间及肩胛内侧可有压痛。

(3) 臂丛神经牵拉试验、屈颈试验、压头试验和椎间孔挤压试验阳性。

(4) 受累神经根支配区域感觉、运动和反射改变。

(二) 中央突出型

突出部位在椎管中央,因此可以压迫脊髓双侧的腹面而产生脊髓压迫症状。

1. 症状

(1) 不同程度的四肢无力,下肢往往重于上肢,表现为行走不稳如无力、打软腿或易绊倒,或抬腿困难等。

(2) 严重者出现四肢不完全或完全性瘫痪。

(3) 大小便功能障碍,表现为尿潴留和排便困难。

2. 体征

(1) 不同程度的四肢肌力下降。

(2) 沿脊神经分布的感觉异常。

(3) 四肢肌张力增高。

(4) 腱反射亢进,可出现病理征阳性,如 Hoffmann 征、Babinski 征、踝阵挛和髌阵挛等阳性。

(三) 旁中央突出型(或者称为混合型)

突出部位偏向一侧而在脊髓与脊神经之间,因此可以压迫两者而产生单侧脊髓及神经根的症状。

三、诊断与鉴别诊断

根据典型的临床表现和影像学检查,本病诊断一般不困难。

（一）诊断依据

1. 典型的神经根或脊髓受压迫的临床表现。

2. 臂丛神经牵拉试验、压头试验阳性，可提示颈椎间盘突出压迫神经根；屈颈试验阳性，可提示颈椎间盘突出压迫脊髓。

3. MRI 或 CT 证实颈椎间盘突出压迫神经根或脊髓。

本病应与颈椎病、颈椎结核与肿瘤、椎管内占位、胸廓出口综合征和肩周炎等鉴别。

（二）辅助检查

1. **X 线检查** 颈椎 X 线片常显示生理性前凸消失，椎间隙狭窄和增生性改变，动力片上显示受累节段不稳。X 线片主要用来排除其他疾病。

2. **CT** CT 可显示突出的椎间盘影像，可较清楚地显示中央型突出或侧方突出。

3. **MRI** MRI 对颈椎间盘突出的诊断准确率大大高于 CT，可清晰地显示椎间盘突出的部位、类型和颈髓、神经根的受损程度。

4. **其他检查** 肌电图和神经传导速度的检查。如经上述检查仍不能明确诊断，必要时可行椎间盘或脊髓造影检查。

四、治 疗

（一）一般治疗

祛除诱因是防止和治疗颈椎间盘突出症的重要措施，如改变生活工作中的不良姿势和习惯。发作时，使用颈托可以限制颈部的运动以免颈部损伤加重，又可起到一定的保暖作用。疼痛缓解后方可适当、缓慢地增加颈部的运动，以免复发。

（二）药物治疗

急性期可以选择非甾体消炎药、解痉药。

（三）物理治疗

1. **牵引** 通过颈部的牵拉增宽椎间隙，降低椎间盘对神经组织的压力，使颈部肌肉松弛，椎间孔增大，缓解扭曲的椎动脉等。脊髓型患者不适用。

2. **理疗** 如离子透入疗法、高频电疗、远红外治疗等各种理疗，具有促进血液循环、解痉、抗炎、消肿的作用。

3. **按摩及体育疗法** 按摩可以有效放松痉挛的肌肉，但是不适当的按摩或者推拿反而会加重损伤，使疼痛加剧。体育疗法也应该在有经验的治疗师的指导下进行。

（四）注射疗法

1. 局部注射。

2. 神经阻滞疗法。

3. 硬膜外腔激素注射。

（五）介入治疗

见第六章微创介入治疗。

（六）手术治疗

对采用上述治疗方法无效的患者,经明确诊断可行外科手术治疗。

第三节 肩 周 炎

肩周炎是肩关节周围炎的简称,是一种肩关节周围软组织与关节囊发生慢性退行性病理变化的疾病。根据美国肩肘外科医师学会的定义,肩周炎是一类引起盂肱关节僵硬的粘连性肩关节囊炎,表现为肩关节周围疼痛,肩关节各个方向主动和被动活动度降低,影像学检查除骨量减少外无明显异常的疾患。目前国外文献多使用"冻结肩"或"粘连性关节囊炎"两个名称。中国仍广泛沿用"肩周炎",常与肩关节周围撞击症、肩袖损伤、关节盂唇损伤等相混淆。肩周炎占肩痛的 10% ~ 15% ,而肩袖损伤、肩关节周围撞击症等发病率更高。

一、病因及发病机制

肩周炎常常起因于创伤或腱鞘炎、滑囊炎,有时很难确定其起因。肩关节是人体全身各关节中活动范围最大的关节,而且稳定性较差。肩关节的稳定性大部分靠关节周围的肌肉、肌腱和韧带的力量来维持。由于肌腱本身的血液供应较差,而且随着年龄的增长,发生退行性改变,加之肩关节活动比较频繁,周围软组织经常受到来自各方面的摩擦、挤压,故而易发生慢性劳损并逐渐形成原发性肩周炎。

肩部外伤也是肩周炎的常见病因。上肢创伤,特别是肱骨骨折需要对肩关节进行长时间的固定,长时间的固定也会造成肩关节囊粘连、挛缩而发生肩周炎。

二、症状与体征

（一）常见症状

1. **肩部疼痛** 起初阵发性疼痛,多数为慢性发作,以后疼痛逐渐加剧或钝痛或刀割样痛。气候变化、劳累后或者偶然受到撞击也使疼痛加重。昼轻夜重为本病的一大特点。

2. **肩关节活动受限** 肩关节向各个方向活动受限,随着病情进展,甚至梳头、穿衣、洗脸、叉腰等动作均难以完成。特别是严重时肘关节功能也可受影响。

3. **怕冷** 患肩怕冷,即使在暑天肩部也不敢吹风。

（二）主要体征

1. **压痛** 多数患者在肩关节周围可触到明显的压痛点。冈上肌腱、肱二头肌长/短头肌腱及三角肌前后缘均可有明显压痛。

2. **活动受限** 肩关节向各个方向主动、被动活动均受限。

3. **肌肉痉挛与萎缩** 三角肌、冈上肌等肩周围肌肉早期可出现痉挛,晚期可发生失用性肌萎缩,出现肩峰突起、上举不便、后弯不利等典型症状。此时疼痛症状反而减轻。

三、诊断与鉴别诊断

根据典型的临床表现,即肩部进行性僵硬、严重的疼痛、主动被动活动受限,辅助检查无特殊发现,排除其他引起肩痛的疾病后可诊断本病。影像学检查年龄较大或病程较长者,X 线平片可见到肩部骨质疏松,或冈上肌腱、肩峰下滑囊钙化征。外伤的患者 MRI 检查可以发现肩袖、肩关节周围肌腱撕裂等损伤。

引起肩痛的常见疾病有肩部撞击症、肩袖损伤、冈上肌钙化性肌腱炎、盂肱关节疾病等,颈椎疾患、颈神经根或臂丛神经受累也可以引起肩痛。与肩周炎明显不同的是,上述疾病肩关节的被动活动度多无明显降低。另外肺上沟癌也可导致肩痛,注意排除。

四、治　疗

肩周炎治疗的两个目的:缓解疼痛和恢复肩关节功能。

(一) 锻炼和理疗

锻炼和理疗是肩周炎的重要治疗方法。

(二) 药物

口服非甾体消炎药可以缓解局部疼痛。

(三) 局部注射

局部痛点注射糖皮质激素可以帮助消除局部炎症反应。

(四) 肩关节松解

对于肩关节活动明显受限的患者,可以在静脉麻醉或臂丛神经阻滞下行肩关节松解术。

(五) 手术

对于肩关节肩袖、肌腱有损伤的患者,可以在关节镜下行微创手术。

第四节　肱骨外上髁炎

肱骨外上髁炎(external humeral epicondylitis)俗称"网球肘",是肱骨外上髁处附着的前臂腕伸肌总腱的慢性损伤性肌筋膜炎。本病好发于肘关节屈伸或旋转活动过多或劳动强度大的职业,如网球运动员、木工、钳工,少数家庭主妇等。

一、病因及发病机制

肱骨外上髁为前臂腕伸肌总腱(桡侧腕长、短伸肌,指总伸肌,小指固有伸肌,尺侧腕伸肌)的起点,在进行反复伸腕及旋转时,容易出现肌腱附着连接处的部分纤维过度拉伸,引起肱骨外上髁骨膜下出血、骨膜炎、钙化及瘢痕形成等病理改变,致使其内穿行的微血管神经受到卡压和激惹。

二、症状与体征

起病缓慢,初起时在劳累后偶感肘外侧疼痛,逐渐加重,疼痛甚至可向上臂及前臂放射,影响肢体活动,但功能活动多不受限。做拧毛巾、扫地、端壶倒水等动作时疼痛加剧,前臂无力,甚至持物落地。肱骨外上髁以及肱桡关节间隙处有压痛点,腕伸肌腱牵拉试验或伸肌紧张试验(Mills 征)阳性,腕伸肌抗阻试验阳性。X 线检查多属阴性,偶见肱骨外上髁处骨质密度增高的钙化阴影或骨膜肥厚影像。超声检查可见伸肌总腱附着处局限性或弥漫性肿胀,回声减低,结构模糊。

三、诊断与鉴别诊断

(一) 诊断

常有职业性劳损或潜在的损伤病史,肘关节外侧疼痛,举臂、持物、伸肘或旋转前臂时可诱发或加重疼痛。肱骨外上髁局部有明显的压痛点,Mills 征(+),结合 X 线片等(排除肿瘤、骨折)检查可确诊。

(二) 鉴别诊断

1. **神经根型颈椎病**　常以颈部为主,上肢放射痛,可表现为多发压痛点,手及前臂可有感觉障碍区。
2. **骨化性肌炎**　疼痛部位广泛,伴有肘关节活动及功能障碍。

四、治　　疗

1. **药物治疗**　可以口服或者局部涂抹、外敷非甾体消炎药缓解疼痛。
2. **物理治疗**　可采用超短波、超激光等物理治疗,促进炎症吸收。
3. **注射治疗**　对于局部疼痛、压痛明显的患者,可以局部注射治疗。
4. **针刀治疗**　对迁延不愈者,可用针刀于伸肌总腱起点处行梳理、减张治疗。
5. **康复治疗**　治疗期间适当休息结合康复锻炼,限制握拳与伸腕动作,可佩戴护肘、护腕等。

第五节　腕管综合征

腕管综合征(carpal tunnel syndrome)又称为迟发性正中神经麻痹,是指正中神经通过腕管至手掌时受到嵌压而引起的一系列神经症状,表现为 1～3 指的疼痛、麻木和拇指肌力减弱。

一、病因及发病机制

腕管是由腕横韧带和腕骨组成的骨性纤维管道,其桡侧为舟状骨及大多角骨,尺侧为豌豆骨及钩状骨,背侧为头骨、舟状骨及小多角骨,掌侧为腕横韧带。在腕管内有拇长屈肌腱、指浅屈肌腱、指深屈肌腱及正中神经。凡是挤压或缩小腕管容量的任何原因都可压迫正中神经而引起腕管综合征。

二、症状与体征

初期以腕部不适、疼痛为主,随后可出现 1~3 指及鱼际区疼痛、麻木,疼痛呈刺痛或烧灼样痛,屈腕、劳累或夜间加重,甩手或搓手可减轻,影响睡眠,疼痛常放射到肘部及肩部;拇指肌力减弱,手指捏、握无力,精细动作受限。体征:压迫或叩击腕横韧带、背伸腕关节时疼痛加重,腕背伸、掌屈试验及叩击试验阳性。重者可有鱼际肌萎缩。

三、诊断与鉴别诊断

(一) 诊断

腕部外伤或劳损病史,缓慢起病,逐渐加重,1~3 指的疼痛、麻木,拇指肌力减弱和感觉障碍,腕部 Tinel 征(+),结合 X 线检查多无异常,少数可有增生、脱位或骨折。肌电图检查:腕管以下正中神经传导速度延迟或有失神经支配电位。超声检查:腕管压迫近端神经肿胀,腕管段神经受压变扁,回声减低,结构不清。

(二) 鉴别诊断

1. **旋前圆肌综合征**　肘部及前臂近端疼痛,屈腕及前臂旋前时疼痛加重,且前臂旋前无力,肘部有触压痛。肌电图检查:肘部以下正中神经传导速度减慢。

2. **神经根型颈椎病**　常以颈部症状为主,上肢放射痛,可表现为多发压痛点,手及前臂可有感觉障碍区,腕部 Tinel 征(-)。

四、治　　疗

1. **药物治疗**　口服非甾体消炎药可以缓解疼痛。
2. **物理治疗**　腕关节轻度背伸制动 1~2 周,可采用超短波、偏振光等物理治疗。
3. **注射治疗**　局部注射糖皮质激素+局部麻醉药能暂时缓解症状。
4. **康复治疗**　治疗期间适当休息结合康复锻炼,可佩戴护肘、护腕。
5. **手术治疗**　非手术治疗无效或症状加重或有鱼际肌萎缩者,应及早进行手术治疗,如切断腕横韧带,解除对正中神经的压迫。但大多数患者以腕管注射治疗为主,可辅以臭氧及抗炎止痛类药物。

第六节　腱　鞘　炎

腱鞘是包绕肌腱的鞘状结构。其外层为纤维组织,附着在骨及邻近的组织上,起到固定及保护肌腱的作用;内层为滑膜,可滋养肌腱,并分泌滑液,有利于肌腱的滑动。腱鞘炎(tenosynovitis)是关节附近的腱鞘内慢性损伤性炎症改变,产生局部疼痛与功能障碍。腱鞘囊肿(thecal cyst)是腱鞘的滑囊液体增多后发生囊性疝而形成囊肿,囊肿是由结缔组织的黏液性变所致。

一、病因及发病机制

由于肌腱在腱鞘内较长时间的反复过度摩擦,引起肌腱及腱鞘局部发生水肿、增生、粘连和炎症反应,随后肌腱变粗,纤维鞘壁增厚,形成狭窄环,局部慢性损伤性炎症构成了以局部疼痛与功能障碍为主的腱鞘炎改变。肌腱的纤维化和增粗造成肌腱在鞘管内滑动困难,就是狭窄性腱鞘炎。因此,劳损是最主要的发病原因。临床上较常见的是桡骨茎突狭窄性腱鞘炎和屈指肌腱腱鞘炎。

二、症状与体征

(一) 桡骨茎突狭窄性腱鞘炎

起病缓慢,逐渐加重,出现腕部拇指一侧的骨突(桡骨茎突)处及拇指周围疼痛,拇指活动受阻,在桡骨茎突处有压痛及摩擦感,局部轻度肿胀,有时在桡骨茎突有轻微隆起豌豆大小的结节。若把拇指紧握在其他四指内,并向腕的内侧(尺侧)做屈腕活动,则桡骨茎突处出现剧烈疼痛。在急性期,局部可有肿胀。当肿大的肌腱通过狭窄的腱鞘这一"隧道"时,拇指在屈伸时会发出响声,对此又有"弹响指"之称。握拇指试验阳性。X线片检查多无异常。

(二) 屈指肌腱腱鞘炎

多见于拇、中、示指。又称"扳机指"、弹响指。患指屈伸功能障碍,清晨醒来时特别明显,活动后能减轻或消失。疼痛有时向腕部放射。掌指关节屈曲可有压痛,有时可触到增厚的腱鞘、状如豌豆大小的结节。当弯曲患指时,突然停留在半弯曲位,手指既不能伸直,又不能屈曲,像被突然"卡"住一样,酸痛难忍,用另一手协助扳动后,手指又能活动,产生像扳机样的动作及弹响,故也有"弹响指"之称。发作部位腱鞘有肿胀,在掌骨头的局部可触及结节样肿块,有压痛,在屈、伸活动时此结节处有弹跳感,活动受限,并有明显压痛。

三、诊断与鉴别诊断

(一) 诊断

根据病史,结合临床症状及体征,手掌指关节处或桡骨茎突部逐渐发生疼痛、肿胀、弹响、活动受限及压痛等,即可确诊。

(二) 鉴别诊断

1. **风湿或类风湿关节炎** 常有风湿或类风湿病史,手腕部以外也有症状,对称性发病,相关理化检查可有异常改变。

2. **腱鞘囊肿** 多见于女性,以手腕背侧及足背多发。局部疼痛及活动受限不明显,起病缓慢,逐渐形成一圆形包块,表面光滑,少有疼痛。触之囊性感有轻度压痛,与皮肤不粘连,与深部组织附着,活动性差,穿刺可抽出胶冻样囊液。

四、治　疗

1. 口服或外敷非甾体消炎药,局部制动、理疗、中药熏洗等。

2. **局部注射**　局部腱鞘内注射糖皮质激素可使早期腱鞘炎得到缓解,每周1次,3~5次一个疗程。

3. **小针刀疗法**　有功能障碍者,可用小针刀疗法切开、松解腱鞘。

4. **手术治疗**　局部注射无效或反复发作时,应做腱鞘切开术,术后应早期做屈伸手指活动,防止肌腱粘连。术后1个月内免手工劳动。

(欧册华　王清义)

　　引起胸、腹部疼痛的原因很多,常见的原因有内脏疾病、心脏及大血管疾病、骨骼疾病、脊柱源性疾病、软组织疾病和内分泌失调等。因此,熟知相关领域的知识和疾病情况,作出正确的诊断是胸腹部疼痛处理的关键。此外,许多胸、腹部疼痛,特别是内脏性疼痛,常常是由于内科、外科或妇科疾病所致,主要由所属临床学科进行治疗。

第一节　概　　述

　　胸腹部疼痛的病因复杂,疾病种类繁多,很难用一种简单的方法进行归类。本节仅以病因分类,列举可能引发疼痛的常见疾病。

一、病　　因

(一) 炎症性疼痛与疾病

　　1. 胸部主要包括　①食管炎;②肺部感染性疾病;③胸膜炎;④乳腺炎;⑤肋软骨炎;⑥软组织疾病等。

　　2. 腹部主要包括　①胃炎;②消化性溃疡;③胰腺炎;④胆囊炎;⑤盆腔炎;⑥急、慢性腹膜炎;⑦阑尾炎等。

(二) 恶性肿瘤与疾病

　　1. 胸部主要包括　①肺癌;②食管癌;③乳腺癌;④胸腺癌等。

　　2. 腹部主要包括　①胃癌;②肝癌;③胰腺癌;④胆管癌;⑤大肠癌;⑥肾癌;⑦膀胱癌;⑧前列腺癌;⑨妇科肿瘤等。

(三) 神经病理性疼痛与疾病

　　胸、腹部神经病理性疼痛的疾病主要有:①急性带状疱疹;②带状疱疹后神经痛;③肋间神经痛;④胸、腹手术后慢性疼痛;⑤胸、腹部区域性疼痛综合征;⑥脊柱源性腹痛,以及颈部疾病所致的牵涉痛等。

(四) 急性腹痛

　　急性腹痛是腹部内脏疾病的常见症状,正确诊断与鉴别诊断十分重要。常见急性腹痛的临床特点、诊断和处理原则见表10-1。

表 10-1　常见急性腹痛的临床特点及处理原则

疾病	临床特点	诊断要点	治疗原则
急性胃炎	有暴饮暴食、不洁食物史,上腹部不适、饱胀,伴嗳气、恶心、呕吐	诱发因素,临床表现	祛除病因;进清淡流质饮食或禁食 1~2 餐
急性胃扩张	常见原因为胃扭转、手术、创伤和短期内进食过多,腹胀、腹痛、呕吐大量的咖啡色胃内容物,脱水、电解质及酸碱失衡	病因,临床表现	禁食、持续胃肠减压,纠正脱水与电解质及酸碱失衡
急性胃、十二指肠溃疡穿孔	既往有反复上腹部疼痛及消化性溃疡病史,突发剑突下、上腹部剧烈疼痛伴恶心、呕吐,疼痛很快涉及全腹部,屈曲体位,板状腹,有压痛、反跳痛	病史,临床表现,X线示膈下游离气体	非手术治疗,手术治疗
阑尾炎	转移性右下腹痛,右下腹麦氏点压痛,反跳痛,白细胞计数增高	临床表现,血象,B 超	手术治疗
胆石症和胆道感染	右上腹部剧烈绞痛,有恶心、呕吐,有感染时有寒战、高热、黄疸,严重时发生感染性休克	病史,临床表现,B超或 CT 检查	解除胆道痉挛和使用阿片类镇痛药,抗炎利胆和手术治疗
急性胰腺炎	上腹部剧烈疼痛并涉及腰背部,可扩散到全腹部,恶心、呕吐物为胃内容物或胆汁样物,可有感染中毒症状或休克表现	临床表现,血淀粉酶检查,腹部平片,腹腔穿刺	禁食、禁饮、胃肠减压,支持治疗、纠正内环境失衡,抗感染、抗休克,镇静镇痛等,手术治疗
肾绞痛	为阵发性由一侧脊肋部、下腹部向腹股沟放射的剧烈绞痛或刀割样疼痛	临床表现,血尿,B超等	解痉、镇痛等治疗

（五）其他

胸、腹部疼痛还包括因缺血、创伤、出血、结石等多种原因引起的疼痛。如冠心病、主动脉狭窄、胸主动脉瘤、腹主动脉瘤、马方综合征、胆道结石、泌尿系统结石、胃肠穿孔、卵巢囊肿蒂扭转或破裂、宫外孕破裂等。

二、治疗原则

（一）病因治疗

胸腹部疼痛多数因内科、外科、妇产科、肿瘤科和皮肤科等临床学科的疾病所致。其中某些疾病,尤其是胸腹脏器疾病,病情复杂,风险性高,如冠心病、主动脉夹层、急性重症胰腺炎;某些疾病可能需要手术治疗,如某些急性心肌梗死、主动脉夹层,胃、肠穿孔,肝、脾破裂、子宫外孕破裂等。因此不能贸然给予止痛措施,首先必须对原发病及其病因进行治疗。而且,患者的管理和总体治疗应由疾病所属的临床科室负责。对于有剧烈疼痛者,在明确诊断和决定治疗措施后可适当给予止痛药。

（二）疼痛治疗

胸腹部疼痛应根据其病因和病理变化不同,采取不同的疼痛治疗措施。

1. **胸腹壁表浅疼痛**　胸腹部表浅疼痛一般以躯体性疼痛为主,临床不难诊断,如带状疱疹后神经痛、肋间神经痛和肋软骨炎。这类疾病,缓解或消除疼痛是主要的治疗手段。急性带状疱疹及带状疱疹后神经痛的治疗见第十三章。

2. **癌性疼痛**　癌性疼痛常常剧烈难忍,缓解癌性疼痛对提高患者的生活质量有重要意义。癌性疼痛治疗首先采用三阶梯治疗方法,对顽固性癌痛可采用神经阻滞、化学性神经毁损或微创介入手术(参见第五、六、十四章)。

3. **急性胸腹痛**　急性胸腹内脏痛往往是胸腹脏器急性炎症、破裂、穿孔或出血等疾病伴随的重要症状。这类疾病病情复杂、危重,甚至可危及生命,常需要紧急手术治疗。在明确诊断之前,禁忌使用止痛药物或任何止痛措施。如患者伴有剧烈疼痛,在明确诊断和决定治疗方案后可适当使用镇痛药物。

第二节　肋间神经痛

肋间神经痛(intercostal neuralgia)是指一个或几个肋间神经支配区域阵发性或持续性疼痛。临床多见的是继发性肋间神经痛。分为根性、干性肋间神经痛两类,根性神经痛是由于病变累及脊神经根处,而干性神经痛是病变累及肋间神经所致。

一、病　因

1. **炎症**　感染性与非感染性炎症,如带状疱疹、胸膜炎、结核病、风湿病和强直性脊柱炎等。

2. **创伤**　如肋骨骨折、胸肋关节错位、胸部手术后、心脏或胸部大动脉开胸手术后、胸椎损失或手术后、胸椎侧弯畸形等。

3. **肿瘤**　椎管内外原发性或转移性肿瘤。

4. **代谢性疾病**　糖尿病末梢神经炎、骨质疏松、酒精中毒。

5. **其他**　老年性脊柱骨性关节炎、退行性疾病、胸椎骨质增生和胸椎间盘突出症等。

二、临床表现

1. **症状**　疼痛沿肋间神经走行方向,从背部胸椎至前胸或腹部,呈半环形,放射性剧痛。疼痛一般为持续性、刀割样,阵发性发作性加剧,在深呼吸、咳嗽、打喷嚏时疼痛可加重,常有束带感。病变一般为单侧单支。

2. **体征**　病变的肋间神经支配区域皮肤感觉过敏或减退,相应肋骨边缘压痛,患部棘突叩击时可诱发电击样疼痛。继发性肋间神经痛可同时合并原发疾病的体征。

三、诊　断

肋间神经痛的致病原因很多,应根据病史、体征、影像学资料进行诊断与鉴别诊断,确定原发病。根据疼痛发生在沿肋间神经分布区、局部有压痛,以及持续性刀割样痛,时轻时重等特征可以诊断。但应与心绞痛、胸膜炎、心肌炎、肝胆和胰腺疾病等相鉴别。

四、治　疗

1. **病因治疗**　针对诱发肋间神经痛的疾病进行治疗。
2. **肋间神经阻滞治疗**　对肋间神经痛十分有效,同时也可作为诊断性阻滞方法,以鉴别脊髓或内脏疾病引起的疼痛。
3. **痛点阻滞治疗**　对局部明显压痛,如陈旧性骨折痛点、手术后瘢痕痛点效果良好。
4. **药物治疗**　根据疼痛程度选用非甾体消炎药、抗癫痫药和阿片类镇痛药。
5. **经皮肋间神经热凝术**
6. **物理治疗**　可采用激光、红外线、超声波、经皮电刺激等。

第三节　肋 软 骨 炎

肋软骨炎(costal chondritis),又称泰齐病(Tietze disease),是由于肋骨的病变引起的以局部疼痛为主的一种常见病,以青年为多见。

一、病　因

病因未完全明确,与病毒感染、肋软骨局部营养不良、外伤、受惊及劳累等有关。

二、临床表现

1. **症状**　一般好发于一侧的第2、3、4肋骨骨部,双侧罕见,疼痛部位常常局限于胸骨旁,性质多为钝痛、胀痛、胸重闷感,一般为持续性,时轻时重,咳嗽、转体、患侧上肢活动时疼痛加重,一般病程较长。
2. **体征**　局部肋软骨呈梭形肿胀,有压痛,局部皮肤无异常表现,患者可有低热,胸部 X 线检查无明显异常。

三、诊　断

主要根据临床表现、疼痛部位、肋软骨的肿胀及压痛,在排除内科疾病后可以诊断。

四、治　疗

1. 受累肋软骨上、下缘及软骨表面行局部注射治疗。
2. 肋间神经阻滞。
3. 局部物理治疗,如激光、红外线、超声波、磁疗等。
4. 口服非甾体消炎药。
5. 急性期有病毒感染者可行抗病毒治疗。
6. 适当休息。

第四节 脊柱源性腹痛

因为脊柱的疾病引发的腹部疼痛称为脊柱源性腹痛。脊柱源性腹痛在临床上比较少见，容易漏诊。

一、病　因

胸段脊髓内、外肿瘤或椎管疾病所致。椎管疾病有可能骨质增生、椎管狭窄、胸椎骨折、黄韧带增生、胸椎结核或其他感染等。

二、临床表现

1. **非典型性腹痛**　持续轻度隐痛，或剧烈电击样疼痛，或腹部束带感，位置相对固定。与进食无关，可能与体位相关，可能一侧比较重。
2. **一般无腹部体征**　但仔细检查可能查到沿神经分布的痛觉减退或痛觉异常。
3. **实验室检查**　一般无特殊改变。

三、诊　断

1. 根据临床表现。
2. 排除内脏疾病。
3. 与腹部型癫痫和腹型偏头痛鉴别。
4. 影像学检查显示脊柱病变。

四、治　疗

根据不同病因进行治疗。

（鄢建勤）

第一节 概　　述

腰痛(low back pain,low back syndrome)是指下腰、腰骶、骶髂和臀等部位的疼痛,可伴有一侧或两侧下肢的放射痛或牵涉痛,所以临床上习惯称之为腰腿痛。超过75％的人发生过腰腿痛,2％~8％的人因此工作能力减弱或丧失。腰腿痛不是独立的疾病,是多种疾病可能出现的一组临床症状,与脊柱相关疾病、椎旁软组织疾病以及腹腔或盆腔某些脏器的疾病相关联。临床表现多样,诊断及鉴别诊断较为复杂,需要根据患者的具体病因、症状、体征,以及必要的影像学检查和实验室检查进行综合分析,方能得出明确的诊断。

下肢痛(melosalgia),通常指下肢骨、关节、韧带、肌肉、肌腱、筋膜、滑膜、血管等组织因慢性损伤和退行性变所致的慢性疼痛(不包括腰痛伴有的下肢放射痛或牵涉痛),在下肢痛中,骨关节痛最为多见,其中膝关节的发病率最高,髋、踝、足关节次之。

一、腰腿痛的病因

腰腿痛的病因复杂,腰段脊柱及周围软组织的先天性畸形、损伤、炎症、退变和肿瘤是常见病因;此外,腹腔、盆腔某些脏器的病变也可出现腰腿痛的症状。通过脊柱生物力学椎间盘压力测定发现,站立位脊柱负荷如以100％计算,在坐位增加到150％,站立前屈为210％,坐位前屈达270％。用腰围固定后可减少负荷约30％。当站立持重20kg时,腰椎负荷为210kg,弯腰持同一重量,腰段脊柱负荷增加到340kg。说明负重和前屈位活动易造成腰段脊柱的损伤和退变,因此相关职业者(汽车驾驶员、搬运工、长期坐位工作者等)易发生腰腿痛。腰与下肢痛的病因主要分为以下6类。

(一) 发育异常及畸形

脊柱裂、脊柱侧弯后凸、移行椎、水平骶椎,脊膜膨出,神经根和神经节变异,脊肌瘫痪性侧弯,血管畸形等。

(二) 退行性变

骨质疏松、腰椎骨关节炎、椎体后缘骨赘,黄韧带肥厚,腰椎间盘突出症,腰椎管狭窄症,股骨头坏死,膝骨性关节炎等。

(三) 急慢性损伤

腰椎骨折,脊椎滑脱、椎间小关节紊乱,腰扭伤、腰肌劳损、棘上/棘间韧带损伤、L_3横突综合征、梨状肌综合征、髋关节周围滑囊炎,臀上皮神经痛等。

（四） 感染及无菌性炎症

骨髓炎、强直性脊柱炎,脊髓炎、蛛网膜炎、硬膜外感染、神经根炎,类风湿关节炎,肌筋膜炎、纤维织炎等。

（五） 肿瘤及肿瘤样病损

骨巨细胞瘤、骨转移性肿瘤,脊索瘤、脊髓及神经根肿瘤,嗜伊红肉芽肿,纤维瘤,血管瘤,脂肪瘤等。

（六） 内脏损伤及疾病

胰腺癌、肾肿瘤、腹膜后肿瘤、盆腔肿瘤,肾挫伤、多囊肾、肾炎、肾盂肾炎、上尿路结石,盆腔炎、前列腺炎,消化性溃疡、胰腺炎等。

二、临 床 表 现

（一） 腰痛

腰痛大多有明显固定的局部压痛点,患者俯卧位放松肌肉后较容易找准压痛点。软组织病变的压痛点常有特定的部位,如棘上或棘间韧带劳损的压痛点在该棘突表面或两相邻棘突之间;第三腰椎横突综合征的压痛点在横突尖端;臀肌筋膜炎的压痛点多在髂嵴外下方;臀上皮神经炎的压痛点在髂嵴外 1/3 处;腰肌劳损的压痛点在腰段椎旁骶棘肌中外侧缘;腰骶韧带劳损的压痛点在腰骶椎与髂后上棘之间。深部结构病变(椎间小关节、椎体、椎间盘等)仅在该结构的体表处有深压痛或叩痛,不如软组织病变的压痛点明确。

（二） 下肢痛

与腰痛相关的下肢痛的特点是放射痛、牵涉痛或感应痛。放射痛是神经根受到损害的特征性表现,疼痛沿受损神经向末梢放射。在受损神经支配区有较典型的感觉、运动和腱反射异常等体征,病程长者可有肌萎缩及皮肤神经营养不良的表现。牵涉痛或感应痛是指腰骶椎或盆腔脏器疾病,病损部位的疼痛传递到脊神经后根或脊髓丘脑束神经元,通过"聚合-易化"或"聚合-投射"作用,使同一节段的神经元兴奋,在相应的支配区出现疼痛,其疼痛部位较模糊,没有明确的压痛,也少有神经损害的客观体征。此外,膝骨性关节炎、跟痛症等下肢痛则不伴有腰疼。

腰及下肢痛的病因复杂,囊括多种疾病,其中以腰椎间盘突出症最具代表性,是腰腿痛最常见的原因。本章重点介绍腰椎间盘突出症的诊断和治疗,其他腰痛相关疾病则在腰椎间盘突出症的鉴别诊断中进行简要叙述。

第二节 腰椎间盘突出症

腰椎间盘突出症(lumbar intervertebral disc herniation,LIDH)是因腰椎间盘退行性改变后,在外力的作用下纤维环部分或全部破裂,髓核突出,刺激或压迫窦椎神经、神经根、马尾神经所引起的以腰腿痛为主要症状的一种病变。腰椎间盘突出症多发于青壮年,以 $L_{4\sim5}$ 和 $L_5\sim S_1$ 间隙发病率较高。

一、病因及发病机制

椎间盘由髓核、纤维环和软骨终板构成,腰椎间盘在脊柱的负荷与运动中承受强大的应力,因此极易退变和损伤。

（一）病因

1. **腰骶先天结构异常**　腰椎骶化、骶椎腰化、脊柱裂和关节突关节不对称,使下腰椎承受异常应力,是构成椎间盘损伤的因素之一。

2. **遗传易感因素**　腰椎间盘突出症有家族发病的报道,亦可有Ⅸ型胶原基因变异。有色人种本症发病率较低。

3. **腰椎间盘退变**　导致腰椎间盘退变的因素有年龄、遗传、自身免疫、生活习惯和工作环境等。又因椎间盘仅有少量血液供应,营养依靠软骨终板渗透液,但也甚为有限,所以很早就出现退变。MRI证实,15岁的青少年已发生椎间盘退行性变。随年龄增长,纤维环和髓核含水量逐渐减少,使髓核张力下降,同时,透明质酸及角化硫酸盐减少,低分子量糖蛋白增加,胶原纤维变性及胶原纤维沉积增加,髓核失去弹性,椎间盘变薄,椎间隙变窄,椎间盘结构松弛,脊柱的稳定性下降。在退变的基础上,劳损和外力的作用更易导致椎间盘破裂,髓核突出。没有后纵韧带支持的纤维环后外侧,是最容易突出的部位。

4. **慢性劳损**　椎间盘退变后其抗损伤能力减低,反复弯腰、扭转动作最易引起椎间盘损伤。损伤与退变相互关联,互为因果,故本症与某些职业和生活习惯有密切关系。一次性暴力(高处坠落或重物击中背部)多引起椎骨骨折,甚至压碎椎间盘,但很少见到单纯纤维环破裂髓核突出现象。

5. **妊娠**　妊娠期盆腔、下腰部组织充血明显,各种结构相对松弛,而腰骶部又承受较平时更大的重力,从而增加了椎间盘损害的机会。

（二）发病机制

1. **腰痛**　主要是由于椎间盘纤维环部分或全部破裂,突出的髓核刺激或压迫分布于纤维环外层及后纵韧带的窦椎神经纤维。

2. **坐骨神经痛**

（1）机械受压学说:神经根机械压迫是引起坐骨神经痛的主要原因。正常的神经根轻度受压时并无疼痛发生,而是受压迫的神经根处于牵张状态,使其静脉回流受阻,继而发生神经根炎症与水肿,导致神经内张力增高,使受损的神经对疼痛的敏感性增高。突出的髓核压迫或牵张已有炎症的神经根而引起坐骨神经痛。

（2）化学性神经根炎学说:纤维环破裂后,髓核组织从破口突出,沿椎间盘和神经根之间的通道扩散。髓核的蛋白多糖对神经根有强烈的化学刺激,同时释放大量致痛物质,刺激神经根和窦椎神经,引起此神经支配区的疼痛。

（3）自身免疫学说:椎间盘髓核组织是人体内最大的无血管封闭结构组织,它与周围循环毫无接触,其营养主要来自软骨终板的弥散作用,故人体髓核组织被排除在机体免疫机制之外。当椎间盘损伤后,髓核突破纤维环或后纵韧带的包围。在修复过程中,新生毛细血管长入髓核组织,髓核与机体免疫机制发生密切接触,髓核基质里的蛋白多糖成为抗原,机体因这种持续的抗原刺激而产生免疫反应。

上述三种机制相互关联,互为因果,难以截然分开。神经根的炎症是引起坐骨神经痛的根本原因。

二、症状与体征

（一）症状

1. **腰痛** 大多数患者先有腰痛,有时放射到臀部。疼痛具有慢性和反复发作的特点,劳累后症状加重,休息后减轻。

2. **坐骨神经痛** 约95%的腰椎间盘突出发生在$L_{4\sim5}$和$L_5\sim S_1$,因而多伴有坐骨神经痛。坐骨神经痛为放射性,从臀部、大腿后方、小腿外侧直到足部,少数患者可有双侧坐骨神经痛。患者在打喷嚏或咳嗽时由于腹压增加而使疼痛加剧。病程较长者可出现感觉迟钝或麻木。

3. **股神经痛** 高位腰椎间盘突出,使$L_{1\sim4}$神经根受累,可引起股神经痛,出现下腹部、腹股沟区或大腿前内侧疼痛。

4. **骶神经痛（马尾综合征）** 中央型腰椎间盘突出,可压迫马尾神经出现鞍区感觉异常、会阴部疼痛,甚至大、小便功能障碍。男性可出现阳痿,女性出现尿潴留和假性尿失禁。

（二）体征

1. **腰椎侧弯畸形** 是一种减轻疼痛的姿势性代偿畸形,有辅助诊断价值。如髓核突出在神经根外侧,上身向健侧弯曲,腰椎凸向患侧可松弛受压的神经根减轻疼痛;如髓核突出在神经根内侧时,上身向患侧弯曲,腰椎凸向健侧可缓解疼痛。

2. **腰部活动受限** 患者几乎都有不同程度的腰部活动受限。由于前屈位进一步促使髓核向后移位而增加对受压神经根的牵张,因此以前屈受限最明显。急性发作时可出现骶棘肌痉挛,因畏痛而不动,使腰部固定于强迫体位。

3. **下肢皮肤感觉异常** 多数患者出现不同程度的感觉异常,如触觉、痛觉减退和麻木等。感觉异常按受累神经根支配区分布,如$L_{1\sim4}$神经根受累,影响大腿内侧、膝内侧和内踝;L_5神经根受累,影响小腿前外侧和足背前内方以及踇趾和第2趾间;S_1神经根受累,影响小腿后侧、足外侧及足底,神经受损初期可出现其支配区皮肤痛觉过敏。

4. **下肢肌力下降** 受累神经根支配的肌肉可有不同程度的肌力减退,甚至肌萎缩。$L_{4\sim5}$椎间盘突出症者,踇趾背伸肌力减弱,严重时胫骨前肌瘫痪,表现为踝关节背屈无力和足下垂。$L_5\sim S_1$椎间盘突出,可见小腿三头肌萎缩或松弛,踝及趾屈力减弱。

5. **下肢反射异常** 膝腱反射减弱表示$L_{2\sim4}$神经根受压;跟腱反射减弱或消失表示S_1神经根受压;如马尾神经受压,则肛门反射减弱或消失及肛门括约肌张力下降。

三、诊断与鉴别诊断

（一）诊断

1. 典型腰椎间盘突出症患者,根据病史、症状、体征和体格检查(详见第三章第二节)可作出初步诊断。结合 X 线、CT 和 MRI 等方法,能确定病变间隙、突出物大小、突出方向、神经受压情况,并准确判定引起症状的主要病变部位。如仅有 CT、MRI 表现而无临床症状,不应诊断本病。

2. 单纯 X 线平片不能直接反映是否存在椎间盘突出,片上所见脊柱侧弯、椎间隙变窄及椎体边缘增生等可提示脊柱有退行性改变,对诊断腰椎间盘突出症有一定参考价值。

3. CT 表现为椎间盘组织突向椎管内前方压迫硬膜囊或突向前外侧压迫神经根;大的椎

间盘突出,硬膜囊受压变扁,神经根被突出椎间盘影所覆盖。用水溶性造影剂做脊髓造影与CT检查结合(CTM),能提高诊断的准确性。CT除观察椎间盘对神经的影响外,亦可观察到骨性结构及韧带的变化。如腰椎关节突退变、内聚、侧隐窝狭窄,以及黄韧带肥厚和后纵韧带骨化等。

4. 磁共振成像(MRI)可全面、清晰地显示各腰椎间盘是否存在病变。矢状面可显示髓核突出的程度和位置,并鉴别椎管内是否存在其他占位性病变。MRI所表现的信号,大体上分为高、中和低强度。通常在T_1图像条件下,骨皮质、韧带、软骨终板和纤维环为低信号强度;椎体、棘突的骨松质因含骨髓组织,表现为中等信号。正常椎间盘在T_1图像上显示为较均匀的低信号,在T_2图像上显示为高信号。椎间盘组织病变T_2图像显示更明显,退变椎间盘呈中等信号,严重退变椎间盘呈低信号,为椎间盘脱水所致。由于T_2图像脑脊液信号强而发亮,椎间盘突出压迫硬膜囊显示更加清楚(图11-1,图11-2)。

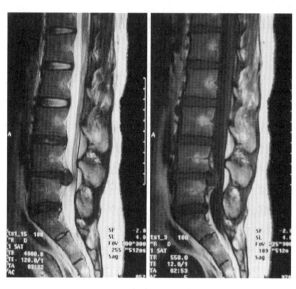

图 11-1　腰$_{4\sim5}$椎间盘突出
矢状位 MRI 显示硬膜囊受压

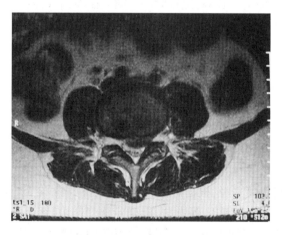

图 11-2　腰$_{4\sim5}$椎间盘突出
横轴位 MRI 显示硬膜囊受压

5. 神经传导速度及诱发电位可协助确定神经损害的范围及程度,也可用来观察治疗效果。

（二）鉴别诊断

由于腰椎间盘突出症易与多种引起腰痛、腿痛的其他疾病相混淆，因此鉴别诊断既复杂又重要。

1. 腰部慢性软组织损伤（lumbar chronic soft tissue injury）　腰部软组织包括皮下组织、肌肉、肌腱、筋膜、韧带和腱鞘等。腰肌劳损、腰部肌筋膜炎、棘上/棘间韧带损伤、腰骶韧带损伤、第三腰椎横突综合征等都是最常见的腰部慢性软组织损伤。这类疾病大多与退变、超负荷运动以及长时间的不良姿势有关。腰痛是这类疾病的共有症状，疼痛可以放射到腹壁、臀部或下肢。腰部慢性软组织损伤大多有固定的明显压痛点，患者在俯卧位放松肌肉后较容易找准压痛点。不同部位的损伤都有其特定的压痛点，用利多卡因做压痛点局部阻滞后，疼痛可立刻减轻或消失。

2. 腰椎管狭窄症（lumbar spinal stenosis）　腰椎管狭窄症是指多种原因所致的腰椎管、神经根管和椎间孔的狭窄，并使相应部位的脊髓、脊神经根或马尾神经受压产生相应症状。腰椎管狭窄症临床以主诉的症状多，查到的体征少，间歇性跛行为主要特点。过去认为有无间歇性跛行是椎管狭窄症与椎间盘突出症的重要区别，实际上有少数椎间盘突出症患者也可发生间歇性跛行，两者可以通过 CT 及 MRI 等影像学检查进行鉴别。

3. 椎弓根峡部不连脊椎滑脱症　先天性发育薄弱的椎弓根易发生骨折，此外创伤也可造成该部位的骨折，这两种情况均可发生腰椎滑脱。下腰痛是腰椎滑脱的主要症状，滑脱较重时可诱发椎间盘退变和突出，出现神经根压迫症状。腰部 X 线斜位片可证实椎弓根骨折，侧位片可了解有无椎体向前滑脱及其程度，MRI 检查可明确脊髓和神经受压情况。

4. 腰椎结核　腰椎结核患者多伴有午后低热和乏力等全身结核中毒症状，有较长时间的腰部持续性钝痛，休息有所好转，但无完全缓解的间歇期。下肢痛通常较腰痛发生晚，症状因腰椎病灶部位而异，表现为一侧或两侧下肢痛。检查可见腰部保护性强直，活动时疼痛加重，活动受限。腰椎可出现后凸畸形。髂窝或腰三角处能扪及寒性脓肿。有区域感觉运动障碍、腱反射改变和肌萎缩。实验室检查血沉增快。X 线片示两椎体相邻缘破坏，椎间隙变窄，腰大肌影增宽或边缘不清，腰椎向后成角畸形。CT 和 MRI 显示椎体破坏，腰大肌增宽和异常信号。

5. 腰椎肿瘤　患者可出现持续性进行性加重的腰痛和下肢痛。腰椎或骶尾椎的原发或继发性肿瘤的疼痛不因平卧而减轻；椎管内肿瘤可出现下肢感觉和运动功能障碍，以及逐渐加重的括约肌功能障碍。影像学检查可见椎骨有骨质破坏，椎管内肿瘤经椎管造影或 MRI 检查可见椎管内有占位性病变。

四、治　疗

根据腰椎间盘突出症的病因、病理生理特点，治疗需围绕以下几方面进行：①限制活动：以利于炎症和水肿的消退及纤维环的修复；②抗炎镇痛：消除神经根的炎症及水肿，缓解疼痛；③椎间盘减压：促进突出髓核回缩或摘除游离脱垂的髓核，解除对神经的压迫；④恢复、加强脊柱的稳定性，保护椎间盘。具体治疗方法很多，通常可归纳为保守治疗、微创介入治疗和手术治疗三大类。各种治疗方法的作用机制、治疗效果不尽相同，采用任何一种单一的方法治疗，很难达到理想的治疗效果。通常需要根据患者椎间盘突出的类型、病程长短、病情轻重以及年龄和身体状况，采用多种方法进行综合治疗。

（一）常用分型与治疗方法选择

根据病理变化、CT 和 MRI 的影像学表现,腰椎间盘突出症常分为以下几种类型。其临床表现各自不同,治疗方法也应依据患者的病理变化和临床表现确定。

1. **膨出型** 纤维环膨出,附着于相邻椎体骺环之间。纤维环完整,呈环状凸起,均匀膨出至椎管内,可引起硬膜囊或神经根受压的临床表现。多采用保守治疗方法。

2. **突出型** 纤维环部分破裂,仅有一层纤维膜或后纵韧带覆盖,髓核突向椎管,表面高低不平或呈菜花状,可产生明显的临床表现。突出的髓核仅有很薄的外膜约束,切开外膜后髓核自行脱出。该型可进行微创治疗。

3. **脱垂型** 纤维环破裂,突出物与母体间盘虽然相连,但从影像学矢状位观察,突出物低于病变间隙。该型原则上应手术治疗。

4. **游离型** 纤维环完全破裂,突出物穿过完全破裂的纤维环和后纵韧带,与母体间盘脱离,游离于椎管内。该型为手术适应证。

5. **Schmorl 结节及经骨突出型** 前者是指髓核经上、下软骨板的发育性或后天性裂隙突入椎体骨松质内;后者是髓核沿椎体软骨终板和椎体之间的血管通道方向突出,形成椎体前缘的游离骨块。这两型无神经症状,不需手术治疗。

（二）非手术治疗

绝大多数腰椎间盘突出症患者经非手术治疗都可使病情好转或治愈。尤其对年轻、初次发病或病程较短者,以及休息后症状可自行缓解,影像学检查无髓核破碎游离脱垂、无椎管狭窄者,应首选保守治疗。

1. **限期绝对卧床** 脊柱动力学研究表明,站立、坐位和卧位时椎间盘所承受的负荷截然不同。平卧状态椎间盘承受压力最低,故卧床有利于破裂纤维环的修复,患部处于静止状态,有利于局部炎症及神经根水肿的消退。因此卧床休息是非手术疗法的基础,是保护椎间盘、促进纤维环修复的最好方法。绝对卧床是指大、小便均不应下床或坐起。在床上可随意翻身滚动,但要保持脊柱水平位。卧床 2～3 周后开始进行腰背肌锻炼,锻炼 1 周以后如果患者腰及腿部无明显不适感,可以佩戴腰围下地行走,逐渐增加下床次数,延长下床活动时间,3 个月内不做弯腰持物动作。此方法简单有效,但难以坚持。

2. **骨盆牵引** 这是一个沿用很久的治疗方法,牵引状态下,可使脊柱肌肉达到最大松弛,使韧带在无肌肉张力的保护下得到拉长,椎间盘的纤维环也得到拉长,椎间隙增大,髓核所承受的压力从正压变成负压,有利于突出髓核的回缩,从而减轻对神经根的刺激或压迫。牵引与限期绝对卧床联合治疗效果会更好。牵引重量根据个体差异在 20～40kg,每日 2 次,每次 20～30分钟。孕妇、高血压和心脏病患者慎用。目前有多种由计算机控制的牵引床,可控制牵引重量、改变力线,操作简便,适应不同情况的患者。

3. **糖皮质激素硬膜外腔注射** 将低浓度利多卡因和少量糖皮质激素混合液通过骶裂孔、椎板间隙或经患侧关节突内缘的椎间孔入路注入硬膜外腔。糖皮质激素有良好的抗炎作用,可消除神经根的炎症和水肿,利多卡因可以阻断疼痛传导通路,减轻疼痛,缓解肌肉痉挛。骶裂孔注射常用 0.25%～0.5% 的利多卡因 20～30ml 加复方倍他米松 1ml;经椎板间隙或椎间孔入路常用 0.25%～0.5% 的利多卡因 5ml 加复方倍他米松 0.5ml。每 7～10 天注射 1 次,3 次为 1 个疗程。注射次数不宜过多,否则会造成硬膜外粘连,也不要无根据任意加入其他药物共同注射,以免产生不良反应。

4. **传统中医治疗** 主要是手法治疗,通过滚、按、揉、推、点压、腰部斜扳等手法,有理筋整复、舒筋通络、活血化瘀、松解粘连、缓解肌肉痉挛等功效,能促进突出髓核归位,松解神经根周围粘连,同时对椎管外软组织损伤的修复也有一定的效果。

5. 腰围固定保护和腰背肌锻炼 在急性期或治疗后的康复期佩戴腰围保护,进行腰背肌锻炼。用腰围固定可减少椎间盘承受的负荷,稳定脊柱,保护椎间盘,以防再受损。但长期使用腰围被动保护可造成失用性肌萎缩,肌力下降,又不利于脊柱稳定,因此佩戴腰围只限于急性期或治疗后的康复期,一般不能超过2个月。佩戴腰围的同时以及撤掉腰围以后必须加强腰背肌锻炼,腰背肌锻炼可恢复和增强肌力,增加脊柱的稳定性,是巩固疗效、预防复发的有效方法。同时还要注意在弯腰取物时,最好采用屈髋屈膝下蹲方式,减少对椎间盘后方的压力。

(三) 微创介入治疗

常用的技术包括经皮椎间孔镜微创手术、射频热凝、低温等离子消融减压、激光汽化减压、经皮旋切减压、臭氧注射消融以及胶原酶注射溶解等。这些方法可将髓核组织切除、分解、汽化或消融,使椎间盘的体积有效减少,椎间盘内的压力降低。使突出的髓核部分回缩还纳或使突出于盘外的髓核萎缩以解除对脊髓或神经根的压迫,达到治疗目的(详见第六章)。

(四) 手术治疗

主要适宜纤维环完全破裂、髓核脱垂、游离型椎间盘突出症,或马尾神经受压较重以及出现明显的肌力下降者。对经半年以上严格保守治疗无效者也应施行手术治疗。术式主要包括全椎板切除髓核摘除术、半椎板切除髓核摘除术和人工间盘置换术等。近年来实施髓核摘除术后,为降低脊柱的不稳定因素,多在髓核摘除的同时施行脊柱内固定。

第三节 髋关节炎

髋关节由股骨头和髋臼组成,是人体最大、关节窝最深、最完善的承上启下的杵臼关节。髋关节容易发病,仅次于膝踝关节,主要病变是髋关节炎。髋关节炎是多种髋关节疾病的共有表现,与遗传、外伤和感染等多种因素有关,其危害较大,常导致髋部和大腿疼痛,后期会出现骨质增生、关节变形和下肢活动受限甚至卧床。

一、病因及发病机制

髋关节承受着人体的巨大重量,髋臼内仅月状面被覆关节软骨。随年龄增长,骨骼逐渐老化,髋关节软骨逐渐失去水分和弹性,再加上外力的作用,软骨开始发生病变,最终引起髋关节炎的发生。

原发性髋关节炎原因不明,没有遗传缺陷、全身代谢及内分泌异常,也没有髋关节创伤、感染病史。多见于50岁以上的肥胖型患者,发展缓慢,预后良好。其软骨损害原因不清,但与以下几种因素有关:软骨代谢异常,酶对软骨基质的降解作用,生物化学环境的改变,营养的改变和损伤等。

继发性髋关节炎常由某些病变导致,如髋臼发育不良、髋部外伤、骨折、脱位、股骨头缺血性坏死、骨质疏松、髋关节感染和类风湿关节炎等。这些因素可导致髋关节附近血液循环受损,关节软骨磨损退变、骨质增生、骨组织损伤甚至坏死和关节变形。继发性髋关节炎常局限于单个关节,病变进展快,发病年龄轻,预后较原发性骨关节炎差。此外,过量饮酒、长期大量使用激素、不良的生活姿势和肥胖等都是髋关节炎的诱发因素。

二、症状与体征

1. 症状 髋关节炎临床主要表现为关节疼痛、肿胀和功能受限。初期多表现为间歇性局部疼痛、酸胀、僵硬。疼痛主要在腹股沟和大腿内侧的中心（60%），也可以在臀部（17%），大腿外侧（8%）或膝关节（2%），多为针刺样痛、钝痛或酸痛不适等。僵硬多为暂时性，一般不超过30分钟。晨起或久坐起身时关节会有明显的酸胀感，轻微活动关节后恢复正常。随着病情进展会出现休息痛，髋关节内旋、屈伸和下蹲困难，如出现股骨头塌陷或髋关节半脱位可导致行走困难甚至卧床不起。

2. 体征 髋关节炎会出现髋关节肿胀、局部深压痛，内收肌止点压痛。髋关节外展、外旋或内旋活动受限，不能久站，行走鸭子步，4字试验阳性。患肢可缩短，肌肉萎缩，甚至有半脱位体征，活动时关节会出现粗糙的摩擦音。早期可出现间歇性跛行，病情严重会出现进行性短缩性跛行。

三、诊断与鉴别诊断

（一）诊断

依据髋关节疼痛、僵硬、跛行和下肢活动功能障碍，以及髋关节肿胀、局部压痛和4字试验阳性等症状和体征，髋关节炎易于诊断。

此外，影像学检查有助于明确诊断。髋关节MRI或CT检查有助于发现关节内部有积水、软骨磨损、骨质增生和关节变形等情况。X线表现为关节间隙增宽，骨纹理细小或中断，股骨头囊肿、硬化、扁平或塌陷。

（二）鉴别诊断

多种疾病可以导致髋关节炎。需针对不同病因采取不同的治疗方法。髋关节炎主要包括：①退变性髋关节炎：是一种老年退行性病变，男性多见，病程长，开始以关节软骨退变为主，然后继发全关节炎，多为单侧发病。②化脓性髋关节炎：源于感染，多数双侧受累。常见原因是外伤处理不当，多见于儿童和青少年。起病急，除局部症状外，有全身高热、寒战等全身症状。③类风湿性髋关节炎：一般是双侧髋关节对称病变，伴有血沉快、类风湿因子阳性和抗"O"增高。类风湿性髋关节炎引发的晨僵时间比较长，多超过30分钟。④结核性髋关节炎：多见于10岁以内儿童，多有肺结核病史，病程比较长。进行关节液检查可明确诊断。此外还要注意其他原因诱发髋关节炎症状，如髋部肿瘤、股骨髋臼撞击综合征、髋关节色素沉着绒毛结节性滑膜炎和股骨头缺血性坏死等。

四、治　疗

1. 一般治疗 急性发作的髋关节炎应限制活动，严重时卧床休息。康复阶段可适当进行运动锻炼，可改善关节活动以及增强受累关节肌力，但量不可过大。日常生活要控制体重。

2. 药物治疗 服用非甾体消炎药可以缓解疼痛，活血化瘀的中草药内服以及外部热敷、熏洗、浸泡等可缓解症状。还可服用氨基葡萄糖、硫酸软骨素等促进关节软骨修复。

3. 关节腔注射及痛点局部注射 如非感染性髋关节炎亦无激素注射禁忌，则可在髋关节腔注射0.5%利多卡因5ml+复方倍他米松1ml，然后注入透明质酸钠20mg。透明质酸钠每周注射一次,连续5周为一个疗程。髋关节周围有明确痛点则可行局部痛点注射。

4. 物理疗法　如红外线、超短波、磁疗等均有一定的抗炎止痛作用。对早期髋关节炎效果明显。

5. 手术治疗　非手术治疗无效且疾病已经严重影响患者生活质量,应考虑手术治疗。术式包括关节镜微创手术、关节固定术、股骨粗隆间截骨和人工关节置换术等。

第四节　膝关节骨性关节炎

膝关节骨性关节炎(osteoarthritis of the knee)是一种常见的慢性关节疾病,亦称为骨关节病、退行性关节炎、增生性关节炎和肥大性关节炎等。其主要病变是关节软骨的退行性变和继发性骨质增生,病变累及关节软骨或整个关节。临床以关节疼痛、活动受限为主要症状,晚期甚至出现关节畸形。多见于中老年人,女性多于男性。

一、病因及发病机制

膝关节由股骨远端、胫骨近端和髌骨构成,是结构最为复杂的关节,除了具备关节面、关节腔和关节囊等基本结构之外,还有较为复杂的利于关节活动和稳定关节的辅助结构,如纤维软骨形成的半月板、髌韧带、十字交叉韧带和侧副韧带等。膝关节是运动量大的负重关节,因此膝关节急慢性损伤的发病率高且病症繁杂。骨关节炎可分为原发性和继发性两大类。一般认为原发性骨关节炎没有明确的全身或局部诱因,衰老退变是其主要致病因素,多见于50岁以上的中老年人。随着年龄增长,软骨的磨损是一个长期、缓慢、渐进的病理过程。继发性是指由于先天性畸形引起的关节面对合不良,如膝内翻、膝外翻;创伤、关节内骨折愈合后关节面不平整,韧带或关节囊松弛造成的关节不稳定;严重感染愈合后;风湿性关节炎、类风湿关节炎晚期;还有医源性因素,如长期不恰当地使用皮质激素等引起的关节软骨损坏等。膝关节骨性关节炎早期关节软骨面局部发生软化、糜烂、软骨变薄;发展到晚期,软骨剥脱导致软骨下骨外露,通过软骨内化骨,形成骨赘,即所谓"骨刺",可导致关节活动受限加重,严重者可出现畸形或发生脱位。

二、症状与体征

1. 症状　主要是膝关节疼痛,初期呈轻微钝痛,以后逐步加重。活动多时疼痛加剧,休息后好转。有的患者在静止或晨起时感到疼痛,轻微活动后疼痛减轻,如果过量活动,会使疼痛加重,这是慢性损伤性疼痛的特点。疼痛有时受周围温度变化的影响,大多喜热畏凉。关节僵硬不灵活,活动时可有弹响和摩擦声。骨关节炎伴有滑膜炎时,关节内可有积液,关节肿胀明显,疼痛加重。

2. 体征　关节主动或被动伸屈活动时疼痛,不同程度的活动受限,关节间隙压痛。磨髌试验阳性;关节腔有积液时浮髌试验阳性。晚期关节周围肌肉萎缩,严重时出现关节畸形。

三、诊断与鉴别诊断

(一)诊断

1. 根据患者年龄、病史、症状和体征,结合影像学检查的改变特点比较容易诊断,但须除外膝关节结核、肿瘤、风湿和类风湿等其他病变。

2. X线检查早期无明显变化或仅表现为髁间隆突变尖。晚期关节间隙狭窄,关节边缘骨赘形成,骨端变形,关节面不平整,软骨下骨有硬化和囊腔形成。

3. 实验室检查一般都在正常范围内。关节液检查可见白细胞计数增高,偶见红细胞。

(二) 鉴别诊断

多种原因可引发膝关节疼痛,膝骨性关节炎需与如下疾病进行鉴别。①膝关节半月板损伤:多有外伤史,关节肿胀疼痛,有弹响和交锁现象,膝内外间隙压痛,膝过伸试验和过屈试验可产生剧痛;②髌下脂肪垫损伤:膝过伸位疼痛加重,髌腱松弛,髌下脂肪垫压痛明显;③髌骨软化症:行走无力,有过伸痛,髌骨边缘压痛,按压髌骨伸膝时可引发疼痛,触及摩擦感;④膝关节侧副韧带损伤:常在韧带的上下附着点或中部有固定压痛,侧方挤压试验阳性。

四、治 疗

随着年龄的增长,骨关节结缔组织进行性退变,一般来说病理学改变是难以逆转的,但适当的治疗可延缓病变的发展,阻断恶性循环,缓解或解除疼痛,改善和恢复正常活动。

(一) 一般治疗

注意保护关节,避免损伤或过度负重活动。严重时应卧床休息,适当的固定可有效缓解疼痛。对于肥胖患者,减肥有助于提高效果。

(二) 药物治疗

服用非甾体消炎药可以有效缓解疼痛。活血化瘀中草药内服以及外部热敷、熏洗、浸泡等均可缓解症状。

(三) 痛点局部注射

膝关节周围痛点局部注射可有效缓解局部痛。

(四) 物理治疗

各种物理疗法,如红外线、直线偏振光、磁疗等均有一定的抗炎止痛作用。

(五) 关节腔内注射

关节内注射透明质酸钠,是利用它的流变学特性作为黏弹性物质的补充,起到润滑关节、保护关节软骨和促进软骨修复的作用。合并滑膜炎时,关节内注射糖皮质激素类药物可有效消除滑膜炎。关节腔有积液时应先抽积液,必要时可用生理盐水冲洗关节腔,然后再注射药物。通常用0.25%利多卡因5ml加0.5ml复方倍他米松混合液关节腔注射,3~4周注射1次,一般不超过2次。多次注射会加重软骨的损害。

(六) 手术疗法

对于早期患者,可行关节清理术,在关节镜下清除关节内的炎症因子、游离体和增生骨膜,效果良好。晚期出现持续性疼痛、关节畸形和活动障碍,生活不能自理时,可行膝关节置换术。膝内翻畸形较重者可行胫骨上端高位截骨术。

第五节　跟　痛　症

跟痛症并不是一个独立的疾病,是指跟骨结节及其周围软组织慢性劳损所致的疼痛,以足跟部疼痛而命名。跟痛症包括跟骨骨刺、跟底滑囊炎、跟底脂肪垫炎、跖筋膜炎等。

一、病因及发病机制

跟痛症与劳损和退行性变密切相关。足是人体负重的主要部分,足底是三点负重,站立时人体的重心主要在足跟。跟骨以骨松质为主,近似长方形,后方跟骨体的后面呈卵圆形隆起,分上、中、下三部,中部为跟腱抵止部。跟腱止点的上方有滑囊,下部移行于跟骨结节,跟骨结节内侧突的前方是跖筋膜的起始点,跖筋膜呈三角形,后端狭窄,向前逐渐增宽、变薄,止于跖骨头处,起维持足弓的作用。长期站立工作或行走,足跟下受压摩擦,形成慢性损伤性炎症。对跟骨骨刺的形成原因,大多认为是跖腱膜伸缩牵拉造成跟骨附着点处损伤,韧带和腱膜的纤维在跟骨附着点不断钙化和骨化而形成。跟底结节骨刺生长的方向与跖筋膜近似平行向前而不是向下,有骨刺不一定发生疼痛。跟骨结节缺血性骨坏死、骨内压增高是疼痛的主要原因。跟腱止点滑囊炎主要因摩擦所致,反复摩擦导致跟骨结节处滑囊发生慢性无菌性炎症,使滑囊增大,囊壁增厚。跟骨下脂肪垫炎大多与局部外伤史有关,造成跟骨负重点下方脂肪组织损伤,局部充血、水肿、增厚。跖筋膜炎与职业有关,长期的站立行走,跖筋膜始终处于紧张状态或反复牵拉,造成慢性损伤,扁平足更容易出现此类损伤。

二、症状与体征

（一）跟骨痛

多见于 40 岁以上的患者,起病缓慢,以跟底部疼痛为主。疼痛特点是起步痛,行走片刻后减轻,但行走过久疼痛又加重。跟部滑囊炎在跟骨结节周围有压痛,跟骨骨刺的压痛点比较固定,在跟底结节的前端。

（二）跟腱止点痛

跟腱附着处肿胀、压痛。走路多时可因鞋的摩擦而产生疼痛。

（三）足心痛

跖筋膜炎以足心疼痛为主要表现,足趾背伸时疼痛明显,跳跃时足底有胀裂感。

（四）跟下脂肪纤维垫炎

疼痛特点是足跟下疼痛,可有局部肿胀和表浅的压痛。

三、诊断与鉴别诊断

（一）诊断

本病根据病史、症状及相关检查比较容易作出诊断。但应注意与跟骨骨髓炎、跟骨结核及跟骨骨骺炎鉴别。

（二）鉴别诊断

1. **跟骨骨髓炎**　也有跟痛症状，但局部可有明显的红、肿、热、痛等急性感染征象，严重者伴有高热等全身症状。实验室检查和 X 线检查可确立诊断。

2. **跟骨结核**　多发于青少年，病程长，全身情况差，并有低热、盗汗、疲乏无力和食欲缺乏等全身症状，局部肿痛明显。实验室检查及 X 线检查可鉴别。

3. **跟骨骨骺炎**　只发生于跟骨骨骺尚未闭合期，属于少年生长发育期的慢性损伤。多见于 6～14 岁的儿童。跟骨结节后下部疼痛，局部可有轻微肿胀，运动后疼痛加重。X 线片显示跟底结节变扁平，密度呈不均匀增高，外形不规则，呈波浪状或虫蚀状，骨骺线可增宽。

四、治　　疗

（一）一般治疗

注意适当休息，减少负重，避免剧烈运动。

（二）痛点局部注射

根据疼痛部位、深浅、范围，予以局部注射治疗，有良好的效果。每周 1 次，3 次为 1 个疗程。

（三）物理疗法

超短波、红外线、直线偏振光、磁疗等疗法，均有一定的抗炎止痛作用。

（四）药物治疗

服用非甾体消炎药可以有效缓解疼痛。活血化瘀中草药内服以及外部热敷、熏洗、浸泡等均可缓解症状。

（刘金锋）

第一节 类风湿关节炎

类风湿关节炎(rheumatoid arthritis,RA)是比较常见的自身免疫系统疾病,好发年龄为 30~50 岁。临床主要表现为手和足的持久性、对称性多关节炎,多数患者由于骨受到侵蚀、软骨的破坏导致关节损伤、功能障碍,增加了死亡率。类风湿关节炎好发于女性,女性的患病率是男性的 2~4 倍。我国 RA 的患病率是 0.32%~0.36%。

一、病 因

病因尚未明了,目前认为和环境及遗传因素有密切关系。此外,免疫球蛋白 K、感染、疫苗接种、情绪的波动被认为是易感因素,促肾上腺皮质激素释放激素、雌激素合成酶都和类风湿关节炎有关。

二、临 床 表 现

类风湿关节炎分为急性和慢性起病,55%~65%的患者为慢性起病,疲劳、全身不适、手水肿、弥漫性肌肉骨骼疼痛和晨僵为其首发症状,后期发生滑膜炎。此病关节是对称性受累,累及掌指关节、近端指间关节、手腕、肘部、膝盖、趾的近端趾间关节、颈椎及少量的远端趾间关节、腰骶部关节。一般先累及小关节,后累及大关节。

1. **关节表现**

(1) 手关节:手掌近端指间关节对称性受累,掌指主要累及手掌中央和尺侧,掌指的滑膜炎削弱了掌背和桡骨的连接与韧带的连接,从而引起关节的变形。

(2) 腕关节:会发生对称性的病变,腕关节不能伸直暗示为侵袭性损伤,随着病情的进展,掌部和桡骨的尺侧也被侵袭,手指和腕关节很少受到严重的侵蚀转化成破坏性关节炎。突出的尺骨茎突受压后可回缩,放松后又向上回复,同时伴有一阵剧痛,这种现象如同弹钢琴键,故称为"琴键症"。

(3) 肘部:肘部时常受累,在关节鹰嘴部由于积液或滑膜炎而隆起,此外还会出现类风湿结节,鹰嘴滑膜炎也常见。

(4) 肩部:肩部疼痛并且活动受限。盂肱关节的损伤导致活动或静息时的疼痛及典型的冻结肩。

(5) 颈椎:颈部常受累,尤其是 $C_{1\sim2}$。滑膜炎破坏韧带和齿突,引起颈椎关节半脱位,患者常有感觉、运动和反射的异常,如果寰枢关节发生半脱位,颈部的脊髓就有可能遭到破坏,任何急性颈部损伤都可以损伤脊髓造成永久的神经功能缺损。滑膜炎也影响椎间关节,因齿突向上移入枕骨大孔,压迫高位脊髓,亦可影响基底部血流,造成晕厥。

（6）髋部：腹股沟、臀部、下背部及站立时膝盖部发生疼痛。

（7）膝关节：膝关节受累，早期表现为隆起、疼痛和局部温度升高，积液为其特征性表现之一。可见膝关节活动受限、异常屈曲、韧带松弛引起的变形、肌肉萎缩。

（8）踝部：踝下和跗骨关节受累并不常见。

（9）足部：在疾病的早期就受累，第五趾骨最早受到侵蚀，可发生足部半脱位。

（10）环杓关节：约30%的患者环杓关节受累，症状包括声音嘶哑和吸气性喘鸣，可能需要行气管造口术。

2. 关节外表现 类风湿关节炎是一种全身性的疾病，除关节病变外，可累及全身，如肌无力、皮肤红斑、角膜炎、巩膜炎、脉管炎和心、肺、肾等器官的炎症和功能损害。此外，还可能导致神经系统和血液系统的病变。

三、辅 助 检 查

（一）实验室检查

1. 血常规 病史较长或病情较重者，红细胞和血红蛋白有轻度或中度降低，贫血多数为正细胞色素型。

2. 血沉和C反应蛋白（CRP） 这两项检查是RA的非特异性指标，可作为判断其活动程度和病情缓解的指标，活动期升高，缓解期降低。

3. 类风湿因子（RF） 一种以IgG Fc片段为靶抗原的自身抗体，可分为IgG、IgA、IgM、IgD及IgE五个亚型。目前常用的凝集法检测的是IgM，RF>1∶1.6为阳性。75%的患者中可检测到RF阳性，且滴度在1∶80以上。

4. 核抗原抗体（抗RANA抗体） 近来发现RA协同核抗原抗体阳性是诊断类风湿关节炎的一项有力证据，阳性率在15%左右。

5. 抗环瓜氨酸肽抗体（Anti-CCP） 抗环瓜氨酸肽抗体（抗CCP）酶联免疫吸附测定在早期关节炎是一个很好的检测指标。目前认为抗CCP抗体对RA诊断敏感性为50%~78%，特异性为96%，早期患者阳性率可达80%。抗CCP抗体阳性患者比抗体阴性的患者易发展成为影像学能检测到的骨关节损害。

（二）影像学检查

RA的早期表现为关节周围的软组织肿胀，关节附近轻度骨质疏松，随后出现关节间隙狭窄、关节破坏、关节脱位或融合。磁共振成像（MRI）是目前检测关节及软组织破坏程度的最好方法，可早期发现关节、软组织及软骨等的破坏。

四、诊断与鉴别诊断

（一）诊断

类风湿关节炎的诊断主要依靠临床症状，典型表现为多关节的疼痛、僵硬、肿胀。目前被广泛接受的诊断标准是由美国风湿病协会在1987年制定的。诊断标准如下。

1. 晨僵至少1小时，持续至少6周。

2. 至少有3个或3个以上的关节肿胀持续至少6周。

3. 腕关节、掌指关节或近侧指间关节肿胀6周或以上。

4. 对称性关节肿胀。

5. 手的 X 线片应具有典型的类风湿关节炎改变而且必须包括糜烂和骨质脱钙。

6. 类风湿结节。

7. 类风湿因子阳性。

具备上述 4 项即可确诊。

2010 年,美国风湿病学会(ACR)和欧洲抗风湿病联盟(EULAR)提出了新的 RA 分类标准和评分系统(表 12-1),6 分以上可以确诊 RA,小于 6 分目前不能确诊,但有可能在将来满足诊断标准,需密切观察。

表 12-1 2010 年 ACR/EULAR 的 RA 分类标准

项目	评分	项目	评分
关节受累情况(0~5 分)		RF 或抗 CCP 抗体低滴度阳性	2 分
1 个中到大关节	0 分	RF 或抗 CCP 抗体高滴度阳性	3 分
2~10 个中到大关节	1 分	急性期反应物(0~1 分)	
1~3 个小关节	2 分	CRP 和 ERS 均正常	0 分
4~10 个小关节	3 分	CRP 或 ERS 异常	1 分
超过 10 个小关节	5 分	症状持续时间(0~1 分)	
血清学(0~3 分)		<6 周	0 分
RF 和抗 CCP 抗体均阴性	0 分	≥6 周	1 分

注:受累关节指、趾关节肿胀疼痛,小关节包括:掌指关节、近端指间关节、第 2~5 跖趾关节、腕关节,不包括第一腕掌关节、第 1 跖趾关节和远端指间关节;大关节指肩、肘、髋、膝和踝关节。血清学高滴度阳性指>3 倍正常值

(二) 鉴别诊断

类风湿关节炎应与以下疾病进行鉴别。

1. **脊椎关节病** 强直性脊柱炎、银屑病关节炎、赖特综合征等。
2. **感染性疾病** 急性风湿热、细菌性心内膜炎、淋病性关节炎、莱姆病、病毒感染等。
3. **代谢性疾病** 甲状腺疾病引起的关节炎、痛风、假性痛风等。
4. **结缔组织病** 急性复发性血清阴性对称性滑膜炎、皮肌炎、风湿性多肌痛、硬皮病、多肌炎、系统性红斑狼疮等。
5. **其他** 淀粉样变形、血管免疫母细胞淋巴结病、口服避孕药引起的关节炎、结节病等。

五、治　疗

目前尚无针对类风湿关节炎的特效治疗方法,治疗目的是保持关节结构和功能完整性,预防关节外表现,延缓病情进展,减少残疾发生,提高患者的生活质量。

(一) 一般治疗

1. 适当休息,加强营养。

2. 加强锻炼,保持关节结构和功能的完整。过度限制关节的活动可导致失用性退变,加速关节强直,因此,在病情稳定后应逐渐增加活动,维护关节功能。

(二) 药物治疗

1. **非甾体消炎药(NSAIDs)** 治疗 RA 常见的有布洛芬、萘普生、双氯酚酸、塞来昔布、

依托考昔等(详见第四章),NSAIDs 虽能减轻 RA 的症状,但不能改变病程和预防关节破坏,须与 DMARDs 联合应用。

2. 缓解病情抗风湿药（DMARDs）　该类药物较 NSAIDs 发挥作用慢,临床症状的明显改善需 1~6 个月,故又称慢作用药,虽不具备即刻止痛和抗炎作用,但有改善和延缓病情进展的作用,一般首选甲氨蝶呤(MTX)。用该类药物应定期查血常规、肝功能、肾功能等。常用的有以下几种。

(1) 甲氨蝶呤(MTX):常用剂量为每周 7.5~15mg,个别重症患者可以酌情加大剂量。

(2) 柳氮磺吡啶(SASP):一般服用 4~8 周后起效,从小剂量逐渐加量,有助于减少不良反应。使用方法:每日 250~500mg 开始,之后每日增加 500mg,直至每日 2.0g,如疗效不明显,可增至每日 3.0g。

(3) 来氟米特(LEF):剂量为 10~20mg/d。因有致畸作用,故孕妇忌服。

(4) 环磷酰胺(CTX):较少用于 RA,在多种药物难以缓解病情的特殊情况下可酌情试用。

(5) 氯喹和羟氯喹:前者每日 0.25g,1 次顿服。后者每日 0.2~0.4g,分 2 次服用。长期服用可出现视物盲点,眼底有"牛眼"样改变,故每 6~12 个月需作眼底检测,个别患者会出现心肌损害。

3. 糖皮质激素　能迅速减轻关节疼痛、肿胀,在关节炎急性发作,或伴有心、肺、眼和神经等器官受累的重症患者,可给予短效激素,其剂量依据病情严重程度而调整。小剂量糖皮质激素(每日泼尼松 10mg 或等效其他激素)可缓解多数患者的症状。关节腔内注射激素有利于减轻关节炎症状,但应严格掌握适应证和剂量。

4. 中药制剂　雷公藤总苷 30~60mg/d,分 3 次饭后服,主要不良反应是性腺抑制,导致精子生成减少,男性不育和女性闭经。白芍总苷每次 600mg,每日 2~3 次。不良反应少,可见大便次数增多、轻度腹痛、食欲缺乏等。

5. 生物制剂　是目前治疗 RA 快速发展的治疗方法,疗效显著,包括 TNT-α 拮抗药、IL-1 拮抗药、IL-6 拮抗药、CD20 单克隆抗体、细胞毒 T 细胞活化抗原-4(cytotoxic T lymphocyte activation antigen-4,CTLA-4)抗体等。目前常用的是 TNT-α 拮抗药、IL-6 拮抗药。肿瘤坏死因子(tumour necrosis factor,TNF-α)是一种促炎症细胞因子,主要由活化的单核细胞和巨噬细胞产生,少量由 T 细胞产生。TNT-α 具有介导炎症反应和免疫调节作用,其效应包括促使淋巴细胞活化,成纤维细胞增生。对细胞因子、趋化因子、前列腺素、金属蛋白酶也有影响。目前临床常用的有依那西普、英利昔单抗、阿达木单抗、阿那白滞素。

(三) 外科治疗

RA 患者经内科积极正规治疗或药物治疗,病情仍不能控制,为防止关节的破坏、纠正畸形、改善生活质量,可考虑手术治疗。

(四) 心理和康复治疗

由于长期疼痛,正常活动功能受到严重影响,失去工作能力,经济损失,甚至生活不能自理等,给患者带来很大的精神压力,因此在合理的药物治疗的同时,还应该注意加强心理治疗。缓解期患者应多进行运动锻炼,恢复体力,并在康复科医师指导下进行治疗。

第二节　纤维肌痛综合征

纤维肌痛综合征(fibromyalgia syndrome,FMS)是关节外风湿病的一种临床表现,是一种广泛的慢性疼痛,多重症状的疾病,包括疲劳、失眠、认知障碍、抑郁发作等。常见的紊乱包括慢性疲劳综合征、过敏性肠综合征、过敏性膀胱综合征、间质性膀胱炎、颞颌关节紊乱。女性比男性更易患疼痛紊乱。

一、病　　因

纤维肌痛综合征的病因及发病机制目前尚不完全清楚,可能与以下因素有关。

(一)精神压力

压力反应主要由促肾上腺皮质激素系统调节。应激和环境压力可以影响压力反应。长时间的脑力劳动或体力劳动、繁重的工作任务、沉重的家庭负担可能导致疼痛或其他躯体症状。长期暴露在多压力源环境中,会导致后续的躯体症状或生理心理后遗症。

(二)神经-内分泌异常

有研究发现部分纤维肌痛综合征患者的下丘脑-垂体-肾上腺(HPA)轴和交感神经系统发生改变,且心律变异性失常患者更易患纤维肌痛综合征。

(三)免疫功能异常

部分患者具有外周炎症过程和免疫功能的失调,主要表现在自然杀伤细胞活性下降、T辅助细胞数增加、T抑制细胞数正常,对患者皮肤免疫反应物沉积的检查中发现,12%～100%的患者表皮及真皮连接处发现 IgG、IgM 沉积。

(四)行为与心理因素

行为和心理因素可能在很多纤维肌痛综合征患者症状的表现上发挥作用。在纤维肌痛综合征患者中,精神病共患率估计可能高达30%～60%,抑郁和焦虑症是最常见的并存症,积极的心理和认知因素可能是缓解导致疼痛和其他纤维肌痛症状的神经生物因素。

二、临床表现

(一)共同表现

FMS 患者常有焦虑、抑郁、感觉异常、主观肿胀、肠道刺激症状、雷诺现象、精神变化等,25%以上的患者会有上述症状中的任何一项,以感觉异常、主观肿胀为最常见。

(二)广泛性疼痛和压痛

全身广泛疼痛是所有纤维肌痛综合征患者均具有的临床症状。主要位于中轴骨(颈、前胸、背及腰部)及肩胛部等处,其次为膝、头、肘、踝、足、腕、臀、大腿和小腿。广泛性压痛点为患者具有的另一临床症状,这些压痛点存在于肌肉、肌腱及其他组织中,一般对称性分布。

(三)特异性表现

大部分患者存在特异性表现,主要有以下几方面。

1. **睡眠异常**　约有90%的患者伴有睡眠障碍,表现为失眠、易醒、多梦、醒后疲劳及精神差。

2. 疲劳 55%～100%的患者有该症状,甚至感到"疲劳得不想做事"。

3. 晨僵 有76%～91%的患者出现晨僵现象,与睡眠及疾病的活动性有关。

三、辅助检查

一般实验室检查没有异常。也有报道纤维肌痛综合征患者IL-2增高,也有发现5-羟色胺含量减少。

四、诊断与鉴别诊断

(一) 诊断标准

1990年,美国风湿病学会提出的纤维肌痛综合征的分类标准如下。

1. 持续3个月以上的全身性疼痛,身体的左右侧、腰的上下部及中轴骨骼(颈椎或前胸或胸椎或下背部)等部位同时疼痛时才认为是全身性疼痛。

2. 用拇指按压(按压力约为4kg)身体左右同一解剖部位18个(9对)压痛点中至少有11个出现疼痛。这18个(9对)压痛点部位是:

(1) 枕骨下肌肉附着处;

(2) 斜方肌上缘中点;

(3) 第5～7颈椎横突间隙的前面;

(4) 冈上肌起始部,肩胛棘上方近内侧缘;

(5) 肱骨外上髁远端2cm处;

(6) 第2肋骨与软骨交界处,恰在交界处外侧上缘;

(7) 臀上象限,臀前皱襞处;

(8) 大粗隆后方;

(9) 膝内侧脂肪垫关节褶皱线的近侧。

同时具有上述2项条件者,可诊断为纤维肌痛综合征,其敏感性为88.4%,特异性为81.1%。

(二) 鉴别诊断

纤维肌痛综合征应与精神性风湿痛、慢性疲劳综合征、风湿性多肌痛、类风湿关节炎、肌筋膜疼痛综合征等疾病鉴别。

五、治 疗

(一) 患者教育

对患者进行合适的教育可改善疼痛、睡眠和疲劳,增强自信心,提高生活质量,并帮助患者获得控制疼痛和疲劳的自信心,在治疗过程中发挥主观能动性。

(二) 体育锻炼

有氧锻炼可改善FMS患者的症状、功能及体力,增强自信。锻炼应循序渐进,不应突然增大运动量,过度的锻炼反而可使疼痛和疲劳加重,进而使患者的依从性差。

（三） 药物治疗

1. 抗抑郁药 抗抑郁药是一部分纤维肌痛综合征患者最有效的药物。常用阿米替林 10～50mg，睡前 1～3 小时口服，每晚 1 次。阿米替林可明显改善患者的疼痛、睡眠障碍及总体感觉，而对疲劳、压痛和僵硬改善不明显。氟西汀（商品名百忧解），每日上午 10～40mg 口服，最大量不超过 80mg/d；文拉法辛每日 37.5～75mg 口服，可在一定程度上改善睡眠和焦虑症状。其他尚有西酞普兰（citalopram）、帕罗西汀（paroxetine）、米那普仑（milnacipran）和度洛西汀（duloxetine），均对 FMS 有效。

2. 抗惊厥药 加巴喷丁（gabapentin）可明显减轻患者的疼痛、抑郁和焦虑，开始时可睡前口服 300mg，数周后增大到 600mg，每日 3 次，最大量可达 3600mg/d。另一种抗惊厥药噻加宾（tiagabine）可促进慢波睡眠，有助于控制疼痛。其他还有普瑞巴林（pregabalin）等。

3. 中枢性骨骼肌肉松弛剂 中枢性骨骼肌肉松弛药环苯扎珠（cyclobenzaprine）在结构上与三环类抗抑郁药相似，单一使用无效，与选择性 5-羟色胺再摄取抑制药如氟西汀合用可治疗 FMS。每日剂量为 20～40mg，分 2～4 次口服，每周递增 10mg/d，最大剂量不超过 60mg/d，可能有效的还有巴氯芬（baclofen）等。

4. α₂肾上腺素能受体激动药 可乐定和盐酸替扎尼定（tizanidine）等。可乐定 0.1mg 口服，每日 3 次，可缓解患者的疼痛。与三环类抗抑郁药和 β 受体阻断药有药物相互作用。慎用于脑血管病、冠状动脉供血不足、窦房结功能异常和肾损害者。

5. 镇痛药及非甾体消炎药 非甾体消炎药和其他止痛药物主要适合于有轻至中度外周伤害性疼痛的 FMS 患者，对 FMS 的中枢性变异性疼痛几乎无效，不适合于治疗原发性 FMS。对难以缓解中至重度疼痛的 FMS 患者可考虑使用阿片类药物。这类药物包括曲马多、可卡因、美沙酮、羟考酮和芬太尼等。

6. 镇静催眠药 在 FMS 中使用最为广泛的是苯二氮䓬类药，包括阿普唑仑（甲唑安定，alprazolam）、替马西泮（temazepam）、地西泮（benzodiazepines）、艾司唑仑（estazolam）、劳拉西泮（lorazepam）、氯硝西泮（clonazepam）和氯氮䓬（chlordiazepoxide）等。

（四） 其他治疗

有些患者在药物治疗的同时，可行星状神经节阻滞、外周神经阻滞、痛点阻滞、超激光治疗、经皮神经电刺激、针灸等，有一定疗效。

第三节　肌筋膜疼痛综合征

肌筋膜疼痛综合征（myofascial pain syndrome，MPS）是一种常见的与软组织损伤或发育不良有关的局部慢性疼痛综合征。其特征是在机体不同部位的肌肉和筋膜内出现多个扳机点（trigger points，TP）和肌肉紧张，且扳机点对刺激敏感，容易出现局部疼痛和牵涉痛。MPS 可见于任何年龄段，以中年人居多，其发病率可达 30%～93%。患者持续疼痛，随着年龄的增长，躯体活动范围减小。此外，MPS 和 TP 还可引起慢性头痛，颈项、肩膀和背部疼痛。

一、病　因

本病发病机制尚未明确，肌筋膜触发点的病理生理学亦未明确，多种形态学改变、神经递质、感觉神经功能、电生理功能和运动神经损伤可能与其发病机制有关。

（一）形态学改变

肌筋膜扳机点的区域内可见僵硬度明显升高。

（二）神经递质改变

活跃扳机点内可见高水平神经肽（例如 P 物质和降血钙素基因相关多肽）、儿茶酚胺（例如肾上腺素）和促炎症细胞因子（例如肿瘤坏死因子 α、白细胞介素-1β、白细胞介素 6 和白细胞介素 8）。

（三）感觉神经功能异常

牵涉痛扩散、对疼痛刺激超敏（痛觉过敏）和对非疼痛刺激超敏（异常性疼痛）、机械性疼痛敏感、机械性敏化的交感神经增强、局部和牵涉痛的增强以及衰减的皮肤血流响应。

（四）电生理异常

有些研究发现因终板电位升高和肌筋膜触发点中乙酰胆碱过量释放而引起自发电活动，异常活动与运动终板功能失调和交感神经调制有关。

（五）运动神经损伤

肌筋膜扳机点可诱导正常肌肉激活模式改变并导致运动功能失调。

二、临 床 表 现

（一）局部肌肉痛

患部出现慢性持续性酸胀痛或钝痛，疼痛呈紧束感或重物压迫感，腰、背、骶、臀、腿、膝、足底、颈、肩、肘或腕等均可发生。

（二）缺血性疼痛

局部受凉或全身疲劳、天气变冷会诱发或加重疼痛，深夜睡眠中会痛醒，晨起患部僵硬疼痛，活动后减轻。但长时间工作后或傍晚时加重，当长时间不活动或活动过度甚至情绪不佳时也可加重疼痛。

（三）固定压痛点或扳机点

体检时发现患者一侧或局部肌肉紧张、痉挛、隆起、挛缩或僵硬，出现小结节和条索状硬物，条索状硬物受刺激时出现颤动，触摸扳机点时出现牵涉痛，肌肉或邻近关节活动受限。

此外，可能有局部或邻近部位的损伤史。

三、诊断与鉴别诊断

（一）诊断

肌筋膜疼痛综合征的诊断依据临床症状和体征，目前缺乏公认的辅助检查指标。国内尚无诊断标准，美国对肌筋膜疼痛综合征的诊断标准如下。

1. 肌腱的附着点或肌腹上有固定疼痛区和压痛点。按压痛点可引发区域性的不按神经根感觉分布的分散痛。

2. 气温降低或疲劳时疼痛加重。

3. 增加肌肉血流的治疗可使疼痛减轻。

4. 排除局部占位性或破坏性病变。

（二）鉴别诊断

MPS 需与风湿性多肌痛、慢性疲劳综合征、纤维肌痛综合征、类风湿关节炎、恶性肿瘤等相鉴别。MPS 与纤维肌痛综合征的临床表现有许多相似之处,应仔细加以鉴别(表 12-2)。

表 12-2　肌筋膜疼痛综合征与纤维肌痛综合征的临床区别

肌筋膜疼痛综合征	纤维肌痛综合征	肌筋膜疼痛综合征	纤维肌痛综合征
男：女 = 1：1	男：女 = 1：7	触痛部位集中	触痛部位弥散
有扳机点	有触痛区域	明显的牵涉痛区域	不适感,广泛性疼痛
伸展范围减小	伸展范围增大	扳机点注射效果显著	扳机点注射效果一般

四、治　疗

（一）一般治疗

注意休息、保暖、戒烟酒、适当的体育锻炼等。

（二）病因治疗

祛除病因,如抗类风湿、抗炎、瘢痕松解等。

（三）改善患部血液循环

可采用伸展运动、按摩、热疗(红外线、激光、拔火罐、针灸)、超声振动疗法、神经阻滞或神经节阻滞等方法改善患部血供,有效但不能痊愈,复发率高。

（四）消除扳机点

应用微创技术松解局部粘连,可防止 MPS 复发和加重,远期效果好。微创治疗技术包括急性期疼痛局部注射,慢性期疼痛局限的可采用小针刀做硬结松解,疼痛范围广可行密集型温热银质针松解、射频热凝松解等。

（五）抗抑郁治疗

对于慢性长期疼痛的患者可给予抗抑郁药,这些药物包括三环类抗抑郁药、选择性 5-羟色胺再摄取抑制药及 5-羟色胺及去甲肾上腺素再摄取抑制药等抗抑郁药。

第四节　强直性脊柱炎

强直性脊柱炎(ankylosing spondylitis,AS)是一种慢性、进行性疾病,主要累及骶髂关节、脊柱骨突、脊柱旁软组织及外周关节。严重者可完全丧失劳动能力。临床表现以腰部疼痛、僵硬、不适最为常见,关节间断性疼痛并伴有明显僵直,多数患者伴有腰部僵硬感,以晨起僵硬和久坐后僵硬为重,经过轻度活动或热水浴后可减轻。多见于青少年,患病率在0.3%左右。男女比为5∶1。

一、病　　因

大多数强直性脊柱炎患者(90%~95%)和其他形式的脊柱关节病患者(50%~75%)包括反应性关节炎(ReA)、银屑病相关脊柱关节病、炎症性肠病相关脊柱关节病、急性前葡萄膜炎HLA-B27阳性,而常人仅7%~8%出现HLA-B27阳性。HLA-B27阳性使得强直性脊柱炎易感性提高20%~40%,而且直接参与发病,但是单独作用不会发病。只有不到5%的HLA-B27阳性AS患者不具有家族史。

强直性脊柱炎的病因尚未完全明确,目前认为与下列因素有一定关系:

(一) 基因因素

本病发病与遗传因素有密切关系,强直性脊柱炎的HLA-B27阳性率高达90%~96%,家族遗传阳性率达23.7%。类风湿者其家族的发病率为正常人的2~10倍,而强直性脊柱炎家族的发病率为正常人的30倍。

(二) 感染因素

泌尿生殖系感染是引起本病的重要因素之一,盆腔感染经淋巴途径播散到骶髂关节再到脊柱,还可扩散到大循环而产生全身症状及周围关节、肌腱和眼色素膜的病变。

(三) 内分泌失调或代谢障碍

由于类风湿关节炎多见于女性,而强直性脊柱炎多见于男性,故认为内分泌失调与本病有关。但利用激素治疗类风湿关节炎并未取得明显效果,激素失调与本症的关系也没有得到肯定。肾上腺皮质功能亢进的患者患类风湿关节炎或强直性脊柱炎的概率无明显增加或减少。

(四) 其他因素

年龄、体质、营养状况、气候、水土、潮湿和寒冷,其他包括外伤、甲状旁腺疾病、上呼吸道感染、局部化脓感染等,可能与本病有一定关系。

二、临床表现

本病起病隐袭,进展缓慢,全身症状较轻。早期常有下背痛和晨起僵硬,活动后减轻,并可伴有低热、乏力、食欲减退、消瘦等症状。

(一) 关节病变

强直性脊柱炎大多数首先侵犯骶髂关节,以后上行发展至颈椎。

1. **骶髂关节炎**　约90%的强直性脊柱炎患者最先表现为骶髂关节炎。表现为反复发作的腰痛,腰骶部僵硬感,间歇或两侧交替出现腰痛和两侧臀部疼痛,可放射至大腿,无阳性体征,直腿抬高试验阴性。但直接按压或伸展骶髂关节可引起疼痛。

2. **腰椎病变**　腰椎受累时,多数表现为下背部和腰部活动受限。腰部前屈、侧弯和转动均可受限。体检可发现腰椎棘突压痛,腰椎旁肌肉痉挛;后期可有腰肌萎缩。

3. **胸椎病变**　胸椎受累时,表现为背痛、前胸和侧胸痛,最终发展成驼背畸形。如肋椎关节、胸骨柄体关节、胸锁关节及肋软骨间关节受累时,则呈束带状胸痛,胸廓扩张受限,吸气、咳嗽或打喷嚏时胸痛加重。严重者胸廓保持在呼气状态,胸廓扩张度较正常人降低50%以上,因此只能靠腹式呼吸辅助。由于胸腹腔容量缩小,造成心肺功能和消化功能障碍。

4. 颈椎病变 少数患者首先表现为颈椎炎,先有颈椎部疼痛,沿颈部向头部、臂部放射。头部活动明显受限,常固定于前屈位,不能上仰、侧弯或转动。严重者仅能看到自己足尖前方的小块地面,不能抬头平视。

5. 周围关节病变 约半数强直性脊柱炎患者有短暂的急性周围关节炎,约25%有永久性周围关节损害。一般多发生于大关节,下肢多于上肢。此外,耻骨联合亦可受累。

(二) 关节外表现

强直性脊柱炎可侵犯全身多系统,并伴发多种疾病。

1. 心脏病变 以主动脉瓣病变较为常见,当病变累及冠状动脉时可发生心绞痛。少数发生主动脉瘤、心包炎和心肌炎。

2. 眼部病变 25%的强直性脊柱炎患者出现结膜炎、虹膜炎、眼色素层炎或葡萄膜炎,与脊柱炎的严重程度无关,有周围关节病者常见,少数可先于脊柱炎发生。

3. 肺部病变 少数强直性脊柱炎患者后期可并发上肺叶斑点状不规则的纤维化病变,表现为咳痰、气喘,甚至咯血,并可能伴有反复发作的肺炎或胸膜炎。

4. 神经系统病变 由于脊柱强直及骨质疏松,易使颈椎脱位和发生脊柱骨折,而引起脊髓压迫症;如发生椎间盘炎则引起剧烈疼痛;强直性脊柱炎后期可侵犯马尾,导致马尾综合征,表现为下肢或臀部神经根性疼痛。

5. 肾及前列腺病变 与反应性关节炎相比,强直性脊柱炎极少发生肾功能损害,但有发生 IgA 肾病的报告。

三、辅 助 检 查

(一) 实验室检查

白细胞计数正常或稍高,血沉增快,类风湿因子阴性,C 反应蛋白、γ-球蛋白、IgG、IgA、C3 升高,轻度贫血。50%的患者碱性磷酸酶和血清肌酸激酶升高。90%的患者 HLA-B27 阳性,但一般不依靠 HLA-B27 来诊断强直性脊柱炎,HLA-B27 不作为常规检查。

(二) 影像学检查

X 线检查对 AS 的诊断有极为重要的意义,98% ~100%的病例早期即有骶髂关节的 X 线改变,是本病诊断的重要依据。骨盆正位像提示骶髂关节炎的 5 个等级:0 级,正常;Ⅰ级,可疑改变;Ⅱ级,关节有微小的局限性侵蚀、硬化;Ⅲ级,中度或进展性骶髂关节炎,关节侵蚀、硬化,间隙增宽或部分强直;Ⅳ级,严重异常,完全性关节强直,X 线提示脊柱呈竹节样改变。早期 X 线检查阴性时,可行放射性核素扫描、CT 和 MRI 检查,以早期发现对称性骶髂关节病变。目前认为,MRI 检查是早期发现骶髂关节和脊柱炎炎症损害最敏感的方法。

四、诊断与鉴别诊断

(一) 诊断

诊断主要依靠临床表现和影像学证据。常用 1984 年修订的纽约标准。内容如下。

1. 临床标准

（1）腰痛、晨僵 3 个月以上，活动改善，休息无改善。

（2）腰椎额状面和矢状面活动受限。

（3）胸廓活动低于相应年龄、性别的正常人。

2. 影像学标准 骶髂关节炎，双侧 ≥ Ⅱ 级或单侧 Ⅲ-Ⅳ 级。Ⅱ 级为轻度异常，可见局限性侵蚀、硬化，但关节间隙正常。Ⅲ 级为明显异常，存在侵蚀、硬化、关节间隙增宽或狭窄、部分强直等 1 项或 1 项以上改变。Ⅳ 级为严重异常，即完全性关节强直。

符合影像学标准和 1 项及 1 项以上临床标准者可诊断为强直性脊柱炎；符合 3 项临床标准或符合影像学标准而不伴任何临床标准者可能为强直性脊柱炎。

（二）鉴别诊断

临床上应与腰骶关节劳损、骨性关节炎、Forestier 病（老年性关节强直性骨肥厚）、结核性脊椎炎、类风湿关节炎、肠病性关节病、Reiter 综合征和银屑病关节炎、肿瘤等相鉴别。

五、治 疗

强直性脊柱炎目前尚无根治的方法，其治疗目的在于控制炎症，缓解症状；防止脊柱、髋关节僵直畸形或保持最佳的功能位置；避免治疗的副作用。关键在于早期诊断、早期治疗，采取综合措施进行治疗。

（一）一般治疗

1. 患者教育 对患者进行该病知识的教育并调动其积极性、与医师密切配合，同时帮助患者了解药物的作用和可能产生的副作用，并指导患者用药，以免发生不必要的用药中断或不良后果；指导患者戒烟，注意姿势和保证脊柱最佳功能位置。

2. 康复体疗 要想取得满意的疗效，在最大限度地保持关节功能、用药的同时，必须配合相应的康复体疗措施。患者应常做深呼吸、扩胸、屈膝、屈髋、弯腰和转头、转体等运动，以保持正确的生理姿势，切忌长久卧床，不愿活动，否则只能使病情加重。

（二）药物治疗

1. 非甾体消炎药（NSAIDs） NSAIDs 可改善脊柱或是外周关节疾病的症状。所有 NSAIDs 均可减缓疼痛（后背痛、骶髂关节痛、外周关节炎引发的疼痛和间或出现的足跟痛）和僵硬感。但 NSAIDs 对骨性强直的进展过程无影响。

2. 缓解病情的药物

（1）柳氮磺吡啶：1.0g，每日 2 次，可改善强直性脊柱炎患者的晨僵时间、程度及腰痛程度以及血清 IgG 水平。

（2）甲氨蝶呤：每周 7.5～15mg，口服或静注，改善患者的临床症状，改善 ESR。

（3）沙利度胺（thalidomide）：200mg/d，主要通过调节致炎因子基因，如肿瘤坏死因子 α、IL-1β、IL-6、MIP 等的表达而发挥作用。

3. 生物制剂 目前发现，肿瘤坏死因子（tumour necrosis factor，TNF-α）治疗 AS 较 RA 更为有效，临床上常用的有依那西普（etanercept）、英利昔单抗（infliximab）、阿达木单抗（adalimumab）等。

4. 糖皮质激素 只有当强直性脊柱炎患者有严重关节炎症状、明显关节腔积液，以及内脏器官受累、严重血管炎等危重现象，才考虑用激素，但宜小剂量，疗程不宜长，一旦有效，尽早撤减。

5. 注射疗法 顽固性肌腱端病和持续性滑膜炎时，可对局部关节或肌腱行糖皮质激素注射治疗,有较好的临床疗效。

6. **物理治疗** 一般可采用热疗,如热水浴、水盆浴或矿泉、温泉浴等,以增加局部血液循环,使肌肉松弛,缓解疼痛,有利于关节活动,保持正常功能,防止关节畸形。

7. **手术治疗** 已发生关节畸形并达半年以上者,可根据具体情况手术治疗,如肌腱松解术、滑膜切除术、关节融合术、关节成形术及关节置换术等。

六、预　后

强直性脊柱炎病程进展差异很大,自发缓解和加重交替出现,一般预后较好,有自限性。少数患者早期出现严重残疾,髋关节受累及颈椎完全强直。轻型患者的存活期和一般人群无差别,当并发脊柱骨折、心血管系统受累、肾淀粉样变性及其他严重并发症,会使某些患者的生存期缩短。大多数患者的功能丧失发生在发病的头 10 年内,病程大于 20 年,80% 的患者仍有疼痛与僵硬,60% 以上的患者需要药物治疗,85% 的患者预后较好,即使发生严重畸形或造成残疾,经手术治疗,生活仍能自理。

第五节　痛　风

痛风(gout)是长期嘌呤代谢紊乱和(或)尿酸排泄减少所致的一组代谢性疾病。痛风的临床特点为高尿酸血症、反复发作的急性关节炎、痛风石形成、痛风石性慢性关节炎和关节畸形,累及肾脏引起慢性间质性肾炎和肾结石等。

一、病因及发病机制

痛风可分为原发性和继发性两大类。原发性痛风其病因及发病机制至今尚未完全明确,与以下因素有关。

(一) 嘌呤代谢紊乱导致尿酸生成增加

次黄嘌呤鸟嘌呤磷酸核糖转换酶(HGPRT)缺陷及莱-尼(Lesch-Nyhan)综合征、磷酸核糖焦磷酸(PRPP)合成酶活性增高、溶血、骨髓增生性疾病、红细胞增多症、银屑病、Paget 病,糖原累积症(Ⅲ、Ⅴ、Ⅶ型)、横纹肌溶解症、剧烈运动、饮酒、肥胖、富含嘌呤的食物均可导致尿酸盐生成过多。

(二) 尿酸排泄减少

是该病发病的主要机制,由此因素致病者占发病患者总数的 90% 左右。肾功能不全、多囊肾、尿崩症、高血压、酸中毒(乳酸性、糖尿病酮症、饥饿性酮症)、铍中毒、结节病、铅中毒、甲状腺功能减退症、甲状旁腺功能减退症、妊娠高血压疾病、Batter 综合征、Down 综合征、小剂量阿司匹林、利尿药、乙醇(酒精)、左旋多巴、乙胺丁醇、吡嗪酰胺、烟酰胺、环孢素(环孢菌素 A)均可导致尿酸盐排出过少。

(三) 混合因素

葡萄糖-6-磷酸酶及果糖-1-磷酸醛缩酶缺陷、乙醇、休克等因素既可引起尿酸盐生成过多,又可使尿酸盐排出减少。

（四）环境因素

痛风发病具有明显的年龄特征,但原发性痛风以中年人最为多见,40~50岁是发病的高峰,男女患病率之比约为20:1。此外,痛风发病还与种族、饮食结构、精神因素、高血糖、高胰岛素血症及高三酰甘油等相关。

（五）遗传因素

原发性痛风患者中,有10%~25%有阳性家族史,故认为原发性痛风是性染色体显性遗传。

（六）基因学

痛风和高尿酸血症属于复杂的多基因遗传病。基因相关因素在痛风的发病中起到一定作用。如与尿酸合成增多相关的基因有 HPRT 基因和 PRS 基因;与尿酸排泄减少相关的基因有人尿酸盐转运体(hUAT)基因等。

二、临床表现

痛风的发展有四个阶段:无症状高尿酸血症、痛风急性发作、痛风发作间期和慢性痛风石性痛风。各阶段的临床表现如下。

（一）无症状高尿酸血症

许多患者在第一次痛风发作之前高尿酸血症已存在多年,甚至有可能终身不出现症状,称为无症状高尿酸血症,只有在发生关节炎时才称为痛风。最终有5%~12%的高尿酸血症患者表现为痛风发作。

（二）痛风急性发作

痛风首次发作通常是在单关节,但严重的多关节痛风也可以是这种疾病的首发表现。大约半数的患者,第一跖趾关节是第一个痛风发作的关节,多在夜间尤其是凌晨1~2点突然发生,表现为急性关节炎症状,受累关节及周围软组织出现红、肿、热、痛,且疼痛剧烈,伴明显触痛,同时可伴有头痛、发热、白细胞计数增高等全身症状。刚开始痛风可能会间隔几个月或几年发作一次,但往往随着时间的推移发作更频繁,持续时间更长,并涉及多个关节。男性大多在40~60岁开始痛风发作。四季均可发病,但以春秋季为多。

（三）痛风发作间期

痛风第一次发作消退后开始进入痛风发作间隙期,在这个时期,关节可恢复正常。

（四）慢性痛风石性痛风

痛风石在严重的高尿酸血症间期形成。痛风石易发生在特定区域,如鹰嘴、远端指(趾)间关节、腕关节等,病程越长,形成痛风石的机会越多。痛风石外观为大小不一的隆起的黄白色赘生物,位于皮肤菲薄部位的痛风石容易破溃形成瘘管,可有白色粉末状尿酸结晶排出,瘘管周围组织呈慢性肉芽肿,不易愈合。尿酸盐沉积在关节内,可造成关节骨质及软骨的破坏,关节出现疼痛、肿胀、僵直、畸形,关节功能受损,形成痛风石性慢性关节炎。

（五）肾脏病变

约 40% 的长期患者可出现肾脏损害,主要表现如下。

1. 痛风性肾病　尿酸盐结晶后可沉积于肾组织形成间质性肾炎,临床上可表现为肾区疼痛、蛋白尿、镜下血尿,最后可发展成尿毒症。

2. 急性梗阻性肾病　血、尿尿酸盐突然明显增高,可形成大量尿酸盐结晶,这些结晶沉积于肾小管、集合管、肾盂、输尿管,造成尿路梗阻,表现为少尿、无尿、急性肾衰竭。

3. 尿酸性尿路结石　由于尿酸盐浓度增高沉积形成尿路结石,可引起肾绞痛、血尿、肾盂肾炎、肾积水等。

（六）皮肤病变

痛风的皮肤病学特征包括结节痛风石、排泄痛风石、慢性溃疡,以及脂膜炎等。

三、辅 助 检 查

1. 血尿酸测定　目前国内外普遍采用尿酸酶法测定,特异性较高。血尿酸值在我国正常男性为 $178 \sim 416 \mu mol/L(3 \sim 7mg/dl)$,正常女性为 $148.5 \sim 356 \mu mol/L(2.5 \sim 6mg/dl)$。未经治疗的痛风患者血尿酸多数升高,继发性较原发性痛风升高更为明显。

2. 尿尿酸测定　尿尿酸是反映肾小管对尿酸的重吸收和分泌功能的一项指标,在临床上可用于判断高尿酸血症是由于尿酸生成过多还是尿酸排泄减少,或是两者兼有。在进食低嘌呤饮食 5 天后,正常人 24 小时尿尿酸应小于 600mg,或常规饮食 24 小时尿尿酸应小于 1000mg。如果血尿酸升高,而 24 小时尿尿酸小于 600mg,则为尿酸排泄不良型,否则可能是产生过多型,区别两者对治疗有一定价值。

3. 关节滑液检查　痛风性关节炎患者的滑液量增多,外观呈白色而不透亮,黏性低,白细胞计数常超过 $50×10^9/L$,中性粒细胞比例超过 75%。最具特征性的是在偏光显微镜下,可见到被白细胞吞噬的或游离的尿酸盐结晶,该结晶呈针状,并有负性双折光现象,这一现象在关节炎急性期的阳性率为 95%。

4. 组织学检查　对于可疑的痛风石组织,可做活检。

5. X 线检查　早期急性关节炎时,仅受累关节周围软组织肿胀。反复发作时,可在软组织内发现不规则团块状致密影,即痛风结节。在痛风结节内可有钙化影,称为痛风石。由于痛风石在软骨的沉积,可造成软骨破坏和关节间隙狭窄,关节面不规则。病程较长者,在关节边缘可见偏心性半圆形骨质破坏,较小的似虫蚀状,随着病情进展,逐渐向中心扩展,形成穿凿样缺损。

四、诊断与鉴别诊断

（一）诊断

目前我国临床常用的主要有 WHO 制定的筛查诊断标准,中老年男性,有家族史及代谢综合征表现,一般在诱因基础上夜间突然出现典型关节炎发作或尿酸性结石肾绞痛发作,要考虑痛风。检查有以下情况可确定诊断:①血尿酸增高;②关节腔取滑囊液旋光显微镜检查,发现白细胞内有双折光现象的针形尿酸盐结晶;③痛风石活检或穿刺取内容物检查,证实为尿酸结晶;④受累关节 X 线检查、关节腔镜检查等可协助确诊;⑤诊断困难者用秋水仙碱诊断性治疗迅速显效,具有特征性诊断价值。

2014 年,ACR 和 EULAR 公布了最新的痛风分类标准(表 12-3)。

表 12-3　2014 年 ACR 和 EULAR 痛风分类标准

标准		分类	得分
临床表现	受累关节	踝关节/足中段	1 分
		第一跖趾关节	2 分
	症状特征数目(4)	1	1 分
		2	2 分
		3	3 分
	发病病程	单次典型发作	1 分
		反复发作	2 分
	痛风石	存在	4 分
实验室指标	血清尿酸	6~8mg/dl	2 分
		8~10mg/dl	3 分
		≥10mg/dl	4 分
影像学	超声或双能 CT	存在	4 分
	X 线示痛风侵袭表现	存在	4 分

注:该分类标准平衡了敏感性和特异性,总分≥8 分可诊断为痛风。满足上述临床表现、实验室检查、影像学 3 方面的标准,其敏感性、特异性达 92% 和 89%,曲线下面积为 0.95。若不考虑后 2 项,仅纳入临床表现,其敏感性、特异性分别为 85% 和 78%,曲线下面积为 0.89

(二) 鉴别诊断

本病应与风湿性关节炎、类风湿关节炎、老年性骨关节病、外伤性骨关节病以及其他原因导致的肾功能损害性疾病相鉴别。

五、治　疗

痛风的治疗原则是控制高尿酸血症,预防尿酸盐沉积;迅速终止急性关节炎的发作;防止尿酸结石形成和肾功能损害。

(一) 一般治疗

低嘌呤低脂肪饮食、适当减轻体重、大量饮水、戒烟酒、体育锻炼、定期检查等。急性发作时应绝对卧床休息,抬高患肢,避免受累关节负重。

(二) 急性发作期治疗

应积极治疗,主要是控制症状,减轻疼痛。主要的药物有以下几种。

1. 秋水仙碱(colchicine)　主要是通过抑制炎症细胞的趋化,控制炎症的发生和发展,为治疗痛风的一线用药。开始剂量为 0.5mg/h 或 1mg/2h,直至症状缓解或出现胃肠道反应(恶心、呕吐、腹泻等),24 小时总量最多达 6~8mg。

2. 非甾体消炎药(NSAIDs)　可在 24 小时内显著缓解疼痛症状,包括吲哚美辛、萘普生、塞来昔布、依托考昔等。注意其消化道不良反应,消化道溃疡者禁用。

3. **糖皮质激素和促肾上腺皮质激素**　主要用于痛风急性发作及秋水仙碱和非甾体消炎药禁忌的患者,全身用药效果较好,停药后可发生反跳现象。长期使用易发生骨质疏松、消化道溃疡、高血压等不良反应。

(三) 治疗高尿酸血症的药物

降尿酸药物主要包括促尿酸排泄药物和黄嘌呤氧化酶抑制药,适用于痛风急性发作每年2次以上、有痛风结节或影像学有关节损害的患者。必须在急性痛风完全缓解后开始使用降尿酸药物,否则波动的尿酸水平可加重炎症反应。在药物使用过程中,要定期复查血尿酸和肾功能。

1. **促尿酸排泄药物**　丙磺舒(probenecid),每次0.25g,每日2次,口服,逐渐增加剂量,耐受剂量为1~3g/d。苯溴马隆(benzbromarone),50~125mg/d,大剂量可导致肝毒性。磺吡酮(sulfinpyrazone),初始剂量为50~100mg,每日2次,渐增至200~400mg,每日2次。

2. **黄嘌呤氧化酶抑制药**　别嘌醇(allopurinol),50~450mg/d,通过抑制黄嘌呤氧化酶,有效抑制尿酸的生成。

(四) 物理治疗

物理疗法是一种辅助治疗方法,一般都应该在慢性时期使用,对于正在发热或关节炎症急性发作期的患者,应暂时停用,以免受累关节肿痛、炎症加剧。常用的有电疗、温热疗法、超声等。

(五) 手术治疗

因痛风石引起的关节畸形,可通过手术进行矫治。

(申　文)

第十三章 神经病理性疼痛

第一节 概 述

国际疼痛学会(International Association for the Study of Pain,IASP)于 1994 年将神经病理性疼痛(neuropathic pain,NP)定义为"由神经系统的原发损害或功能障碍所引发或导致的疼痛"。2008 年,IASP 神经病理性疼痛特别兴趣小组(NeuPSIG)将该定义更新为"由于疾病或损伤影响躯体感觉神经系统而导致的疼痛"。神经病理性疼痛可分为周围性和中枢性两种类型。

目前认为,神经病理性疼痛的可能机制包括:外周敏化、中枢敏化、下行抑制系统的失调、脊髓胶质细胞的活化、离子通道的改变等。神经病理性疼痛的疼痛性质以牵扯样痛、电击样痛、针刺样痛、撕裂样痛、烧灼样痛、重压性痛、膨胀样痛及麻木样痛较为多见。神经病理性疼痛的临床特点多表现为:自发痛(spontaneous pain):即在没有任何外伤、损伤性刺激情况下,局部或区域可出现疼痛;痛觉过敏(hyperalgesia):指对正常致痛刺激的痛反应增强;痛觉超敏(allodynia,或译为触诱发痛):为非伤害性刺激即可引起疼痛,如可因轻微碰触、接触衣服或床单、温度的微小变化而诱发疼痛等;常伴有感觉异常(paraesthesias)、感觉迟钝(dysesthesias)、瘙痒感或其他一些不适的感觉。

IASP 推荐的神经病理性疼痛的诊断标准包括:①疼痛位于明确的神经解剖范围。②病史提示周围或中枢感觉神经系统存在相关损害或疾病。③至少 1 项辅助检查证实疼痛符合神经解剖范围。④至少 1 项辅助检查证实存在相关的损害或疾病。上述①~④项标准全部符合可明确诊断为神经病理性疼痛;符合上述第①、②、③或①、②、④项标准,为神经病理性疼痛的可能性较大;符合上述第①和②项标准,疑似有神经病理性疼痛的可能,但缺乏辅助检查证据。

治疗神经病理性疼痛首选药物治疗:一线药物包括钙离子通道调节剂(如普瑞巴林、加巴喷丁)、三环类抗抑郁药和 5-羟色胺、去甲肾上腺素再摄取抑制药。局部利多卡因贴剂可作为带状疱疹后神经痛(postherpetic neuralgia PHN)的一线治疗用药,卡马西平可作为三叉神经痛的一线用药。二线药物包括阿片类镇痛药和曲马多。其他药物包括其他抗癫痫药(如拉莫三嗪、托吡酯)、NMDA 受体拮抗药及局部辣椒素等。药物治疗效果不佳可考虑微创治疗、神经调控治疗、手术治疗等。

本章主要介绍带状疱疹及带状疱疹后神经痛、糖尿病性神经病变、复杂性区域疼痛综合征、术后疼痛综合征、幻肢痛、中枢痛等。

第二节 带状疱疹及带状疱疹后神经痛

一、病因及发病机制

带状疱疹(herpes zoster,HZ)是潜伏在感觉神经节的水痘-带状疱疹病毒(varicella zoster

virus，VZV）经再激活引起的相应支配区域皮肤发生炎症反应，其特征是沿感觉神经相应节段引起成簇皮肤疱疹，常伴有明显的神经痛。以往急性期带状疱疹疼痛（herpetic pain，HP）、亚急性带状疱疹神经痛（herpetic neuralgia）与带状疱疹后神经痛（postherpetic neuralgia，PHN）是依据疼痛持续时间来划分的。急性期带状疱疹疼痛即出疱疹最初 30 天内的疼痛，PHN 是指急性期后疼痛持续超过 3 个月以上，超过 180 天的疼痛比较顽固，称之为顽固性 PHN，介于急性 HP 和 PHN 之间则为亚急性带状疱疹神经痛。近年也有学者认为带状疱疹结痂脱落、皮损愈合后仍遗留或重新出现的剧烈的持续性或发作性疼痛超过 1 个月即可定义为 PHN。

HZ 的病原体为 VZV，VZV 在儿童常引起全身感染，即水痘，而在成年患者常表现为局部感染，即 HZ。初次感染 VZV 后表现为水痘或呈隐性感染，以后 VZV 可长期潜伏在感觉神经节（如背根神经节、半月神经节）中，当机体免疫力低下或免疫防御功能受损（如极度疲劳、恶性肿瘤、慢性传染病、HIV 感染等）VZV 可再度被激活，并向感觉神经相应皮肤支配区域扩散形成 HZ。由于 VZV 主要侵犯感觉神经，患者常伴有神经支配区域不同程度的剧烈疼痛，少数情况下可出现同一水平节段的脊髓前角细胞及运动神经根受累，从而产生肌肉无力、萎缩及运动障碍。至于潜伏的 VZV 如何被激活，以及 HZ 如何发展为 PHN，目前尚无明确机制。HZ 主要累及单侧背根神经及脑神经支配区，目前认为，细胞免疫功能的减退是病毒复活的主要风险因素，常见的引起细胞免疫降低的因素包括年龄的增长、各种疾病、免疫抑制的医疗干预等。

在病毒复活过程中，新的病毒颗粒和释放产物可通过轴突运输至相应脊髓节段中枢或脑神经中枢，也可运输至脊神经或脑神经等感觉神经元外周突支配区域，引起神经炎症反应和神经损伤、坏死和随后的感觉神经节内神经元丧失和瘢痕形成，受累神经节在显微镜下表现为显著的神经元数量减少和胶原瘢痕形成。相应外周神经在很长时间内表现为有髓神经轴突纤维数量减少，小的无髓神经轴突的增多，这些变化可导致受累神经节支配区域疼痛和感觉异常，外周神经伤害性感受器过度的神经电流活性反应是急性期带状疱疹疼痛的主要原因，病毒复制导致的神经损伤和炎性损伤，从而引起了外周及中枢感觉神经元敏化为 PHN 的重要因素。虽然 VZV 为相对特异性的侵犯感觉神经的病毒，但脊髓前角运动神经元、自主神经元也可受累，表现为肌力下降、萎缩及运动功能障碍、内脏功能障碍等。

二、症状与体征

HZ 好发于春、秋季，成人多见，发病率随年龄呈上升趋势。临床上多数 HZ 患者主诉患区剧烈疼痛，随后出现皮肤疱疹，少数患者可先出疱疹而后出现疼痛。胸背部皮区域为最常见的受累部位，其次依次为三叉神经的眼神经支配区、其他脑神经支配区、颈、腰、骶神经支配区等。HZ 临床过程可分为前驱期、疱疹期、恢复期、后遗神经痛（PHN）期，急性期 HZ 病程为 2 ~ 3 周，PHN 可持续长达数个月或数年。

PHN 为患者在急性期 HZ 过后受累神经分布区域残留有剧烈疼痛，性质多样，如烧灼、刀割、电击、紧束感等。多伴有痛觉过敏和痛觉超敏，如风吹、轻触、穿衣等即可产生剧烈疼痛，常影响饮食和睡眠。由于长时间剧烈疼痛，患者多伴抑郁、烦躁等精神症状。在皮肤损伤区域，可见疱疹后遗留的瘢痕、色素沉着或色素脱落。目前已知 PHN 的危险因素包括高龄、较严重的急性疼痛和严重的疱疹。随着年龄增长，PHN 发生率逐渐升高，老年人是出现顽固性带状疱疹后遗神经痛的高危人群。

三、诊断与鉴别诊断

临床上发现特征性皮疹和伴随的疼痛症状即可诊断为带状疱疹，鉴别诊断常包括接触性皮炎,单纯疱疹病毒(HSV)尤其需与出现在会阴、骶部 HSV 感染相鉴别。HSV 感染主要的鉴别特征为主要出现在口唇或生殖器周围,高发于青年患者,而带状疱疹好发于老年患者;此外 HSV 可复发,而带状疱疹极少复发。对症状不典型和难以明确诊断的带状疱疹或 HSV 患者,可通过实验室检查来进一步明确诊断。

四、治　疗

急性期 HZ 的治疗原则为抗病毒、镇痛、抗炎、保护局部皮肤、防止继发感染、预防 PHN。PHN 的治疗则应在对患者的疼痛进行全面评估的基础上,采取个体化的综合治疗方案,包括药物治疗、物理治疗、神经阻滞、神经毁损、脊髓电刺激、鞘内吗啡泵、心理治疗等。

(一) 急性期 HZ 的治疗

1. 药物治疗　HZ 发病后最好 72 小时内使用抗病毒药物,常用药物有阿昔洛韦、泛昔洛韦等,对于免疫功能低下患者、广泛性皮疹患者和有神经系统并发症患者,无论在皮疹出现 72 小时之内还是 72 小时之后,均应考虑抗病毒治疗。伴有剧烈疼的痛患者可根据具体情况选用 NSAIDs、曲马多、阿片类药、抗抑郁药、抗癫痫药等控制疼痛,此外提高免疫药物如干扰素、胸腺素等也可应用。

2. 神经阻滞　神经阻滞治疗带状疱疹疼痛效果确切,可明显改善局部血液循环,加速愈合,并减少 PHN 的发生。常用局部麻醉药加适量糖皮质激素。半月神经节阻滞、三叉神经阻滞适用于头面部 HZ;星状神经节阻滞适用于头面部、颈、上肢及背部 HZ;硬膜外阻滞适用于范围较大的急性 HZ,可单次或连续给药,可同时阻断躯体神经及交感神经,也可根据患者具体情况进行神经丛阻滞和椎旁神经阻滞等。

3. 局部治疗　以抗炎、干燥、收敛和防止继发感染为原则,也可采用超激光照射及红光照射等物理治疗。

4. VZV 疫苗和血清抗体　国外已生产出无活性的水痘疫苗,可能会大幅降低急性 HZ 的发病率。此外,急性 HZ 康复期患者的血清抗体可有效抑制 VZV 的繁殖。

(二) PHN 的治疗与预防

1. 药物治疗　对于 PHN 患者,药物治疗是最基本、最常用的方法。用药原则同神经病理性疼痛的药物治疗原则,最常选用钙离子通道调节药(如普瑞巴林、加巴喷丁)、抗癫痫药、抗抑郁药、阿片类镇痛药联合应用,也可根据情况辅助使用非麻醉性镇痛药。

(1) 钙离子通道调节药和抗癫痫药:常用的药物有普瑞巴林、加巴喷丁、卡马西平、奥卡西平等。普瑞巴林治疗 PHN 效果确切,副作用少,起始剂量每日 150mg,分 2 次服用,逐渐增量至每日 450mg,推荐最大剂量每日 600mg,普瑞巴林已被许多指南推荐为治疗 PHN 的一线用药;加巴喷丁起始剂量每日 300mg,治疗神经痛有效剂量为每日 900 ~ 3600mg,分 3 次服用。应用卡马西平和奥卡西平应注意监测肝、肾功能,特别是老年患者或长期服药者。

(2) 抗抑郁药:包括三环类抗抑郁药和选择性 5-羟色胺再摄取抑制药(SSRIs)等可用于治疗 PHN。三环类抗抑郁药治疗 PHN 的机制包括抑制去甲肾上腺素和 5-羟色胺再摄取及钠通道阻滞。常用的抗抑郁药物有阿米替林 25mg 睡前服,丙米嗪 12.5 ~ 50mg/d 等,一般需连用 2 ~ 3 周或以上才能取得显著效果因,有心血管系统的副作用,自主神经受累者慎用,青光眼患者禁用。SSRIs 如氟西汀(百优解)、帕罗西汀(赛乐特)等也可应用。

(3) 阿片类镇痛药:吗啡、羟考酮、芬太尼等均可用于 PHN 的治疗,阿片类药物治疗神经痛剂量范围存在较大个体差异,临床上可根据患者具体情况滴定调整。

（4）局部用药：利多卡因乳膏及贴剂疗效确切、副作用少，在国内外已被推荐为治疗 PHN 的一线用药。也可使用辣椒素软膏及贴剂，该药通过皮肤吸收，使神经末梢释放神经肽类递质（如 P 物质）耗竭，突触丧失传导功能，用于皮肤和皮下组织损伤所致的表浅性疼痛。

（5）促进神经修复药物：如 B 族维生素、鼠神经生长因子、牛痘疫苗接种家兔炎症皮肤提取物等，也被用于辅助治疗 PHN。

（6）其他：曲马多具有弱阿片样作用及抑制 5-羟色胺和去甲肾上腺素释放与再摄取，常用剂量每日 100 ~ 400mg，对循环、呼吸和肾功能影响小，不宜与单胺氧化酶抑制药合用。NMDA 受体拮抗药（如氯胺酮等）也可应用。

2. 神经阻滞 神经阻滞也是治疗 PHN 的有效方法，在给予药物治疗的同时即可进行受累区域的神经阻滞治疗，以迅速缓解疼痛。具体可参照前述 HZ 的神经阻滞治疗。

3. 神经毁损 神经毁损是治疗 PHN 非首选的有效方法，可在常规治疗方法效果不佳时谨慎选用。化学毁损可选用无水乙醇、酚甘油、多柔比星等药物，多柔比星进行三叉神经节和背根神经节毁损可治疗头面部及躯体 PHN。物理毁损可选用射频、激光、冷冻等，目前三叉神经节脉冲或热凝射频常用于治疗头面部 PHN，背根神经节、肋间神经及脊神经后支脉冲或热凝射频可治疗胸背部、腰背部 PHN。神经损毁治疗应需具备足够的专业技术水平并严格遵守治疗操作规范并在影像引导下操作。

4. 物理疗法 PHN 的物理治疗是一种辅助治疗方法。常用的有经皮神经电刺激（TENS）和超激光（SL）治疗，可根据疼痛部位及相应病变神经干或神经节进行刺激和照射。

5. 微创介入治疗和手术治疗 脊髓电刺激、吗啡鞘内泵、脊髓背根入髓区切开术等可用于治疗顽固性 PHN。

6. 心理疗法 由于 PHN 病程迁延，疼痛剧烈，生活质量低下，心理行为调节可有效打断"疼痛-自我紧张和生活能力丧失-绝望-疼痛加重"这一恶性循环，故对 PHN 患者的心理治疗要给予高度重视。

7. 预防 带状疱疹和 PHN 最终可追溯为个体的初始的水痘感染。因此，预防策略包括通过儿童期疫苗注射防治初始的 VZV 感染。FDA 已批准两种疫苗用于 2 月龄 ~ 12 岁儿童期 VZV 的预防。PHN 的预防关键在于 HZ 急性期的及时和彻底治疗，急性期 HZ 在抗病毒治疗的同时需积极采取各种方法控制疼痛并修复神经功能，以阻断其向慢性期的迁延和降低 PHN 的发生率。

第三节 糖尿病性神经病变

糖尿病性神经病变（diabetic neuropathy，DN）是糖尿病最常见的慢性并发症之一，病变可累及中枢神经及周围神经，后者尤为常见，累及周围神经的 DN 又称糖尿病周围神经病变（diabetic peripheral neuropathy，DPN），其中远端感觉神经病变是最常见的病变，占所有糖尿病神经病变的 50% 以上。

一、病因及发病机制

DN 的病因及发病机制目前尚不清晰，近年研究认为 DN 与下列因素有关：遗传、缺血及缺氧、氧化应激、多元醇通路过度活跃、糖基化终末产物（AGE）-AGE 受体-核因子（AGE-RAGE-NF-κB）、蛋白激酶 C（PKC）的激活、必需脂肪酸代谢异常、神经生长因子缺乏等。以上信息综合后，DN 的发病机制假说模型为高血糖通过影响神经微血管舒张而导致神经血流减少与血液黏滞度增加；微血管的收缩紧张性增加，舒张性减弱；微血管血流减少，可增强粘连分子的表达,损害血液-神经屏障,生成过氧化物,并且激活 PKC 和 NF-κB,导致神经内膜缺血和缺氧;导致脂解作用增加,高血糖诱导的 γ-亚麻酸缺乏,AGE 生成,多元醇途径代谢过度活跃,PKC 与自动氧化作用以及生长因子缺乏导致了脂质过氧化作用。糖尿病状态加重了对缺血的炎症反应。

DN 病理改变广泛,可累及周围神经、自主神经、脑神经,脑及脊髓。表现为神经纤维脱髓鞘和轴突变性、Schwann 细胞增生、轴突变性、炎性浸润、脱髓鞘和轴突丧失等。自主神经受累,可表现为内脏自主神经及交感神经节细胞的变性。微血管受累表现为内皮细胞增生肥大,血管壁增厚、管腔变窄、透明变性,毛细血管数目减少,小血管闭塞。脊髓病变以后索损害为主,主要为变性改变。脑内病变以动脉硬化多见,早期即可发生,严重时发生脑梗死、脑软化。可发生脑卒中、脑萎缩和脑硬化。

二、症状与体征

(一) 远端对称性多发性神经病变

此为 DPN 中最为常见的一种。症状从肢体远端开始,逐步向近端发展,呈手套袜子样分布范围,以感觉障碍为主,运动障碍相对较轻。疼痛和感觉异常为主要症状,表现为钝痛、烧灼痛、刺痛、刀割痛等,夜间加剧。感觉异常可表现为麻木、发冷、蚁行、虫爬、发热、烧灼、触电样等感觉,可伴有温、触觉的减退或缺失。步态与站立不稳、踩棉花感或地板异样感等感觉性共济失调症状以及运动障碍如远端的无力、手与足的小肌肉萎缩等一般出现在疾病后期。

(二) 自主神经病变

自主神经病变很少单独出现,常伴有躯体神经病变。反之,有躯体神经病变的糖尿病病例中,通过功能检查,发现某些程度自主神经功能障碍的发病率可高达 40%。心血管系统可表现为直立性低血压、静息时心动过速、无痛性心肌梗死、猝死等。肠道系统可表现为:糖尿病胃轻瘫、便秘,或腹泻、便秘交替。泌尿系统可表现为排尿不畅,残余尿多、尿不尽、尿潴留、尿失禁,容易并发尿路感染。生殖系统表现为男性性欲减退、阳痿等。

(三) 急性疼痛性神经病变

此型少见,主要发生于病情控制不良的糖尿病患者。表现为急性发病的剧烈疼痛和痛觉过敏,在下肢远端最为显著,也可波及整个下肢、躯干或手部。常伴有肌无力、萎缩,体重减轻。此型对胰岛素治疗的效果较好,但恢复的时间常较长。

(四) 脑神经病变

脑神经病变多见于老年人,起病急骤,以单侧动眼神经麻痹多见,其次为展神经、面神经和三叉神经。少数可发生双侧或多数脑神经损害,出现复视和不伴瞳孔改变为其特征。

三、诊断与鉴别诊断

(一) DN 的临床诊断

糖尿病神经病变的诊断包括三个步骤:①糖尿病的诊断;②神经病变的诊断;③神经病变

与糖尿病关系的确定。根据糖尿病病史、症状和体征以及实验室检查即可作出诊断。振动觉减弱对早期神经炎有诊断价值。神经传导速度(NCV)和肌电图(EMG)检查如异常则为诊断外周神经病变提供可靠依据,EMG 检查在区分神经源性和肌源性损害有一定诊断价值,一般认为糖尿病患者肢体远端肌肉中以神经源性损害为主,肢体近端肌肉中则以肌源性损害为主,故同时测定肢体远、近端肌肉有助于全面判断肌肉受损状态。NCV 检查可发现亚临床神经损害,可在临床体征出现之前就有明显变化,其中感觉神经传导速度较运动神经传导速度减慢出现更早,且更敏感。此外,可参照心血管、胃肠道、膀胱功能等相关检查辅助判断自主神经功能受累情况。

(二) 鉴别诊断

1. 糖尿病性对称性周围神经病变应与中毒性末梢神经病变、感染性多发性神经根炎等鉴别。前者常有药物中毒或农药接触史,疼痛症状较突出;后者常急性或亚急性起病,病前多有呼吸道或肠道感染史,表现为四肢对称性弛缓性瘫痪,运动障碍重,感觉障碍轻,1~2 周后有明显的肌萎缩。脑脊液蛋白定量增高,细胞数正常或轻度增高。

2. 糖尿病非对称性周围神经病变应与脊髓肿瘤、脊椎骨质增生压迫神经等病变鉴别,相应节段脊椎照片或 CT、MRI 有助于诊断。

3. 糖尿病胃肠道自主神经功能紊乱应注意与胃肠道炎症、肿瘤等鉴别;糖尿病心脏自主神经功能紊乱应与其他心脏器质性病变鉴别。

四、治 疗

治疗关键在于有效纠正糖代谢紊乱,控制饮食,合理用药,控制血糖能有效延缓病情恶化,同时也应注意控制血脂、血压等稳定。

对糖尿病神经病变引起的疼痛的治疗可参照神经病理性疼痛治疗原则进行。药物治疗可选择三环类抗抑郁药、钙离子通道调节药、抗癫痫药和阿片类药物联合应用,其中三环类抗抑郁药和抗癫痫药加巴喷丁、普瑞巴林等已被证实对糖尿病神经病变疼痛有明确效果,已被众多指南推荐为一线用药。对疼痛严重者也可加用阿片类药物和非麻醉性镇痛药,此外可辅助使用神经修复调节药物如甲钴胺等、抗氧化药物如硫辛酸等,改善微循环药物如前列地尔注射液等作为辅助用药。对严重的顽固性疼痛患者,可参照神经病理性疼痛治疗原则进行神经阻滞、区域阻滞及微创治疗等,注意慎用激素,以免加重病情。此外,对自主神经病变可根据症状进行对症治疗。

第四节 复杂性区域疼痛综合征

1994 年,国际疼痛研究会(IASP)提出复杂性区域疼痛综合征(complex regional pain syndrome,CRPS)的定义来代替过去沿用的反射性交感神经萎缩(reflex sympathetic dystrophy,RSD)和灼痛(causalgia),前者即 CRPS I 型,后者为 CRPS II 型。CRPS 指继发于创伤、医源性损伤或全身性疾病之后出现的,以患肢疼痛和痛觉超敏、自主神经功能紊乱、运动功能受累和营养异常等为特征的临床综合征。CRPS 可发生于任何年龄,以 36~46 岁多见,男女比例约为1:2.3~1:3。按照 IASP 对神经病理性疼痛的新的定义,CRPS I 型不属于神经病理性疼痛范畴,但在临床上仍参照神经病理性疼痛来治疗。

一、病因及发病机制

CRPS 的发病原因目前尚不清楚。可能的原因包括：①创伤性损伤：如骨折、脱位、挫伤、烧伤、枪伤、医源性损伤等，也可能是微小的损伤，如注射、穿刺，多发生在神经末梢较丰富的部位；②其他疾病：如心肌梗死、脑血管意外、多发性硬化、截肢后、脊髓损伤后等，有时可无明显原因。

CRPS 的发病机制有以下几种学说：①交感神经系统功能紊乱；②外周和中枢敏化和神经可塑性改变；③神经元接触；④脊髓后角神经元活动异常；⑤神经源性炎症；⑥中枢下行抑制系统功能异常；⑦表皮神经分布的改变如 CRPS 受累部位的 C 纤维和 A 纤维密度减少，患肢神经分布区毛囊和汗腺的改变等；⑧血液中的儿茶酚胺变化；⑨遗传和心理因素等。CRPS 往往是上述多因素相互作用的结果。

二、症状与体征

两型 CRPS 均以感觉神经、自主神经和运动神经功能异常的三联征为其特征，可伴有骨骼和营养改变、血管舒缩功能异常。两型 CRPS 病程和临床表现可有不同。

（一）CRPS Ⅰ型

1. 症状

（1）疼痛：多为自发性，性质多为灼痛、针刺样痛、电击样痛、刀割样痛或多种疼痛并存。疼痛范围可局限于损伤部位，也可随病程进展逐渐扩大，但多不沿神经走行。疼痛的程度往往与疾病的程度不一致，损伤治愈后疼痛可继续加重。

（2）感觉神经症状：存在痛觉过敏和（或）疼痛超敏，可伴有感觉过敏或感觉减退。以感觉神经的高敏状态为主。

2. 体征

（1）运动功能障碍：肌肉僵硬、主动运动减少、肌力减退、震颤和运动反射亢进。

（2）发汗功能障碍：发病初期为皮肤出汗过多，随后出现皮肤皮下组织萎缩，出汗减少甚至停止。

（3）皮肤营养障碍：常表现为皮肤水肿，其后可发展为皮肤发亮、萎缩、皱纹消失，指（趾）甲松脆与头发脱落等。

（4）血管舒缩功能障碍：当舒张功能占优势时，皮肤温暖、干燥，带潮红色；反之则皮肤湿冷、苍白。

3. 分期
临床上根据疾病发展分为三期，但多数患者很难明确分期。

Ⅰ期（急性期）：自受损伤起约 3 个月之内，以自发性、持续性、剧烈的灼烧样疼痛为特点。疼痛发生在血管和外周神经分布区。手足肿胀和发红。X 线检查初期无明显改变，6~8 周后可见肌肉萎缩。有痛觉过敏，感觉过敏或减退，局部活动受限。

Ⅱ期（营养障碍期或缺血期）：受损伤 3 个月后，疼痛加剧，呈弥漫和持续性烧灼痛，向周围扩散。皮肤发白、干燥，皮下组织、关节以及肌肉均可出现萎缩、头发脱落，指（趾）甲变脆和变形。

Ⅲ期（萎缩期）：各种治疗对疼痛均无效，形成恶性循环，可出现肌萎缩和关节痉挛，导致四肢不能伸展，临床和 X 线检查均提示广泛性肌萎缩和关节痉挛。

（二） CRPS Ⅱ型

此型在战伤患者中多发,常发生于高速弹道伤后,典型病例的组织学特征性改变为周围神经受到拉伸而不被切断。神经损伤以坐骨神经为多(40%),其次是正中神经(35%)和臂丛神经的中段(12%),其他神经(13%),一般均为四肢的混合神经。

1. 症状

（1） 疼痛:灼痛多发生在神经损伤后数小时到 1 周,疼痛强度常较 CRPS Ⅰ 型剧烈。疼痛部位多为受损神经干和大的神经分支支配区,活动时疼痛加重,安静或入睡后疼痛减轻或消失。

（2） 痛觉过敏和痛觉异常:与疼痛区域一致。

2. 体征

（1） 自主神经功能紊乱的表现:局部皮肤颜色改变,可呈灰色,皮肤干燥、无光泽。

（2） 营养性改变:皮肤变薄或发亮,局部组织萎缩,手指关节肿胀、压痛,可伴运动障碍。

（3） 可有相应神经受损的表现。

三、诊断与鉴别诊断

CRPS 的诊断主要依靠病史、临床表现和辅助检查来诊断。

1. 诊断要点

（1） 有较久的或近期损伤史、疾病史。

（2） 持续性烧灼样疼痛,有神经源性疼痛表现。

（3） 有血管及发汗功能障碍,营养性改变如肌肉萎缩,肢体水肿或脱水,对寒冷等刺激过度敏感。

（4） 诊断性交感神经阻滞试验多为阳性。

2. 辅助检查

（1） X 线检查:应进行双侧对比,可见患肢萎缩、骨质疏松。

（2） 骨扫描(bone scan):放射性核素 Tc 静脉注射后,可发现患肢骨血流增加及关节周围放射性核素聚集。

（3） 热像图检查:患肢温度可升高或降低,为早期诊断 CRPS 快速而敏感的方法。

（4） 诊断性交感神经阻滞试验:对诊断和选择治疗方案非常重要。一般采用长效局麻药如罗哌卡因,进行同侧星状神经节或腰椎旁交感神经节阻滞,当同侧指(趾)尖的皮肤温度 $\geq35℃$,可以认为阻滞充分。疼痛暂时减轻,表明交感神经参与疼痛的产生,但应排除由于局麻药扩散到神经根、神经干等处引起感觉神经阻滞造成的假阳性的可能。

（5） 酚妥拉明试验:神经节后轴突释放去甲肾上腺素,可兴奋感觉伤害性传入神经元,而酚妥拉明是 α_1、β_2 肾上腺素能受体拮抗药,可阻断这种兴奋。原则上在患者见不到的地方注药,每 5 分钟记录 VAS,先静脉注射生理盐水,以后每隔 5 分钟注射 1mg、2mg、4mg、8mg、10mg 酚妥拉明。如疼痛减轻 50%,说明交感神经在疼痛产生中起一定作用。

四、治 疗

治疗原则两型 CRPS 基本相同,均强调早期预防和治疗,特别是 CRPS Ⅱ 型,一般疗效不佳,预后差,在创伤后积极清创、抗感染和镇痛治疗,可在一定程度上预防其发展为严重灼痛。

（一）药物治疗

可参照神经病理性疼痛药物治疗原则联合用药。可加用 α 受体阻断药胍乙啶，每日 20～30mg；酚苄明，每日 80mg，连续用药 6 周。

（二）神经阻滞治疗

疗效确切、迅速，可扩张血管、解除肌痉挛、抗炎、抗过敏及阻断疼痛的恶性循环，从而达到治疗效果。以交感神经阻滞为主，如星状神经节阻滞、胸交感神经阻滞、腰交感神经阻滞等，如效果确切，可考虑脉冲射频调节，也可以考虑注射无水乙醇毁损。硬膜外阻滞可选择与病变相应神经支配区进行单次或连续阻滞，还可加用吗啡等阿片类镇痛药，以达到长期镇痛和避免运动神经阻滞的目的。

（三）其他治疗

1. **射频热凝治疗** 可进行脊神经根和脊神经后内侧支的射频热凝治疗，适用于胸背部和下肢的 CRPS。
2. 脊髓电刺激和鞘内吗啡泵可用于对常规治疗无效的患者。
3. **手术治疗** 对顽固性病例，可进行交感神经节切除。
4. **物理治疗** 可采用多种形式的物理治疗，保持受伤肢体的功能，预防肌肉和关节萎缩及痉挛。
5. **心理治疗** CRPS 患者的个性特点和行为模式与精神病患者相似。具体形式有精神疗法、催眠疗法等，结合其他治疗可提高疗效。

第五节 其他常见神经病理性疼痛

一、术后疼痛综合征

（一）概述

1. **定义** 术后疼痛综合征（post-surgical pain syndrome，PSP）是指手术可能出现的神经损伤及术后神经修复不良等一系列反应的结果，并引起术后长期持续的慢性疼痛，临床最常见开胸术后疼痛综合征，也可见于腰椎术后、乳房切除术后、颈部扩大清扫术后、下腹部术后等。

2. **治疗原则**

（1）药物治疗：与神经病理性疼痛治疗原则相同，临床上常用抗抑郁药、抗癫痫药、阿片类镇痛药、NSAIDs 等，也可用离子通道阻滞药、NMDA 受体拮抗药等。

（2）提倡早期治疗：注重神经损伤修复治疗及神经功能调节治疗，不主张神经毁损治疗。此外，神经阻滞疗法及低浓度臭氧（25%～30%）和脉冲射频等治疗也能发挥有效作用。

（3）辅助心理治疗、物理治疗、中医中药治疗等。

（二）开胸手术后疼痛综合征

开胸手术后疼痛综合征（post-thoracotomy pain syndrome，PTPS）又称开胸手术后慢性疼痛。根据 IASP 最新定义为：胸部手术后 1 周后仍残留并持续 2 个月以上的疼痛，疼痛范围广泛，遍及伤口周围。病因主要为手术中直接或间接的肋间神经、肌肉组织损伤及损伤后神经修复不良所致的神经源性疼痛，常伴有痛觉过敏。PTPS 在所有 PSP 中发病率最高，文献报道 PTPS 发病率约为开胸手术的50%。

1. 症状与体征　多为撕裂样、烧灼样、针刺样疼痛,常伴有感觉异常和痛觉过敏。疼痛部位多发生在前胸乳房下缘、同侧肩胛背部、上臂后面及上腹部。腕部活动时常伴疼痛增强,患者常采取不活动腕部紧贴躯干,前臂屈曲固定,称为痛性肩拘缩症。

2. 诊断与鉴别诊断　有开胸手术史,有肋间神经损伤及相应神经支配区域神经病理性疼痛的临床表现及体征,X线、CT、骨扫描等检查排除器质性病变,即可确诊。主要与胸部肿瘤术后肿瘤复发引起的疼痛相鉴别。

3. 治疗　可参照手术后疼痛综合征治疗原则,采用以药物镇痛及促进神经修复治疗为主,辅助肋间神经阻滞和射频、星状神经节阻滞、硬膜外阻滞等治疗。

（三）腰椎术后综合征

腰椎手术失败综合征(failed back surgery syndrome, FBSS)多指由于腰椎间盘突出症和(或)椎管狭窄等原因引起的腰及下肢痛经手术治疗后,疼痛持续存在或逐渐加重或消失一段时间后又复发为主要症状的临床综合征,发生率高达10% ~ 40% ,也可列入PSP范畴。由于FBSS的名称往往给患者以手术失败的印象,国内多以腰椎术后综合征替代FBSS。

1. 病因及发病机制　腰椎术后综合征的发病因素归纳为手术节段定位错误;再发的椎间盘突出;摘除突出和退变的椎间盘组织不够;损伤神经根;继发椎管狭窄、不稳,脊柱炎或椎间盘炎,以及硬膜外粘连、神经根粘连或蛛网膜炎和关节突综合征等因素。一些研究认为支配椎间盘及其周围组织的神经系统在椎间盘损伤或手术后变得异常敏感,同时神经根和(或)神经末梢在行程中受到机械性刺激、局部微环境的化学性刺激以及缺血等导致疼痛、麻木或功能障碍可能是主要机制。

2. 治疗

（1）保守治疗:可在进行充分功能锻炼的基础上保守治疗,可参考PSP治疗原则。此外,脊髓电刺激治疗FBSS效果确切,也可行丘脑刺激。

（2）手术治疗:有再手术指征的患者可考虑手术治疗,手术的根本目的是提供充分减压和恢复脊柱稳定性。

（四）其他

1. 乳腺术后疼痛综合征　是指在乳腺手术后前胸部、腋窝、上臂内侧及后侧出现长期持续的疼痛。多与肋间臂神经、肋间神经外侧皮支损伤有关,如疼痛控制不佳,可发展为痛性肩部拘缩症及肌萎缩。

2. 颈部扩大清扫术后疼痛综合征　多与颈浅神经丛损伤有关,常在神经支配区出现烧灼样疼痛、撕裂样疼痛、感觉缺失及感觉异常,多数患者在术后几周至几个月后出现。由于颈部肌肉切除所致的骨骼肌不平衡,也可引起肩部疼痛。

3. 下腹部术后疼痛综合征　多见于阑尾切除术后、前列腺癌根治术后、腹股沟疝根治术后、妇科手术后等,多与术中损伤髂腹股沟神经和(或)髂腹下神经有关。患者疼痛常不仅限于手术切口周围,髂腹股沟神经损伤疼痛可涉及阴囊、阴唇;髂腹下神经损伤,疼痛可出现在耻骨上部。患者可伴有神经支配区内感觉过敏和(或)感觉减退,伤口瘢痕压迫试验时可诱发疼痛。

4. 治疗　上述治疗可参见神经病理性疼痛和PSP治疗原则。

二、幻　肢　痛

幻肢痛(phantom limb pain, PLP)是主观感觉已被截除的肢体仍然存在并伴有不同程度、不同性质的疼痛,1551 年首见于文献报道,1871 年被 Silas Weir Mitchell 正式命名为幻肢痛。

（一）症状与体征

幻肢现象不仅发生在四肢,也出现在身体的其他部位,如舌、阴茎、乳房、膀胱、直肠等切除后,但最常见于截肢术后。幻肢现象分为幻肢感、幻肢痛和残肢痛。幻肢感(phantom sensation)是肢体或身体的某部位被切除后主观感觉切除的部位仍然存在于身体原处的现象,此现象不受年龄、性别、切除程度的影响。幻肢痛是对已截除的身体某部位仍感觉到疼痛。疼痛的表现形式多种多样,有刀割样、烧灼样、针刺样等,还有腿被拉长、电击、指甲被吸进手掌里等感觉。幻肢痛大都发生在截肢术后的 1 周或数周之内,但也见于数个月或数年后发生者。疼痛发作次数及持续时间存在明显个体差异,最严重的可以表现为持续发作。残肢痛(stump pain)是身体的某部位切除后局限于该断端部位的疼痛。

（二）病因及发病机制

幻肢痛的病理生理机制尚未完全清楚,可能与截肢部位的外周神经一系列损伤、修复不良、中枢神经系统重塑及中枢敏化有关,并与心理和记忆等多种因素共同作用,近年研究推测截肢后的大脑皮质功能重组很可能是产生幻肢痛的中枢机制之一。残肢痛多与被切断的神经断端形成神经瘤以及切断部位的组织异常病变以及假肢不合体等有关。

（三）治疗

1. **药物治疗** 参照神经病理性疼痛的治疗原则,最常用钙离子通道调节药、抗抑郁类药物、抗癫痫类药物和阿片类药物联合应用。此外,NSAIDs、NMDA 受体拮抗药、降钙素等也可用于幻肢痛的治疗。

2. **神经阻滞和神经毁损** 是治疗幻肢痛和残肢痛的常用方法,疗效不确定。残肢端有压痛点存在时,用 1% 利多卡因或 0.25%～0.5% 罗哌卡因于压痛点反复浸润阻滞,对早期疼痛的患者有良好的效果。幻肢痛或残肢痛呈刀割样、针刺样剧烈疼痛时,可行相应的外周神经阻滞,如上肢采用臂丛神经阻滞、下肢采用坐骨神经阻滞等。交感神经节阻滞术适用于临床表现为烧灼样疼痛伴有反射性萎缩症的患者。

3. **手术治疗** 残肢端修整术或神经瘤切除术对部分残肢痛的患者可能有效。脊神经背根入口毁损术(dorsal root entry zone lesions,DREZ)只对部分幻肢痛患者有效,但对残肢痛效果不佳。

4. **心理治疗** 幻肢痛患者多伴有心理障碍,最常见的是抑郁症,幻肢痛既是躯体疾患的症状,又是心理疾病的反映,治疗时要采取心理和躯体治疗并重的综合措施。

5. **其他** 射频、经皮电刺激、脊髓电刺激、鞘内吗啡泵、深部脑刺激术等也可用于治疗幻肢痛。

6. **预防** 截肢术前的疼痛经历、术中的疼痛刺激以及术后疼痛持续都可能成为幻肢痛发生的诱因,因此术前、术中、术后的镇痛处理和心理支持是幻肢痛的重要预防措施。

三、中 枢 痛

IASP 提出神经病理性疼痛可分为周围性和中枢性两种类型,由外周躯体感觉系统的损害或疾病导致的疼痛为周围性神经病理性疼痛(peripheral neuropathic pain);由中枢躯体感觉系统的损害或疾病导致的疼痛为中枢性神经病理性疼痛(central neuropathic pain)。常见的神经病理性疼痛类型见表 13-1。

中枢性神经病理性疼痛原发病变在脊髓或脑,常见病因:脑卒中,脑、脊髓的血管损伤;多发硬化;外伤性脑、脊髓损伤;脊髓、延髓空洞症;脊髓炎;帕金森病;中枢神经系统肿瘤等。中枢痛病变涉及脊髓丘脑通路,包括间接的脊髓网状丘脑和脊髓中脑的投射,与痛、温觉的敏感性异常相同。中枢痛集中在三个丘脑区,即腹后区、网状区、正中核和板内核区。中枢痛的细胞机制及大脑皮质在中枢痛的作用尚不清楚。

常规的神经病理性疼痛的治疗方法对中枢性疼痛往往效果不佳,可考虑神经电刺激和手术治疗,神经电刺激是近年来逐渐得到认可的镇痛技术,采用植入刺激电极和永久脉冲发生器,通过慢性电刺激对疼痛的传导等环节进行调制,达到减轻或消除疼痛的效果。根据刺激部位的不同,可以分为周围神经电刺激术(peripheral nerve stimulation,PNS)、脊髓电刺激术(spinal cord stimulation,SCS)、脑深部电刺激术(deep brain stimulation,DBS)和运动皮层电刺激术(motor cortex stimulation,MCS)等。手术治疗包括脊髓背根入髓区切开术和立体定向中脑加扣带回毁损术等。有手术适应证的患者可积极考虑神经外科手术治疗。

表 13-1 常见的神经病理性疼痛

周围性神经病理性疼痛	中枢性神经病理性疼痛
带状疱疹后神经痛	脑卒中后疼痛
糖尿病性周围神经病变	脊髓空洞症疼痛
三叉神经痛	缺血性脊髓病疼痛
舌咽神经痛	压迫性脊髓病(如脊髓型颈椎病、肿瘤)疼痛
根性神经病变(颈、胸或腰、骶)	放射后脊髓病疼痛
嵌压性神经病变(如腕管综合征等)	脊髓损伤性疼痛
创伤后神经痛	多发性硬化性疼痛
手术后慢性疼痛	帕金森病性疼痛
化疗/放疗后神经病变	幻肢痛
残肢痛	脊髓炎疼痛
肿瘤压迫或浸润引起的神经病变	
酒精性多发神经病变	
病毒感染性(如梅毒、HIV)神经病变	
毒物接触性神经病变	

(刘靖芷)

恶性肿瘤在其发展过程中,由于肿瘤本身或其相关性疾病所引起的疼痛称为癌症疼痛(cancer pain),简称癌痛。癌痛属于慢性疼痛,但也有急性疼痛成分,如暴发痛(breakthrough pain,BTP)。癌痛不仅影响患者的情绪和生活质量,而且持续剧烈的疼痛可能是患者及其家属决定停止积极治疗的一个重要因素。癌痛是一个医疗问题,更是一个社会问题。世界卫生组织把控制癌痛作为攻克癌症综合规划四项重点工作之一,曾提出到 2000 年"让癌症患者不痛"的目标。我国幅员辽阔,人口众多,癌症的患病率不断上升。据国家癌症中心 2015 年的报告,2011—2015 年我国 5 年内诊断为癌症且仍存活的病例数约为 749 万,癌症患病率为 556/10 万人。在所有的癌症患者中,初诊癌症患者疼痛发生率约为 25%;晚期癌症患者疼痛发生率为 60% ~80%,其中 1/3 的患者为重度疼痛。因此,癌痛治疗工作任重而道远。

第一节 癌痛的病因、评估与诊断

一、癌痛的病因

癌痛是多种原因形成的一个复杂的、反复出现的过程。目前认为有 3 种引起癌痛的原因,即:癌症发展直接造成的疼痛、诊断和治疗癌症引起的疼痛、癌症患者并发疼痛性疾病。

(一) 癌症发展直接造成的疼痛

1. **癌瘤侵犯神经** 癌细胞通过神经鞘周围淋巴或沿着神经周围抵抗力较弱的部位浸润,然后再向神经轴索入侵。引起疼痛有 3 种解释:①神经鞘内的神经纤维被绞窄;②某些致痛物质的释放;③营养神经的血管被癌细胞堵塞,神经纤维处于缺血状态。临床上癌转移产生顽固性的疼痛,常以神经痛的形式出现,其性质为锐痛,常向体表神经分布范围放散。当癌瘤浸润到腹腔神经丛、肠系膜神经丛、骶神经丛时,疼痛部位不明确,呈持续性剧痛。

2. **硬膜外转移、脊髓压迫** 硬膜外转移是乳腺癌、前列腺癌、肺癌、多发性骨髓瘤、恶性黑色素瘤、肾癌的常见并发症。硬膜外转移通常是由邻近椎体的转移灶浸润至硬膜外腔引起的,少部分由腹膜后瘤、后纵隔肿瘤通过邻近椎间孔浸润所致。血行播散至硬膜外腔的则较罕见。硬膜外转移癌压迫脊髓时,疼痛局限在椎体,接近中线。肿瘤侵犯神经根时,则出现神经根分布区域的锐痛、刺痛或放射痛,疼痛呈带状分布,若不治疗,则可出现脊髓压迫综合征,伴有感觉、运动、自主神经功能的改变或障碍。

3. **癌瘤侵犯管腔脏器** 恶性肿瘤引起管腔脏器功能障碍时,可产生特殊的疼痛,其特点是无明确的定位,剧烈绞痛,周期性和反复发作,常伴有恶心、呕吐、冷汗。如胆道、胰腺管狭窄或阻塞常引起剧烈的疼痛,子宫癌压迫输尿管也可引起难忍的疼痛。

4. **癌瘤侵犯脉管系统** 癌瘤压迫、堵塞或浸润动脉、静脉、淋巴管时可引起疼痛;静脉或淋巴回流障碍而发生明显肿胀时,因致痛物质聚积而产生疼痛;当动脉闭塞而致局部缺血或坏死时常引起剧痛,如果合并感染,则疼痛更剧烈。

5. 癌瘤侵犯骨骼 无论是原发性骨肿瘤还是转移性骨肿瘤,均产生难以忍受的疼痛。骨膜内存在与痛觉有关的感觉神经末梢,骨髓和哈佛管中也有感觉神经纤维。骨髓腔内压力的变化,骨膜受到刺激是产生骨性疼痛的原因。癌性骨痛的性质为钝痛,定位不明确,伴有深部压痛。除有骨骼本身的疼痛之外,还有邻近的神经根、感觉神经的刺激所致的体表性疼痛。

6. 癌瘤本身分泌致痛物质 癌瘤坏死崩解释放前列腺素、肽类等致痛物质,同时,由于组织缺血、变性坏死、炎症发生或并发感染,产生大量的致痛物质,均可引起疼痛。

(二) 诊断和治疗癌症引起的疼痛

1. 诊断性检查引起的疼痛 如骨髓穿刺术、腰椎穿刺术以及各种内(腔)镜检查等均可引起疼痛。

2. 手术后疼痛 手术损伤神经以及术后瘢痕形成微小神经瘤可致疼痛;瘢痕的牵拉、挛缩,癌瘤术后复发牵拉组织也可产生疼痛。

3. 放射治疗后疼痛 放射治疗致组织纤维化,压迫或牵拉神经和疼痛敏感组织及放疗后产生的神经炎、带状疱疹、黏膜炎、小肠炎、放射性肺炎、放射性骨坏死等均可引起疼痛。

4. 化学治疗后疼痛 主要是化疗药物的毒副作用引起的疼痛,如多发性神经炎、各种皮炎、黏膜炎、咽炎、食管炎以及周围神经病等。

5. 介入治疗后疼痛 各种有创的介入治疗技术均可产生疼痛,如经皮肝穿刺术、经皮动静脉穿刺置管术、椎管穿刺置管术、皮下埋置镇痛泵等均可引起疼痛。

6. 激素治疗后疼痛 激素治疗后疼痛又叫类固醇性假性风湿病,是指癌症患者在接受糖皮质激素治疗后,全身肌肉、肌腱、关节和骨头出现烧灼样疼痛,特别是肋间肌出现痉挛性疼痛,同时伴有全身不适、软弱无力和发热,有时还伴有心理和精神障碍。

7. 免疫治疗后疼痛 常见的免疫治疗后引起的疼痛是指干扰素引起的急性疼痛,这种疼痛表现为发热、寒战、肌痛、关节痛和头痛。

8. 心理因素引起的疼痛 行乳房切除术或子宫全切除术后,患者因丧失本来的生理功能产生自卑感;因病丧失工作能力、经济负担加重、与家族成员间的交往和社会交际也在逐渐消失,从而在心理上产生孤独感;此外,对治疗失去信心,对死亡的不安情绪,终日处于焦虑、恐惧、孤独的环境中,这些都是增加疼痛的重要因素。

(三) 癌症患者并发其他疾病

1. 癌症合并感染 恶性肿瘤患者极易并发伴有疼痛的各种感染。常见的疼痛性炎症有鼻窦炎、肺炎、脑膜炎、尿路感染、皮肤感染、念珠菌食管炎、真菌性肠炎、口腔或生殖器疱疹以及带状疱疹等。

2. 癌症合并慢性疼痛性疾病 癌症合并慢性疼痛性疾病是指患者在患有各种关节炎、筋膜炎、痛风、颈椎病、腰椎间盘突出症等疼痛性疾病的基础上再罹患癌症。这类疼痛夹杂癌症疼痛,使疼痛的性质变得更为复杂,治疗难度更大。

3. 癌症合并精神系统疾病 据不完全统计,晚期癌症患者50%合并有精神系统疾病,如并发抑郁、焦虑、情感障碍(恐惧、孤独、绝望、失眠、情绪低落、食欲减退、体重下降等),这些精神系统疾病可能使癌痛加剧。

二、癌痛的评估与诊断

癌痛是一种主观感觉,癌痛评估是合理、有效进行镇痛治疗的前提。癌痛评估应当遵循

"常规、量化、全面、动态"的原则。

（一）评估的原则

1. 常规评估原则 常规评估是指医护人员主动询问癌症患者有无疼痛，了解疼痛病情，进行相应的病历记录。应当在患者入院后 8 小时内完成并将疼痛评估列入护理常规监测和记录的内容。

2. 量化评估原则 量化评估是用疼痛程度评估量表来量化患者疼痛主观感受程度并用具体数字来表示。量化评估疼痛时，应当重点评估最近 24 小时内患者最严重和最轻的疼痛程度以及通常情况的疼痛程度。量化评估应当在患者入院后 8 小时内完成，最常用的评估方法是数字评价量表（numerical rating scale, NRS）。

3. 全面评估原则 全面评估是指对癌症患者疼痛病情及相关病情进行全面评估，包括明确癌症的诊断，了解疼痛的发生时间、部位、性质、疼痛程度、减轻或加重的因素、疼痛对生活质量的影响、疼痛的治疗史等，同时应作相应的体格检查和必要的辅助检查。注意有无与癌痛相互影响的心理-社会因素。尤其要注意排除肿瘤引起的相关急症，如颅内高压、病理性骨折、肠梗阻、肠穿孔等，如有这些情况，应及时请专科会诊处理。首次全面评估应在患者入院后 24 小时内进行。在治疗过程中，应在给予镇痛治疗 3 天内或达到疼痛缓解时进行再次全面评估，原则上不少于 2 次/月。

4. 动态评估原则 动态评估是指持续、动态评估癌痛患者的疼痛症状变化情况，包括疼痛程度、性质变化情况，暴发痛发作情况，疼痛减轻及加重因素，以及镇痛治疗的不良反应等。动态评估对于药物镇痛治疗剂量滴定尤为重要。在镇痛治疗期间，应当记录用药种类，药物滴定剂量，疼痛程度以及病情变化。

（二）评估的方法

用于评估癌痛程度的评估方法与慢性疼痛程度的评估方法一样（见第三章第五节），临床上以 NRS 最为简单、直观、常用。

（三）癌痛的诊断

癌痛的诊断并不困难，完整的癌痛诊断包括这几方面：癌症诊断、疼痛原因（身体或心理-社会因素）、部位和性质、疼痛程度。疼痛部位是诊断的重要线索，也是患者关注的重点。疼痛部位是病变部位的，多为躯体性疼痛或末梢神经介导的疼痛；而疼痛部位不是病变部位的，多是内脏性疼痛、中枢性疼痛或神经病理性疼痛，应当依据神经分布和内脏神经反射的区域来寻找病变部位。如腰椎转移引发的下肢疼痛，肝脏或胰腺肿瘤或转移引起的胸背疼痛。如果累及交感神经系统则临床表现更为复杂，需要进一步的鉴别诊断。肿瘤的性质和治疗经过对癌痛的发生和发展也有一定的影响，有些肿瘤容易发生不同部位的转移，如乳腺癌、肺癌、前列腺癌容易发生骨转移；消化系统肿瘤容易出现局部压迫和淋巴结转移，造成梗阻和缺血。影像学检查有助于肿瘤转移的诊断和确定解剖部位；骨转移的诊断主要依据影像学诊断，敏感性和特异性较高的有 CT 和 MRI；放射性核素骨扫描（ECT）是发现骨转移的敏感方法，但特异性不高，可作为骨转移的筛选检查。疼痛的性质，则可区分疼痛来源于机体的何种组织，详见第一章疼痛的分类。而疼痛的程度，一方面可以判断癌症的分期，往往晚期癌症疼痛程度都很严重；另一方面可用于判断治疗的效果，如果疼痛由重减轻，说明治疗是有效的。

第二节　癌痛的治疗

一、癌痛的治疗原则与目标

（一）癌痛的治疗原则

癌痛的治疗原则有：①首先应进行全面、系统的疼痛评估；②镇痛药物科学合理的选择与应用；③预防和处理药物引起的不良反应；④当药物治疗无效或效果不佳时，选择合适的非药物治疗方法。

（二）癌痛治疗的目标

癌痛治疗的目标是持续、有效地缓解疼痛，限制药物的不良反应，降低疼痛及治疗所致的心理负担，提高生活质量。有效控制疼痛的标准是：①NRS≤3 或达到 0；②24 小时暴发痛次数≤3；③24 小时需要解救药的次数≤3；④或者达到：无痛睡眠、无痛休息、无痛活动。

二、癌痛的药物治疗

癌痛是可以控制的。药物是控制和治疗癌痛最基本、最主要的治疗方法。据临床统计，70%～90% 的癌痛可以用口服药物得到有效控制。药物治疗具有显效快、疗效好、作用肯定、安全性高和经济等优点，普遍为癌痛患者所接受。

（一）癌症三阶梯镇痛治疗原则

1982 年，WHO 癌症疼痛治疗专家委员会经过科学论证后达成共识，一致认为合理使用现有的药物和知识，可以控制大多数癌症患者的疼痛。1986 年，WHO 发布《癌症三阶梯镇痛治疗原则》，建议在全球范围内推行癌症三阶梯镇痛治疗方案（A Three-step "ladder" for Cancer Pain）。1990 年我国原卫生部与 WHO 癌症疼痛治疗专家委员会的专家合作，正式开始在我国推行 WHO 癌症三阶梯镇痛治疗方案。

大量的国内外临床实践证明，严格按照"三阶梯疗法"原则进行规范化治疗，可以有效地缓解和控制癌症患者的疼痛，提高他们的生活质量。"三阶梯疗法"的五个基本原则是：①首选无创（口服、透皮等）给药；②按阶梯给药；③按时给药；④个体化给药；⑤注意具体细节。

1. 首选无创（口服、透皮等）给药

（1）口服药物：无创、方便、安全、经济。

（2）其他无创性给药途径：透皮贴剂、直肠栓剂、口腔和鼻黏膜喷剂和口含服剂等。

2. 按阶梯给药　选择镇痛药物应根据控制疼痛的需要逐渐由弱到强。根据 WHO 癌症疼痛治疗指导原则，人为地根据镇痛药物作用的强度和性质划分为三级阶梯（图 14-1），规范了用药，增强了镇痛效果，减轻了不良反应，提高了患者对镇痛药物的依从性。WHO 经典的三阶梯用药方案如下。

（1）轻度疼痛：主要用非甾体消炎药（non-steroidalanti-inflammatory drugs，NSAIDs），以阿司匹林（aspirin）为代表，为第一阶梯用药，必要时加其他辅助药物。

（2）中度疼痛：主要用弱阿片类药物，以可待因（codeine）为代表，为第二阶梯用药，必要时加 NSAIDs 或其他辅助药物。

（3）重度疼痛：主要用强阿片类药物，以吗啡（morphine）为代表，为第三阶梯用药，必要时加 NSAIDs 或其他辅助药物。

由于各国用药习惯及药品来源的差异,各国执行"三阶梯疗法"的具体用药是不同的。目前我国疼痛临床常用药物为:第一阶梯多选用双氯芬酸钠(diclofenac sodium);第二阶梯常用曲马多(tramadol);第三阶梯除选用吗啡外,还常用羟考酮(oxycodone)、芬太尼(fentanyl)。

近年来,在第三阶梯治疗方案上又增加以介入治疗(有创治疗)为主的第四阶梯治疗,或称之为改良第三阶梯。当用至第三阶梯的药物和方法后仍无法控制癌痛患者的疼痛时,应选用第四阶梯。第四阶梯的主要治疗方法有神经阻滞疗法、神经射频疗法、脊髓电刺激、鞘内输注阿片类药物以及介入治疗等。

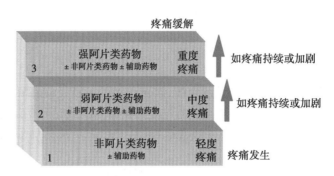

图 14-1　癌症三阶梯镇痛治疗示意图

3. **按时给药**　根据时间药理学原理,按时用药能维持平稳、有效的血药浓度,有利于持续有效地镇痛,减少药物的不良反应。

4. **个体化给药**　癌痛个体对麻醉性镇痛药的剂量、疗效、不良反应有较大的差异,因此需要个体化选择药物,个体化滴定药物剂量。

5. **注意具体细节**　强调癌痛治疗前,应有一定的时间对患者及其家属进行癌痛治疗的知识宣教,主要内容有:有癌痛应及时镇痛;用于癌痛的阿片类药物不会"成瘾";如何进行疼痛程度的评估;了解镇痛药物的作用与不良反应及其处理;如何提高用药依从性等。注意具体细节的目的是监测用药效果及不良反应,及时调整药物剂量,提高镇痛治疗效果,减少不良反应的发生。

(二) 常用镇痛药物的选择

首先,按疼痛强度选择相应阶梯的镇痛药(NSAIDs、阿片类药物或其复方制剂)同时滴定剂量。所谓滴定剂量,就是用药时由小量到大量直至达到有效的血药浓度,目的是测定该患者所需镇痛药的适宜剂量。然后,根据疼痛类型、部位、性质选用辅助药。

1. **NSAIDs**　用于轻度疼痛,尤其适用于合并骨及软组织癌转移性疼痛,也可联合阿片类药物用于中、重度癌痛。常用的药物有:双氯芬酸钠以及选择性 COX-2 抑制药塞来昔布(celecoxib)等。当其剂量已接近限制剂量而疗效不佳时,再增加剂量已无临床意义,反而会增加不良反应的发生,故应改用或合用阿片类药物,如第二阶梯药物曲马多。

NSAIDs 常见的不良反应有:消化性溃疡、消化道出血、血小板功能障碍、肾功能损伤、肝功能损伤等。其不良反应的发生,与患者年龄、用药剂量、使用持续时间等密切相关,应注意防治。

2. **阿片类镇痛药**　用于中、重度疼痛。应根据患者的疼痛程度、身体状况和个体需要选择不同的药物:中度癌痛,可选用第二阶梯弱阿片类药物或其复方制剂;如原来已用过弱阿片类药物,或效果不佳,可改用第三阶梯强阿片类药物,如吗啡、羟考酮和芬太尼。重度癌痛,如一般情况尚可,或原来已用过弱阿片类药,可直接应用吗啡片进行滴定。

阿片类药常见的不良反应有：便秘、恶心、呕吐、瘙痒、头晕等。除便秘外，阿片类药物的不良反应大多是暂时性或可耐受的。应把预防和处理阿片类镇痛药不良反应作为镇痛治疗计划的重要组成部分。恶心、呕吐、头晕等不良反应，大多出现在未使用过阿片类药物患者的用药最初几天。初用阿片类药物的数天内，可考虑同时给予止吐药预防恶心、呕吐，如无恶心症状，则可停用止吐药。便秘症状通常会持续发生于阿片类药物镇痛治疗全过程，多数患者需要使用缓泻药防治便秘。出现过度镇静、精神异常等不良反应，需要减少阿片类药物用药剂量。用药过程中，应当注意肾功能不全、高钙血症、代谢异常、合用精神类药物等因素的影响。

3. 辅助用药　辅助用药具有辅助镇痛作用，适用于三阶梯治疗中任何一个阶段，有骨转移性疼痛、神经病理性疼痛者尤应使用。辅助用药可增强疗效、减少阿片类镇痛药用量及不良反应，改善终末期癌症患者的其他症状。辅助用药的剂量按药品说明书使用，但用药次数以1～2次/日为好。常用的辅助药物有：①甾类药：泼尼松（prednisone）、地塞米松（dexamethasone）；②抗抑郁药：阿米替林（amitriptyline）、去甲替林（nortriptyline）；③抗惊厥药：加巴喷丁（gabapentin）、普瑞巴林（pregabalin）；④NMDA 受体拮抗药：如氯胺酮（ketamine）；⑤α_2肾上腺素能受体激动药：如可乐定（clonidine）；⑥抗焦虑的苯二氮䓬类：如地西泮（diazepam），但地西泮有潜在药物依赖与停药惊厥危险，不鼓励长期使用。

三、癌痛的神经阻滞与介入治疗

多数癌痛患者严格按三阶梯治疗原则治疗后，疼痛往往得到明显的控制。但是，临床上仍有 10%～30% 的癌痛患者因镇痛效果不满意，或因不能进食，或有药物禁忌证，或不能耐受镇痛药等原因，无法充分接受"三阶梯方案"的治疗，需要使用三阶梯以外的治疗方法，如神经阻滞治疗、神经调控治疗和介入治疗等。

（一）神经阻滞疗法

1. 外周神经阻滞　外周神经阻滞常用药物为长效局部麻醉药、神经破坏药，也有使用医用三氧（O_3）或超氧化水作治疗，但远期效果仍在评估之中。

2. 硬膜外腔神经阻滞　根据疼痛部位选择相应的穿刺点，可单次注药，亦可留置硬膜外导管行间断或连续注药或使用患者自控硬膜外镇痛（PCEA）方法给药。

3. 蛛网膜下腔神经阻滞　用药同外周神经阻滞。目前临床上多使用有电脑程序控制的镇痛泵，经蛛网膜下腔连续给药进行持续镇痛。

4. 交感神经阻滞　星状神经节阻滞常用于头颈部癌痛的治疗；腹腔神经丛阻滞多用于腹部癌痛的治疗；腰交感神经节阻滞则用于下肢癌痛的治疗。交感神经阻滞用于癌痛治疗其效果优于周围神经阻滞。

（二）神经射频治疗

可选用脉冲射频（pulsed radiofrequency）和连续射频（continuous radiofrequency）对支配疼痛区域的神经进行热凝和毁损，具体操作见第六章第二节常用治疗方法。

（三）脊髓电刺激疗法

脊髓电刺激疗法（spinal cord stimulation，SCS）最初用于治疗慢性顽固性神经源性疼痛，目前也越来越多地应用于癌痛的治疗，具体操作见第六章第二节常用治疗方法。

（四）鞘内给药系统疗法

鞘内给药系统（intrathecal drug delivery systems，IDDS），临床上简称脊髓吗啡泵，是治疗癌痛和慢性顽固性疼痛的终极方法之一，对许多其他镇痛方法不能缓解的疼痛，该方法具有较理想的疗效。IDDS 安装技术与蛛网膜下腔神经阻滞的穿刺技术相同，当蛛网膜下腔穿刺成功后，将一特殊导管一端放置于蛛网膜下腔，另一端通过皮下隧道方式与系统的可编程自动给药泵连接，然后植入患者皮下，泵内有储药器，可储存吗啡、氢吗啡酮、芬太尼、舒芬太尼、布比卡因等药物。泵的输注系统可自动将药液经导管持续、缓慢、匀速地输注到蛛网膜下腔的脑脊液中。这种方法使微量药物即可产生满意、有效的镇痛效果，以吗啡为例，口服用药与蛛网膜下腔用药之比为 300∶1，极大地减少了大量口服药物带来的不良反应。储药器可反复加药，同时可使用体外遥控器来调节药液的速度。

四、癌痛的 PCA 治疗

患者自控镇痛（patient controlled analgesia，PCA）是 20 世纪 70 年代初由 Sechzer 提出的一种新的镇痛治疗方法。PCA 本质上是给药方式的改变，以适应患者的用药个体差异，同时能维持最低有效镇痛药物浓度，提高镇痛效果，减少不良反应。PCA 最初用于术后疼痛的治疗，近年来也越来越广泛地应用于癌痛患者的治疗。

（一）适应证

PCA 在癌症疼痛患者应用的适应证主要包括两方面，即患者不能经口服用药和口服药物已不能有效地控制疼痛，具体有以下几种情况。

1. 吞咽困难和胃肠道功能障碍　吞咽困难常常是由于舌癌、下颌骨癌、食管癌、喉癌等导致上消化道梗阻，患者不能经口进食和服药。胃肠道功能障碍是由于胃癌、胰腺癌、直肠癌、结肠癌、肝癌等腹腔有广泛转移的晚期癌症患者，此时除有可能存在的消化道梗阻、恶心和呕吐外，也可能存在代谢吸收功能的紊乱。此外，有些患者既不能进食，胃肠道吸收功能也不好，如口腔癌腹腔转移者。

2. 难以控制的晚期癌痛　长期口服镇痛药产生的耐药性，是癌痛治疗中常常遇到的问题。此外，晚期癌症的复发转移使癌痛逐渐加重，此时口服药物已不能有效地缓解疼痛，常常需要调整治疗方案和联合其他治疗方法。

3. 口服阿片类药物不良反应明显，患者难以耐受　部分癌痛患者应用阿片类药物时，由于胃肠道功能紊乱，出现剧烈的胃肠道反应。另外，由于个体差异或体质衰弱，患者出现严重的不良反应难以忍受。还有很少数患者合并有肺源性心脏病、肺内感染、支气管哮喘等疾病，吗啡等药物可能诱发胸闷、气喘、气短，甚至哮喘等不适症状，因此需要调整药物种类和给药途径。采用 PCA 的方法，经皮下或静脉途径给药，在控制疼痛的同时，能明显减少这些不良反应的发生。

4. 出现顽固性剧烈性神经痛　PCA 可以用于肿瘤侵犯神经丛导致的神经痛，如肺癌、乳腺癌锁骨上转移压迫臂丛神经，采用 PCA 进行持续臂丛神经阻滞，可以有效地控制疼痛，明显减少阿片类药物的使用，优于全身使用镇痛药的方法。

（二）给药途径及选择

1. 患者自控静脉镇痛（patient controlled intravenous analgesia，PCIA）　是应用最广泛、最主要的给药途径，可以方便地使用于外周静脉和中心静脉。PCIA 还可以滴定出最低有效镇痛药物浓度的用药量,然后改用其他给药途径。PCIA 的适应证有:①全身有两处以上疼痛,现有的镇痛方法不能有效地缓解疼痛的患者;②胃肠道功能紊乱已不能口服镇痛药物的患者;③生存期较短的晚期癌症疼痛患者;④癌症患者的急性疼痛,需紧急控制疼痛,可以通过静脉给药途径快速滴定镇痛,然后进行自控镇痛。

2. 患者自控皮下镇痛（patient controlled subcutaneously analgesia，PCSA）　多用于需长期胃肠道外给药的癌痛患者,其管理较静脉给药途径简便,并发症也较静脉途径少。PCSA 药物的生物利用度是静脉给药的 80%,临床上多经过静脉给药,控制疼痛后,改用皮下给药途径。但应注意使用 PCSA 时应定期(7~10 天)更换皮下针头的放置部位,以免吸收不良造成镇痛不足。此外,对皮下组织有刺激的镇痛药物,如哌替啶不能用于 PCSA。

3. 患者自控硬膜外镇痛（patient controlled epidural analgesia，PCEA）　适用于头面部以外的癌痛患者,镇痛效果确切,节段性好,但硬膜外导管不易保留,也不能长时间保留是其不足之处。

4. 患者自控神经丛镇痛（patient controlled neuroplex analgesia，PCNA）　是指通过神经丛鞘或神经根鞘给药的 PCA 方法,适用于治疗顽固性的、疼痛剧烈的神经源性疼痛,如经臂丛神经鞘行 PCNA 治疗上肢癌痛。

（三）常用药物及其组合

1. **吗啡**　为首选的最常用的药物,可通过静脉、皮下及硬膜外腔途径给药。
2. **芬太尼**　为近年来广泛应用于 PCA 途径的阿片类药物,适用于对吗啡产生耐药的癌痛患者,可经皮下、静脉、硬膜外腔或神经丛给药。
3. **罗哌卡因**　为最常用的局部麻醉药,可通过硬膜外腔、神经丛给药。
4. **吗啡、芬太尼和咪达唑仑合用**　适用于烦躁不安,不能入睡的患者。但应注意药量需逐渐增加,达到疗效后维持用药。
5. **吗啡和氯胺酮合用**　适用于剧烈的顽固性癌症疼痛,尤其是合并有神经病理性疼痛的患者。使用时应注意控制氯胺酮的剂量,以免引起交感神经兴奋以及神志改变。
6. **阿片类药物与 NSAIDs 合用**　如芬太尼和氟比洛芬酯用于 PCIA,两者合用,既可提高镇痛效果,又可减少阿片类药物的用量及其不良反应的发生。
7. **阿片类药物与局部麻醉药**　如芬太尼和罗哌卡因,主要用于 PCEA 和 PCNA,临床研究表明,阿片类药物能增强局部麻醉药的镇痛作用。
8. **阿片类药物与其他辅助用药**　如吗啡和止吐药昂丹司琼,可以减轻阿片类药物引起的恶心、呕吐。

五、癌痛的其他治疗

癌痛是全方位疼痛(total pain),需要综合防控。除上述治疗方法外,癌痛的其他治疗方法还有心理治疗、化学治疗、放射治疗以及激素治疗、物理治疗、中医中药治疗等,下面主要介绍心理治疗、化学治疗和放射治疗。

（一）心理治疗

心理治疗(psychological treatment)在癌痛治疗中占有极其重要的地位。据统计,大约 91.3% 的肿瘤患者存在不同程度的心理障碍,焦虑评分和抑郁评分均高于正常人。癌痛是患者身体与心理、社会因素的总和,故在治疗癌痛患者身体疼痛之前或同时,必须帮助患者解决心理和社会问题,才能取得良好的镇痛效果。

1. 常用评价方法

（1）忧郁症状自评量表（self-rating depression scale，SDS）：SDS 含有 20 个项目，为四级评分法：没有或很少时间（为 1 分）；小部分时间（为 2 分）；相当多时间（为 3 分）；绝大部分时间或全部时间（为 4 分）。其特点是使用简便，并能相当直观地反映抑郁患者的主观感受。主要适用于具有忧郁症状的成年患者，包括门诊及住院患者，但对有严重迟缓症状的忧郁患者的评定有一定的困难。

（2）Hamilton 焦虑量表（Hamilton anxiety scale，HAMA）：HAMA 由 Hamilton 于 1959 年编制，是精神科临床中常用的评价量表之一，包含 14 个项目，所有项目采用 0～4 分的 5 级评分法，各级的标准为：0 为无症状；1 为轻；2 为中等；3 为重；4 为极重。

2. 常用治疗方法

（1）以语言为主的心理治疗：有支持性心理治疗（supportive psychotherapy）和认知疗法（congnitive therapy）。

（2）操作性的心理治疗：操作性的心理治疗主要是指行为疗法（behavior therapy），是以减轻或改善患者的症状或不良行为为目标的一类心理治疗技术的总称。

3. 适应证　无肿瘤直接造成的疼痛征象的患者；年老体弱的癌痛患者；镇痛药物不良反应严重的患者；严重癌痛的患者。

4. 常用于心理治疗的药物　①抗抑郁药：如阿米替林（amitriptyline）、三唑酮（trazodone）；②抗焦虑药，如地西泮、丙米嗪。

（二）化学治疗

1. 方法　根据不同的癌症，选择不同的化疗方案。如肝癌痛用氟尿嘧啶（5-FU）+多柔比星（ADR）+丝裂霉素（MMC）；肺癌痛用多柔比星（ADR）+长春新碱（VCR）+环磷酰胺（CTX）；胃肠道和胰腺癌痛用 20（S）-原人参二醇（PPD）+氟尿嘧啶（5-FU）+依托泊苷（VP-16）；鼻咽癌和喉癌痛用 20（S）-原人参二醇（PPD）+丝裂霉素（MMC）+氟尿嘧啶（5-FU）；宫颈癌痛用 20（S）-原人参二醇（PPD）+氟尿嘧啶（5-FU）。

2. 适应证　肝癌、胃肠道和胰腺癌、鼻咽癌、喉癌、宫颈癌、恶性淋巴瘤、乳腺癌、绒毛膜上皮癌、小细胞肺癌、睾丸恶性肿瘤、卵巢癌、多发性骨髓瘤或白血病等引起的疼痛。

3. 禁忌证　白细胞总数或血小板计数显著降低者；肝、肾功能严重异常者；心功能障碍者，不选用蒽环类抗癌药；一般状况衰竭者；有严重感染的患者；精神病患者不配合治疗者；食管、胃肠道有穿孔倾向的患者；妊娠妇女，可先做人工流产或引产后再进行；对所用抗癌药过敏者。

4. 注意事项　治疗中应根据病情变化和药物不良反应，随时调整治疗用药以及进行必要的处理；治疗过程中密切观察血象、肝肾功能和心电图变化，定期检查血象（包括血红蛋白、白细胞和血小板计数），一般每周检查 1～2 次，当白细胞和血小板计数降低时，则每周检查 2～3 次，直到化疗疗程结束后血象恢复正常时为止。肝、肾功能于每周期前检查 1 次，疗程结束时检查 1 次。心电图则根据情况复查；年龄 ≥65 岁或一般情况较差者应酌情减量；骨髓转移者应密切观察病情；既往化疗、放疗后出现骨髓抑制严重者用药时应特别注意；全骨盆放疗后的患者应注意血象，并根据情况掌握用药；严重贫血的患者应先纠正贫血再化疗。

（三）放射治疗

1. 方法　①体外远距离照射（外照射）：放射源位于体外一定距离，集中照射人体某一部位，如使用直线加速器、^{60}Co 治疗机等；②近距离照射（组织间放疗或腔内放疗）：将放射源密封直接放入被治疗的组织内或人体的天然腔内，如鼻咽腔、食管、直肠、宫颈，常用的放射源有 ^{60}Co、^{192}Ir 等。

2. **适应证**　骨转移性癌痛;脑转移性癌痛;脊髓压迫性癌痛。

3. **禁忌证**　患者一般情况差,不能耐受放疗;伴有多器官功能衰竭者;伴有癌性胸腔积液、腹水、心包积液者;伴有严重感染者;食管或胃肠道有穿孔倾向者;白细胞总数低于 $4.0×10^9/L$ 或血小板计数低于 $100×10^9/L$ 者。

4. **注意事项**　①在放疗中要定期复查血象,观察白细胞及血小板的变化,若低于正常值,则应停止放疗,给予相应处理,待这些指标恢复正常后方可继续治疗。②在放疗中要密切观察患者的病情变化,如遇病情加重,则应重新核对资料、放射野、剂量,及时修订放疗方案。如果病情发展则应停止治疗,改用其他治疗方法。③在制订放疗计划时,要充分考虑到肿瘤周围正常组织的耐受量,在照射肿瘤的同时要最大限度地保护正常组织,避免造成其损伤,给患者带来不必要的痛苦。④对于年龄≥70岁的老年患者或儿童,放疗剂量应酌减。

六、常见癌痛综合征与顽固性癌痛的治疗

(一) 常见癌痛综合征的治疗

1. **暴发痛(breakthrough pain)**　暴发痛指使用阿片类药物治疗的患者在稳定的疼痛形式(持续痛,persistent pain)的基础上出现的短暂而剧烈的疼痛发作。据统计,全球肿瘤患者中暴发痛的总体发生率为65%。

(1) 临床表现

1) 暴发痛的诱因:①50% ~60% 存在触发因素,如肌肉骨骼的活动(起床、翻身、咳嗽等),内脏平滑肌的收缩或痉挛(肠或膀胱痉挛);②17% ~30% 为药物作用终末失效引起,即由于在药物剂量作用结束后的间歇期血浆阿片类药物的浓度降低,导致了疼痛强度的增加。

2) 临床特点:①通常发生在相同的部位;②发作频繁约为4次/天;③持续时间一般较短,40% ~50% 被发现是阵发性发作,持续15 ~30 分钟;④疼痛强度剧烈,92% 是重度以上;⑤不可预测,约59% 的患者不能事先知道;⑥治疗效果很不理想,约75% 的患者对暴发痛的控制不满意。

(2) 治疗原则

1) 应用口服吗啡、羟考酮即释片控制暴发痛,每次所用剂量为每日固定剂量的10% ~20% 。

2) 如每日暴发痛和用即释片次数超过4次,将所用即释片剂量折算为控释片剂量按时用药。

3) 对于暴发痛频发,用药物控制不理想的住院患者,PCA是理想的治疗方法,可采用PC-SA、PCIA。

2. **骨转移性疼痛**　骨转移性疼痛(metastatic bone pain)是指原发性癌症转移到人体的骨骼系统而产生的疼痛。最常见的转移部位是脊柱(胸腰椎)、骨盆和长骨骨干。骨转移性疼痛主要使用镇痛药物治疗,但不少患者单用镇痛药仍然达不到满意的镇痛效果。对于这些患者,个体化综合镇痛治疗不仅能提高骨转移疼痛的镇痛治疗效果,而且还能减少病理性骨折、神经压迫的发生率。骨转移性疼痛的治疗方法主要有放射治疗和药物治疗。

(1) 放射治疗:姑息性放射治疗是骨转移性疼痛治疗的有效手段。其主要作用是控制疼痛,减少病理性骨折的发生。骨转移放射治疗的体外照射常用剂量及分割方法有3种:每次300cGy,共10次;每次400cGy,共5次;每次800cGy,单次照射。3种照射方法治疗骨转移疼痛的效果及耐受性相似。骨转移疼痛单次照射技术已取得较肯定的疗效,该方法尤其适用于活动及搬运困难的晚期癌症患者。放射治疗镇痛显效需要一定的时间。因此,在放射治疗显

效前,应根据患者疼痛程度继续给予镇痛药物治疗。

（2）镇痛药物治疗:骨转移病灶区的破骨细胞活性增高,局部前列腺素及炎症因子增多是导致疼痛剧烈的原因之一。因此,骨转移性疼痛的药物镇痛治疗时,最好使用非甾体消炎药,如双氯芬酸钠和塞来昔布。

（3）双膦酸盐类药物治疗:双膦酸盐类药物具有明显抑制破骨细胞活性、减少骨吸收的作用。骨转移性疼痛患者使用双膦酸盐类药物,可以有效地减轻疼痛,减少病理性骨折的发生。常用药物有阿仑膦酸钠(alendronate)、伊班膦酸(ibandronate)等。

3. 内脏疼痛（visceral pain）

（1）特点:内脏痛缓慢、持续、定位不清楚、对刺激的分辨能力差;切割、烧灼等不能引起内脏痛,而机械性牵拉、缺血、痉挛和炎症等刺激则能引起剧烈的内脏痛。

（2）治疗原则:祛除或减少导致内脏疼痛的病因及诱因;联合用药,应联合 NSAIDs、阿片类药物、解痉药和肌肉松弛药进行治疗;综合治疗,包括调整给药途径,药物轮换,NSAIDs、阿片类药物、解痉药、抗抑郁药和抗惊厥药的联合应用,必要时实施介入治疗。

4. 神经病理性疼痛（neuropathic pain） 晚期癌痛往往合并有神经病理性疼痛,关于神经病理性疼痛的临床表现、诊断和治疗见第十三章。

（二）顽固性癌痛的治疗

顽固性癌痛(intractable cancer pain)是指使用 WHO 的三阶梯癌痛治疗方案后,仍不能有效控制的癌痛。临床上,约15%的癌症患者表现为顽固性癌痛。三阶梯癌痛治疗方案是癌痛治疗的基本方法,但该方法没有充分考虑疼痛的不同机制和不同性质,也没有考虑患者的心理因素,这些都是其缺陷。癌症患者的疼痛多系伴发了神经病理性疼痛、内脏性疼痛、骨转移性疼痛、有交感神经参与的疼痛综合征,或出现多源性、多部位性疼痛,或出现了治疗中的矛盾,如患者出现了消化、呼吸、循环、泌尿系统的功能异常而不能采用三阶梯治疗方法,或有明显的心理因素导致疗效不尽如人意。因此,顽固性癌痛需要采用综合治疗（多模式镇痛）,包括药物的联合使用和治疗方法的联合使用。顽固性癌痛的治疗原则如下。

1. 增加镇痛药物的剂量 由于阿片类药物没有"封顶效应",对于镇痛效果不佳者,可以增加剂量来达到满意的治疗效果。此外,当剂量增加过快、过大而疗效还不尽如人意时,应更换其他制剂。非阿片类镇痛药物也可以通过增加剂量来提高镇痛效果,但有量的限制。

2. 阿片类药物的轮换使用 长期应用一种阿片制剂,需要不断地增加剂量,如果剂量增加过快,疗效增加不明显,且不良反应增大时,应当考虑更换另一种制剂。不同的阿片类药物其临床药理学特点不同,更换不同药物可提高其镇痛效果,减少其不良反应的发生。比如同是 μ 受体激动药的吗啡和羟考酮,当长期使用吗啡出现效果欠佳时,可更换成羟考酮;而当羟考酮使用一段时间出现耐受时,又可换成吗啡。

3. 改变给药途径 对于无法经口服给药的患者,包括口咽部肿瘤,食管梗阻,胃肠道不能消化和吸收,严重的恶心、呕吐,患者意识不清,药物副作用明显,患者嗜好非经口给药,发生暴发痛等,应当改用其他途径给药。非经口腔给药途径包括经口腔黏膜、鼻黏膜、直肠黏膜和经皮肤给药,皮下、肌内或神经鞘注射给药,静脉或椎管内给药以及患者自控镇痛给药等。

4. 采用 PCA 方法 使用 PCA 后,患者可以根据疼痛感受程度自行追加药量,达到有效的镇痛效果。给药的途径包括静脉、皮下、硬膜外腔或神经鞘内。具体使用见本章第二节。

5. 联合用药

（1）原则:镇痛作用相加或协同,不良反应不相加或互相拮抗,药物最好作用在不同时点、不同镇痛途径或不同受体上。

（2）"黄金搭档"：是指同时联合使用非甾体抗炎镇痛药、阿片类镇痛药、抗惊厥药物、抗抑郁药物、NMDA 受体抑制药物、激素类药物、镇静催眠药物、抗焦虑药物等。

6. 多模式镇痛　在联合用药的基础上再联合其他治疗方法,包括神经阻滞疗法、神经调控术、介入治疗、手术治疗、物理治疗、心理治疗和社会支持等。

（蒋宗滨　曹君利）

第十五章 | 手术后疼痛

手术后疼痛(postoperative pain)简称术后痛,是手术后即刻发生的急性疼痛,通常持续不超过7天。在创伤大的胸科手术和需较长时间功能锻炼的关节置换等手术,有时镇痛需持续数周。术后痛是由于术后化学、机械或温度改变刺激伤害感受器导致的炎性疼痛,属伤害性疼痛。术后痛如果不能在早期被充分控制,则可能发展为慢性手术后疼痛(chronic post-surgical pain,CPSP),其性质也可能转变为神经病理性疼痛或混合性疼痛。神经病理性疼痛是由感觉神经受损,导致外周与中枢神经敏化所引起的疼痛。研究表明小至腹股沟疝修补术,大到体外循环等大手术,都可发生CPSP,多为中度疼痛,亦可为轻或重度疼痛,持续痛达半年甚至数十年。

CPSP形成的易发因素包括:术前有长于1个月的中到重度疼痛、精神易激、抑郁、多次手术;术中或术后损伤神经;采用放疗、化疗。其中最突出的因素是术后疼痛控制不佳和精神抑郁。

第一节　手术后疼痛对机体的影响

术后疼痛如未得到有效控制可能对机体生理功能产生不良影响。

一、术后疼痛对生理功能的影响

术后急性疼痛对患者病理生理的影响是多方面的,要认识术后镇痛治疗的临床意义,首先有必要了解疼痛对机体的影响。

(一) 对神经内分泌系统的影响

急性术后疼痛向中枢传送的伤害性刺激首先引起神经内分泌应激反应,包括脑-垂体-肾上腺皮质系统和交感肾上腺系统的相互作用。急性术后疼痛引起的神经内分泌反应使儿茶酚胺、皮质醇、血管紧张素、抗利尿激素、促肾上腺皮质激素、生长激素和胰高血糖素、醛固酮、肾素、血管紧张素Ⅱ分泌增加,而胰岛素和睾酮等分泌减少,结果导致钠水潴留,血糖、乳酸、酮体和游离脂肪酸增加,导致氧耗增加、高分解代谢和负氮平衡。神经内分泌应激反应能影响机体其他部位有关的生理效应,包括心血管、呼吸、消化、代谢、凝血功能等多个器官系统和生理内环境的功能。

(二) 对凝血系统的影响

急性术后疼痛的应激反应可以使凝血功能增强,包括血小板活性和血浆黏性增加和纤溶功能降低,使机体处于一种高凝状态,甚至是术后深静脉血栓、心肌缺血和血管移植手术失败的主要因素。

（三） 对心血管系统的影响

术后疼痛兴奋交感神经系统,儿茶酚胺分泌增加,使全身血管收缩,心率加快,血压升高,心肌耗氧增加,在某些患者可能引起心肌缺血,甚至成为术后心肌梗死的重要诱因。醛固酮、皮质醇和抗利尿激素引起患者体内水钠潴留,在某些心脏储备功能差的患者可能引起充血性心力衰竭。

（四） 对呼吸系统的影响

手术损伤后的伤害性感受器激活能触发有害的脊髓反射弧,使呼吸肌功能降低。尤其上腹部手术和胸科手术后,使膈神经兴奋的脊髓反射性抑制可导致术后肺功能降低。此外,水钠潴留可以引起血管外肺水的增多,而后者又可导致患者的通气/血流比失常。在胸腹部手术的患者,疼痛引起的肌肉张力增加可以造成患者总肺顺应性下降,通气功能下降,这些改变又可能促使患者术后发生肺不张,因为疼痛使患者不能深呼吸和充分咳嗽,也是引起术后肺部并发症的重要因素。

（五） 对胃肠道的影响

急性术后疼痛引起的交感神经系统兴奋能抑制胃肠蠕动功能,使术后胃肠功能恢复延迟。临床上患者可出现术后胃肠绞痛、腹胀、恶心、呕吐等不良反应。

（六） 对免疫系统的影响

急性术后疼痛的应激反应可以导致机体淋巴细胞减少、白细胞增多和单核-吞噬细胞系统处于抑制状态。使得术后免疫抑制,患者对病原体的抵抗力减弱。

通常,应激反应的程度取决于患者所经历的手术大小。手术创伤越大,手术伴随应激反应的不良影响越大,局麻下小的外周手术可能产生较小的病理生理改变,颅内手术引起的应激反应较小,因为颅内手术相对手术的范围较小,脑组织中缺乏疼痛感受体。胸腔和腹腔手术比起四肢手术可诱发更强烈的神经内分泌应激反应。

二、术后镇痛的意义

术后快速康复(enhanced recovery after surgery,ERAS),指采用一系列经循证医学证实有效的围术期优化措施减少外科应激、加快术后康复。ERAS 利用现有手段对围术期各种常规治疗措施加以改良、优化和组合,旨在减少外科应激,维持患者内环境稳定,加快术后康复,缩短住院时间。从 ERAS 概念提出到现在的十几年的发展过程中,越来越被外科医生接受并运用,同时针对不同的手术纷纷建立了相应的 ERAS 指南。术后疼痛的治疗在 ERAS 中占有重要的地位,因为术后良好的镇痛是 ERAS 得以顺利进行的关键。

（一） 提高患者的舒适度及满意度

术后疼痛会造成患者紧张及焦虑,从而产生情绪波动,进而大大降低了患者的满意度和舒适度。而在无痛和较为舒适的状态下度过术后阶段会令患者及其家属满意,但这并不仅意味着只提供充足的镇痛药物,重要的是如何使药物镇痛恰好满足不同个体患者的需求,且副作用最小。而且,应提前做好患者的心理准备工作,尽可能使患者参与疼痛治疗方法的选择。一旦患者及其家属理解了医护人员为减轻其术后疼痛所做的努力,他们的满意度则会大大提高。

（二）缩短术后恢复时间

目前，人们对积极术后镇痛的作用意见不一，一些研究证实术后积极镇痛（如硬膜外镇痛或静脉 PCA）能有效缩短术后恢复时间及住院时间，而有的研究认为即使术后积极镇痛也对患者恢复无明显改善。但是很多证据都表明：在某些患者及某些手术后采取积极的术后镇痛会带来显著的益处。例如：在接受开胸手术和开腹手术的术后患者，使用硬膜外镇痛可以明显改善患者的肺功能，特别是在那些原有肺部疾患的患者。肠道手术后的患者如果使用硬膜外镇痛能明显缩短肠道排气时间，缩短住院时间。

（三）加速患者功能恢复

术后镇痛不仅旨在减轻患者手术后的痛苦，而且在于提高患者自身防止围术期并发症发生的能力。已经证实，硬膜外镇痛能够提高大手术（如胸腹腔手术、全髋置换术等）患者围术期的安全性和出院率。术后镇痛治疗可以减少术后患者体内的儿茶酚胺和其他应激性激素的释放。此外，尚可通过降低患者的心率、防止术后高血压，从而减少心肌做功和氧耗量。在心功能正常的患者，采用术后硬膜外镇痛对其左心室射血分数影响不大，而在慢性稳定型心绞痛的患者，术后镇痛使得其左室射血分数和左室壁顺应性明显改善。在术前有赖于硝酸甘油等药物治疗的不稳定型心绞痛患者，采用胸部硬膜外治疗并不影响冠状血管灌注压、心排血量及外周阻力。同时患者的肺活量和功能残气量可能恢复到接近术前的水平。术后镇痛可以减少心肌缺血的发生率，特别是在原有缺血性心脏病的患者。镇痛治疗可以减少患者自主呼吸的做功，减少了术后患者对抗机械通气和胸部理疗的需求，从而减少了术后患者呼吸系统的并发症。血管手术的患者，术后镇痛可避免体内高凝状态的出现，减少了术后深静脉血栓发生。

在关节手术后，患者采取区域麻醉和镇痛（通过硬膜外导管、股神经鞘置管或肱神经鞘置管等）的方法可以允许患者在术后早期即开始功能锻炼，加速术后恢复。但如果在接受上述手术的患者中不恰当使用或大量使用阿片类药物和 NSAIDs，则可能导致呼吸抑制、排气延迟、过度镇静、消化性溃疡和出血等不良结果。因此，术后镇痛的关键是针对不同的情况选择正确的方法，并注意该种方法的正确使用。

总之，术后疼痛是每位经历手术的患者有可能经历的并发症，对于中至重度的术后疼痛给予积极有效的治疗，不仅可以增加患者的舒适度，更重要的是可以加速术后康复。

第二节　术后镇痛模式

术后镇痛有全身给药镇痛和局部镇痛。具体镇痛方法的选择应依据手术部位、手术大小、估计术后疼痛程度和患者意愿等多种因素综合考虑，综合评价镇痛模式的风险和效果，个性化地选择最适应的镇痛方法和药物。

一、预防性镇痛

1913 年，美国外科医生 Crile 提出了"anoci-association"的概念，其理念是通过防止大脑接收到有害信号或疼痛刺激来避免储存在大脑细胞中的能量在术前、术中和术后被消耗。1983年，Woolf 在 *Nature* 上发表了一篇动物神经生理学方面的研究，发现在电刺激大鼠造成脊髓后角神经元中枢敏化（central sensitization）模型中，在给予伤害性刺激前阻断刺激的传入可以有效减少或消除中枢敏化，预防中枢敏化比逆转中枢敏化所需的吗啡剂量小得多，在此基础上进一步发展并提出了超前镇痛和外周敏化（peripheral sensitization）的概念。但超前镇痛的有效性一直存在争议。

2000 年，Dionne 等对超前镇痛相关研究进行了综述并提出预防性镇痛（proventive analgesia）的概念，主张在疼痛发生前使用镇痛药，不应仅限于手术之前，而是贯穿于围术期全程。超前镇痛与预防性镇痛是两个概念，这两个概念既有不同，也有交叉，相对于多年前，超前镇痛的概念已经逐渐淡化，取而代之的一个新的概念是预防性镇痛。预防性镇痛是指从术前一直延续到术后一段时期的镇痛治疗，其方法是采用持续的、多模式的镇痛方式，达到消除手术应激创伤引起的疼痛，并防止和抑制中枢及外周的敏化。

超前镇痛与预防性镇痛两个概念的重要区别在于，前者是强调疼痛刺激出现前的治疗及其对术后镇痛临床效应的影响，而后者则是注重整个围术期的持续、多模式预防性镇痛，以此彻底防止痛敏感状态，取得完全、长时间的覆盖术前、术中、术后的有效镇痛手段；另外这两个概念也有重叠，两者都可以防止和抑制中枢及外周的敏化，减少镇痛药物的用量，只是预防性镇痛的定义将治疗时间拓展到术前、术中和术后一段时期的镇痛治疗，强调的是预防。

二、多模式围术期镇痛

多模式围术期镇痛是指在整个围术期联合应用作用不同的镇痛药、辅助药和镇痛技术，以应对不同机制产生的术后疼痛，达到最佳的减轻术后疼痛的疗效。多模式镇痛的原则包括：①术前、术中、术后镇痛；②多水平镇痛，即包括末梢、外周神经、脊髓水平、大脑皮质镇痛；③使用多种药物和镇痛技术；④联合方案中各种药物、技术的选择，充分利用各自的优点，避免缺点，注意平衡，使患者能早日活动、早日恢复肠道营养，缩短住院时间。

多模式围术期镇痛的主要方式有：以神经阻滞复合非甾体消炎药（NSAIDs）（无禁忌时）作为基础镇痛，重度疼痛时加用不同剂量的阿片类药物，以及非药物镇痛方法。如：①硬膜外镇痛联合口服或肌内注射止痛药如 NSAIDs、曲马多等；②区域阻滞联合口服或肌内注射止痛药；③区域阻滞联合静脉 PCA；④术前口服或肌内注射止痛药，术中静脉给予止痛药，术后硬膜外或静脉 PCA。

多模式围术期镇痛被认为是改传统治疗模式为高效术后康复的"临床途径"或"快通道"。多种药物和技术的联合应用要注意预防由于各种药物副作用的叠加可能导致的风险。此外，对不同手术、不同患者，个体化多模式镇痛方案还需要加强研究。需要根据患者康复需求选择镇痛方式。

第三节　术后镇痛常用药物

临床上常用的术后镇痛药物有局部麻醉药、非甾体消炎药（NSAIDs）和阿片类药物等。

（一）非甾体消炎药

非甾体消炎药物（NSAIDs）是一类具有解热、镇痛作用，绝大多数还兼有抗炎和抗风湿作用的药物。按照化学结构，NSAIDs 分为水杨酸类、苯胺类、吡唑酮类、吲哚乙酸类、邻氨基苯甲酸类和芳基烷酸类。发挥镇痛作用的主要机制是抑制环氧化酶（cyclooxygenase，COX）合成，使前列腺素合成减少。COX 至少有 2 种同工酶，固有型 COX（COX-1）和诱生型 COX（COX-2），最近在人大脑皮质和心脏组织中发现一种新的同工酶 COX-3。COX-1 表达于血管、胃、肾和血小板等绝大多数组织，参与血小板聚集、血管舒缩、胃黏膜血流以及肾血流的调节，以维持细胞、组织和器官生理功能稳定。炎症损伤则主要刺激单核细胞、巨噬细胞、成纤维细胞、血管平滑肌或内皮细胞等，诱导 COX-2 生产，COX-2 是触发后续炎症反应的关键环节。最新的观点认为,COX-1 和 COX-2 在功能上有重叠和互补性。

由于前列腺素(PG)对胃和肾脏有保护作用,对 COX-1 抑制作用越强的 NSAIDs,胃肠道反应越大。因此 20 世纪 90 年代,选择性 COX-2 抑制剂的研发受到重视,希望保留传统 NSAIDs 的疗效而克服其胃肠道不良反应。目前,选择性 COX-2 抑制药已经应用于临床。但是近年来发现 COX-2 对血小板 COX 无抑制作用,同时发现 COX-2 对于血管内皮细胞合成 PGI_2 以及保护肾脏具有重要意义。临床研究也发现,患者服用选择性 COX-2 抑制药罗非昔布 18 个月后,发生确定性心血管事件的风险增高,从而导致了罗非昔布和伐地昔布相继退市。目前认为除非血小板 TXA_2 生成的抑制率大于 95%,心血管风险可能是 NSAIDs 的共有问题,并要求 NSAIDs(不包括小剂量阿司匹林)的药品说明书中应提示这类风险。术后镇痛中到底是非选择性 COX 抑制药优势明显,还是选择性 COX-2 抑制药有更大优势还存在争论,需要进一步研究加以证实。

非选择性 COX 抑制药包括:萘普生、氟比洛芬、双氯芬酸、萘丁美酮;COX-1 低选择性抑制药:布洛芬;COX-1 高选择性抑制物:阿司匹林、吲哚美辛、舒林酸、托美丁;倾向性 COX-2 抑制药:美洛昔康和尼美舒利;特异性 COX-2 抑制药包括:塞来昔布、罗非昔布、伐地昔布、帕瑞昔布和艾托昔布。NSAIDs 常用于超前镇痛或与阿片类药物、非阿片类镇痛药以及区域阻滞性多模式镇痛;亦可单独用于小手术术后镇痛。NSAIDs 有封顶效应,无耐受性和依赖性,禁用于有消化性溃疡、胃炎、肾功能不全、出血倾向病史的患者及 12 岁以下儿童。

对乙酰氨基酚是一种临床广泛应用的解热镇痛药物,其作用机制与 NSAIDs 药物类似,均是通过抑制环氧化酶的合成而发挥作用,但对乙酰氨基酚几无抗炎作用,因此在分类中国内外一般将其与 NSAIDs 药物并列。目前观点认为在镇痛中不能合用两种 NSAIDs 药物,但对乙酰氨基酚可以和其他 NSAIDs 合用。

(二) 阿片类药物

疼痛治疗经过几十年的发展,阿片类药物依然是治疗中至重度疼痛的最为重要的药物。手术后全身应用阿片类药物要维持血药浓度稳定在治疗范围内。治疗范围的血药浓度是指从药物发挥镇痛作用至出现药物毒性作用之间的浓度。全身应用阿片类药物的原则:首先给予足量的阿片类药物,以达到有效镇痛的血药浓度,然后间断规律小剂量给药,以维持稳定的最低有效镇痛血药浓度。

阿片类药物的镇痛机制是激动中枢神经系统或外周的阿片受体而产生镇痛作用。阿片类药物作用于全身镇痛的给药途径有:口服给药,直肠给药,透皮给药,舌下黏膜给药及皮下、肌内、静脉注射或连续给药。传统的给药方式多采用肌内注射间断给药。目前多采用的术后阿片类药物镇痛的方法是患者自控静脉镇痛(PCIA),也可以通过蛛网膜下腔(PCSA)、硬膜外腔(PCEA)和外周神经(PCNA)等途径给药。

阿片类镇痛药的不良反应主要包括恶心、呕吐、便秘、组胺释放、瞳孔收缩、尿潴留和呼吸抑制。在术后镇痛治疗时,最危险的不良反应是呼吸抑制。故对所有用药患者,尤其在术后期间,应监测呼吸频率、深度、模式和脉搏氧饱和度,必要时采用纳洛酮进行对抗。

(三) 其他镇痛药

NSAIDs 及阿片类药物在术后镇痛中应用较多,尤其是后者,但是两类药物也存在各自的不良反应,因此新的镇痛药物也逐渐研制出来,近年来术后镇痛药物如曲马多、可乐定、氯胺酮、利多卡因、右美托咪啶、加巴喷丁等也多有报道,主要是协同镇痛和预防术后慢性疼痛。同时还有一些复合药物逐渐应用于临床,如氨酚羟考酮等(药物作用见相关章节)。

（四）辅助药物

术后镇痛常用的辅助药物作用为防止恶心、呕吐、便秘，因此在镇痛过程中可以合用抗组胺药物，以及缓泻药物等。具体药物包括：甲氧氯普胺、昂丹司琼、托烷司琼、氟哌利多、地塞米松和番泻叶等。

第四节　术后镇痛的方法

一、静脉镇痛

20世纪70年代起，患者自控静脉镇痛（patient-controlled intravenous analgesia，PCIA）被应用于临床，经过几十年的发展被认为是阿片类镇痛药的最佳给药方式。与传统按需镇痛相比，静脉PCA能提供更好的镇痛效果，提高患者的满意度。静脉PCA的药物以阿片类药物为主，适当配合镇静药、止吐药。可用的阿片类药物有阿片类受体激动药吗啡、芬太尼、氢吗啡酮、阿芬太尼、舒芬太尼、美沙酮、羟吗啡酮和阿片类受体激动-拮抗药丁丙诺啡、纳布啡和喷他佐辛。但最常用的是吗啡、芬太尼、舒芬太尼。此外，曲马多、氯胺酮、NSAIDs类药物以及可乐定和右美托咪啶等都可联合阿片类药物用于静脉PCA。为了防止出现术后胃肠道反应，还可以加入5-羟色胺3抑制药等止吐类药物。

二、硬膜外镇痛及蛛网膜下腔给药镇痛

硬膜外镇痛及蛛网膜下腔镇痛可以应用于胸外科手术、腹部手术、盆腔手术以及下肢手术的术后镇痛。硬膜外置管是将导管放置在腰段硬膜外腔或者胸段硬膜外腔，通过导管给予局麻药物或者联合给予阿片类药物的镇痛方式。一项包含了9个随机对照临床研究的汇总分析可见，对于腹部手术的患者，术后72小时硬膜外置管镇痛效果优于静脉镇痛，但两者在住院天数及严重不良事件中没有差异。Meta分析对比结肠癌术后经静脉给予阿片类药物和经硬膜外给予阿片类药物的效果，结果提示：患者自控硬膜外镇痛（patient controlled epidural analgesia，PCEA）明显降低了术后疼痛以及肠梗阻的发生，但皮肤瘙痒、低血压和尿潴留的发生率明显增加。联合应用局麻药物及阿片类药物可以减少每种药物的剂量，同时减少不良反应的发生。

单次蛛网膜下腔给予阿片类药物及局麻药物可以提供24小时以上的镇痛效果。单次蛛网膜下腔镇痛花费时间与硬膜外置管相似，但不需要术后针对硬膜外置管的护理措施，可作为唯一的或辅助的术后镇痛。通常只应用于在蛛网膜下腔麻醉下手术的患者，而在全麻或硬膜外麻醉下手术时，没有必要刻意采用鞘内术后镇痛。注入蛛网膜下腔内的阿片类药物结合于脊髓背角阿片受体发挥作用，突触前阿片受体激活后可通过抑制电压依赖性钙通道，进而抑制P物质（SP）和降钙素基因相关肽（CGRP）等致痛物质的释放；突触后阿片受体激活后，可抑制腺苷酸环化酶，并激活内向整流钾通道，使次级神经元超极化，阻断兴奋性冲动上传。影响阿片类药物作用的一个重要因素是其亲脂性。亲水性阿片类药物（吗啡）起效慢，镇痛时间长；同时，亲水性阿片类药物具有向头端扩散的作用，其副作用，如呼吸抑制、呕吐等发生率较高。亲脂性阿片类药物（芬太尼、舒芬太尼）蛛网膜下腔注射，镇痛起效迅速。由于药物从脑脊液清除快，限制了其向头端扩散及由此所致的呼吸抑制及呕吐等，不良反应发生率较低，更适用于鞘内镇痛。阿片类药物鞘内术后镇痛的单次给药剂量：芬太尼5~25μg；舒芬太尼2~10μg；吗啡0.1~0.3mg。最近的研究表明对于结直肠癌术后患者，单次蛛网膜下腔镇痛联合应用静脉阿片类药物的镇痛效果优于单纯应用硬膜外置管镇痛，同时术后住院时间更短、并发

症的发病率也较低。

虽然硬膜外镇痛在临床研究中有良好的镇痛效果,但由于外科的发展,要求术后早期康复,尤其是骨科患者对早期康复运动的日益重视,同时由于术后抗凝药物的大量应用,使得硬膜外镇痛在管理过程中遇到很多挑战,再加上对硬膜外镇痛低血压、尿潴留、硬膜外血肿/脓肿等并发症的顾虑,硬膜外镇痛在临床上的应用已经越来越少。

三、周围神经阻滞

随着超声和神经刺激定位仪的广泛应用,神经阻滞的准确性有了很大提高,凡是手术创伤部位的支配神经可以被阻滞的,均建议应用,因为周围神经阻滞是镇痛效价比最高、副作用相对少的镇痛方法,如末梢神经浸润阻滞、臂丛神经阻滞、肋间神经阻滞、腰丛神经阻滞等多种方法。多用于大的血管重建、再植手术或关节手术,或用于不适合椎管内麻醉患者(如抗凝患者)的术后镇痛。一般选用长效、毒性低、对运动影响小的局麻药,也可以联合阿片类药物一起使用。阿片类药物和局麻药或可乐定等非阿片类镇痛药联合应用于神经阻滞时,作用时间明显延长,最好是放置导管连续输注药物。这种镇痛方法的优点在于:①简单安全,对术后心血管、呼吸肌、神经内分泌功能影响较小;②减少术后静脉血栓形成和出血可能。缺点是某些神经阻滞的实施有一定难度。

根据手术部位的不同,可以选择不同的周围神经阻滞镇痛。①胸部手术:单次/连续椎旁神经阻滞;肋间神经阻滞。②上肢手术:单次/连续臂丛神经阻滞;桡神经、尺神经或正中神经单独阻滞;指根神经阻滞。③上腹部手术:超声引导下肋弓下腹横肌平面阻滞(transversus abdominis plane block,TAP)。④下腹部手术:经 Petit 三角(也称腰下三角,后面是背阔肌,前面为腹外斜肌,下面为髂嵴)的 TAP。⑤下肢手术:单次/连续腰丛神经阻滞;单次/连续股神经阻滞;单次/连续坐骨神经阻滞;单次/连续收肌管阻滞;隐神经阻滞;闭孔神经阻滞。

四、关节内镇痛及胸膜间局部镇痛

关节内镇痛一般用于膝关节镜检查、手术和肩关节镜检查,1991 年,Stein 首先报道膝关节镜术后关节内注射吗啡能有效镇痛。与肌内注射吗啡相比,关节腔内注入吗啡可明显延长术后镇痛时间。另外。局麻药、NSAIDs、可乐定等也可用于关节腔内镇痛。如注射 0.25% 的丁哌卡因 20~40ml 可迅速止痛,维持时间不少于 4~6 小时。目前认为最佳的选择是联合应用长效局麻药与吗啡。

经皮或术中直视下将导管置入壁层和脏层胸膜间,注入局麻药,通过逆向弥散机制使局麻药进入胸膜下的薄层肌肉,阻滞单侧多数肋间神经、胸膜上的神经末梢、胸膜内交感神经链以及内脏神经,镇痛效果好,操作简单,副作用少。一般建议使用 0.125%~0.5% 丁哌卡因 20ml,注药后 15~30 分钟完全镇痛,可持续 6~8 小时,以后每 6~8 小时重复给药,也可连续输注给药。局麻药可能大部分因负压吸引丢失,且胸膜间扩散可能因术侧肺活动减弱而受限,故此法不适用于开胸手术后镇痛。

五、非药物镇痛

(一) 经皮电刺激

经皮电刺激疗法具有镇痛作用(见第七章),应用于急性术后疼痛有一定疗效,作为多模式围术期镇痛可增加镇痛药的效果。TENS 产生镇痛作用的机制可能与调节脊髓伤害性冲动、激动内源性脑啡肽与 5-羟色胺的作用有关。TENS 的优点是操作简便、无创和无全身不良反应。

（二）针刺疗法

针刺疗法不仅可以治疗疾病和缓解急慢性疼痛，对缓解急性术后疼痛也有一定效果。其镇痛作用的神经生理学机制与 TENS 相似。中国传统医学认为针灸是通过疏通经脉等，使机体血气疏通而产生止痛效果。针刺镇痛的器材简单，操作容易、安全，费用低廉。

（三）心理治疗

如前所述，疼痛的伤害性刺激引起一种复杂的不愉快感觉与情感体验。疼痛的感受与人的心理因素有关，认知行为和行为学治疗能有效缓解疼痛。围术期患者的心理状态，如对手术麻醉的认知会引起心理应激，可成为影响术后疼痛的因素之一。因此，术前、术中采用区域阻滞麻醉的清醒患者和术后患者都应贯彻心理治疗，医师应关爱患者，做好解释工作，安慰和鼓励患者，消除患者恐惧心理和焦虑情绪。

（四）其他

冷、热敷是临床中常用的两种物理治疗方法。冷疗法的作用：冷刺激可增加人体交感神经对血管收缩的冲动，使小动脉收缩，毛细血管通透性减少，从而使渗出减少；冷刺激可以抑制组织细胞的活动，降低神经末梢的传导速度，使其敏感性降低。热疗法的作用：热可降低痛觉神经的兴奋性，以提高疼痛感阈值，加速组胺等释放痛的物质运动，消除水肿，使肌肉、肌腱等组织松弛，从而缓解疼痛。如何选择冷热敷，时间很关键。一般炎症初期适宜冷敷，而在不存在出血及渗血的情况下可以热敷。

第五节　术后疼痛的管理

一、目　标

急性疼痛管理的目标是要达到：①最大限度地镇痛（术后即刻镇痛，无镇痛空白期；持续镇痛；避免或迅速制止突发性疼痛；防止转为慢性痛），改善患者的生活质量。②最小的不良反应，尽快达到出院的标准。③最佳的躯体和心理功能（不但安静时无痛，还应达到运动时镇痛），促进患者机体的恢复和功能的改善。④最好的患者满意度。

二、管理模式和运作

有效的术后镇痛应由团队完成，成立全院性或以麻醉医师为主，包括外科医师和护士参加的急性疼痛管理组（acute pain service，APS）能有效提高术后镇痛质量。APS 工作范围和目的包括：①治疗术后痛、创伤和分娩痛，评估和记录镇痛效应，处理不良反应和镇痛治疗中的问题。②推广术后镇痛必要性的教育和疼痛评估方法，既包括团队人员的培养，也包括患者教育。③提高手术患者的舒适度和满意度。④减少术后并发症。

良好的术后疼痛管理是保证术后镇痛效果的重要环节，在实施时应强调个体化治疗。APS 小组不但要制订镇痛策略和方法，还要落实其执行，检查所有设备功能，评估治疗效果和副作用，按需作适当调整，制作表格记录术后镇痛方法、药物配方、给药情况、安静和运动（如咳嗽、翻身、肢体功能锻炼)时的疼痛评分(VAS 或 NRS 法)、镇静评分及相关不良反应。

三、术后镇痛患者的监护

由 APS 小组麻醉护士负责手术后镇痛的随访,及时了解镇痛效果和不良反应并记录。作为第五生命体征,以及术后并发症,病房护士也应该对患者的疼痛进行常规访视。

常见副作用的处理原则、镇痛药物、给药途径及给药方案参见中华医学会麻醉学分会制定的《成人手术后疼痛处理专家共识》(2014)。

四、术后镇痛宣传

到病房巡视时应主动向患者,家属及医护人员宣传镇痛,介绍有关疼痛治疗的知识。与各科室主管医师、护士长保持联系,随时交流术后镇痛治疗情况,征求病房意见,改进工作。

(冯　艺)

第十六章 | 分娩镇痛

分娩疼痛可以影响分娩进程,对母体和胎儿也会产生非常复杂的影响。产妇感受分娩疼痛存在较大的个体差异,绝大多数女性将分娩疼痛描述为特别严重、可能是毕生经历的最严重的疼痛。如何能使产妇在没有痛苦的情况下完成分娩过程,安全诞生新的生命,人们进行了长期的探索与研究。分娩镇痛是指采用一种或多种措施减轻甚至消除分娩时的疼痛。关于分娩镇痛方法的选择,必须兼顾母亲和胎儿的安全,应尽可能避免对胎儿和正常产程产生不良影响。

理想的分娩镇痛方法和药物应具备以下条件:①对母婴影响小,镇痛药物对母婴均无毒性反应;②药物极少通过胎盘,不会造成胎儿宫内窘迫;③不影响宫缩和产妇运动,不会延长产程和导致产后出血;④易于给药,起效快,作用可靠,满足整个产程镇痛的要求,方法简便;⑤产妇清醒合作,可主动参与分娩过程;⑥必要时可满足剖宫产手术的需要。

分娩镇痛方法分为四类:①非药物镇痛,如心理助产、水疗和水中分娩、经皮电刺激等;②全身药物治疗,又分静脉和吸入药物;③椎管内阻滞;④其他区域麻醉技术,如宫颈旁阻滞、腰交感阻滞等。目前椎管内阻滞是分娩镇痛最安全且效果确切的方法。

第一节 分娩疼痛的机制

一、分娩疼痛有关的神经分布

子宫受交感和副交感神经支配,子宫体和子宫颈受不同神经支配。子宫体的交感运动神经纤维来自脊髓 $T_{5\sim10}$,节前纤维在邻近的交感神经节内交换神经元,节后纤维参与组成腹腔主动脉前神经丛和腹下神经丛,最后在子宫颈旁形成骨盆神经。子宫体的交感神经感觉纤维经过骨盆神经丛、腹下神经丛、主动脉神经丛进入腰段和下胸段交感干,最后沿 $T_{11}\sim L_1$ 脊神经进入脊髓。

子宫颈的运动和感觉主要由 $S_{2\sim4}$ 副交感神经传导,在子宫的两侧和后方,后支与来自骨盆神经丛的交感神经汇合而形成子宫阴道神经丛和子宫颈大神经。阴道上部的感觉由 $S_{2\sim4}$ 副交感神经传导,阴道下部则由 $S_{2\sim4}$ 脊神经前支组成。所以分娩镇痛时,神经阻滞的范围应在 $T_{10}\sim S_4$ 之间,如果神经阻滞的范围超过 T_{10},则有可能削弱宫缩,影响产程。

二、分娩痛的发生机制

分娩疼痛是伴随产程的开始和进展出现的。产程开始的标志为规律宫缩(间隙一般 5~6 分钟,持续 30~40 秒,宫内压力会在基础值上增加 20~30mmHg),伴有宫颈的扩张及胎先露的下降。产程分为三个阶段:第一产程从规律宫缩开始至宫颈口完全扩张,初产妇平均 10 小时左右;第二产程为宫口开全至胎儿娩出,初产妇一般不超过 2 小时;第三产程为胎儿娩出至胎盘娩出,正常不超过 30 分钟。

（一） 第一产程中的分娩痛

第一产程中,疼痛来自子宫收缩和宫颈扩张。子宫收缩时,宫内压升高（可达 35 ~ 50mmHg）,子宫韧带和腹膜受到牵拉,子宫壁血管暂时受压闭塞,周围组织暂时性缺氧、缺血。这些都随宫缩加剧而引起强烈的痛感,并按下述途径传回中枢:子宫经 Aδ 及 C 纤维沿交感神经通路→盆腔、下中及上腹下神经丛→腰交感神经链→T_{10} ~ L_1 的白交通支和这些神经的后根进入脊髓→上传至丘脑及大脑皮质。疼痛部位主要发生在下腹部和腰部,有时放射到髋部、骶部或沿大腿向下传导,随产程进展,疼痛加剧,在宫颈扩张到 7 ~ 8cm 时疼痛最剧烈。

（二） 第二产程中的分娩痛

此期中的痛觉系盆底及会阴组织的扩张以及先露部分继续下降,子宫体的收缩及子宫下段的扩张,两者相叠加所致。子宫的痛觉仍经 T_{10} ~ L_1 传递;膀胱、腹膜、尿道、直肠等盆腔内器官的压迫或牵引痛则经骶神经节传递。压迫腰骶神经丛的神经根本身即可表现为下腰部或腹部的疼痛,而牵拉会阴的痛觉则由耻神经（S_{2-4}）、股后侧皮神经（S_{2-3}）、生殖股神经（L_{1-2}）,以及腹股沟神经（L_1）传导。

第三产程时,宫内压下降,会阴部牵拉消失,产妇感到突然松懈。分娩期疼痛的传导通路和机制见表 16-1。

表 16-1　分娩期疼痛的传导通路和机制

痛觉起源	机制	传导通路	疼痛部位
子宫体和子宫颈	旋转、牵拉、撕裂肌纤维	1. 沿交感神经进入 T_{10} ~ L_4 脊神经节段 2. T_{10} ~ L_1 交通支放射到脊神经后支的浅支	上腹部 腰背部
子宫周围组织	胎位不正或扁平骨盆	腰骶丛 L_5 ~ S_1（盆腔内脏神经）	腰腹部
腰骶部	先露的挤压	S_{2-4}	放射至会阴
膀胱、尿道、直肠	撕裂、扩张	耻神经（S_{2-4}）	无痛
阴道、会阴		生殖股神经（L_{1-2}） 髂腹股沟神经（L_4） 脊神经后股皮支 大腿部分神经（S_{2-3}）	各相关支配区

三、分娩痛的特征及其对母体的影响

（一） 分娩痛的特征

分娩痛是指正式临产后,由于宫缩和宫颈扩张、盆底及会阴组织的扩张所致的产痛。临床表现为宫缩时患者感到腹痛,特别是耻骨上区疼痛显著,伴有腰痛、骶尾部痛。宫缩间歇期疼痛缓解,子宫下段不应有压痛。疼痛的刺激主要出现于第一产程和第二产程。在第一产程,宫缩导致宫颈管消失和宫颈口扩张,产生内脏痛,疼痛集中于下腹部,可能还伴有后背痛。第二产程主要表现为躯体痛,集中于会阴部,由胎儿通过骨性骨盆和产道引起,并伴有排便、屏气用力的感觉和动作,此时宫口已开全,需患者清醒合作,运用腹压娩出胎儿。分娩镇痛的目的就是在不影响母体和胎儿安全的情况下减轻孕妇产程中的痛苦。

（二）分娩痛对母体和胎儿的影响

1. 使产妇焦虑、恐惧。

2. 血中肾上腺皮质激素和儿茶酚胺增加,肌肉痉挛,过度通气,低碳酸血症,均可使子宫血流量减少达 25%,影响胎儿心率,导致氧离曲线左移,供氧能力降低 23%,同时耗氧量增加,使母体和胎儿发生酸中毒和低氧血症。分娩痛对母体及胎儿的影响见图 16-1。

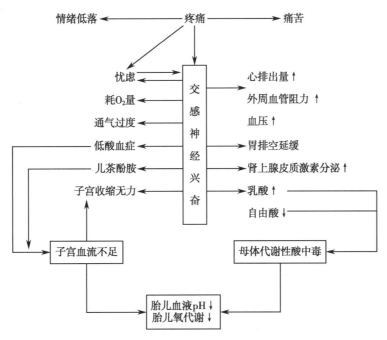

图 16-1　分娩痛对母体及胎儿的影响

第二节　分娩镇痛对母体的影响

镇痛方法不同,其作用机制对母体的影响各有差异。

1. 治疗剂量的局部麻醉药并不影响宫缩。若将局部麻醉药误注入血管时则会使子宫收缩加强。

2. 镇痛剂量的哌替啶不抑制宫缩,有时因用药后产痛减轻,反而使宫缩有所增强。但过早使用大剂量镇痛药可使宫缩潜伏期延长,在宫缩活跃期给予过多的镇痛药如静脉注射哌替啶 100mg,也可使宫缩减弱或延缓宫颈扩张,从而延长第一产程。哌替啶易于通过胎盘,对新生儿有一定抑制作用,抑制程度与用药剂量、给药时间显著相关。在胎儿娩出前 1 小时以内或 4 小时以上给予常规剂量的哌替啶是安全的。吗啡的镇痛作用是哌替啶的 10 倍,母体用药后,产妇会出现头晕、恶心、呕吐和新生儿呼吸抑制等副作用,故当前分娩时吗啡的使用已非常少见。

3. 椎管内麻醉的平面如不超过 T_{10} 节段,对宫缩可无影响或短暂影响;如平面超过 T_5,则宫缩减弱,频率减慢;在进入宫缩活跃期前使用椎管内麻醉可使潜伏期延长;过早使用麻醉使盆腔肌肉松弛,可能影响胎头的俯仰和旋转而延缓胎头下降。用硬膜外间隙阻滞镇痛,第二产程往往延长,主要是麻醉后产妇失去下屏感,更因腹肌和肛提肌松弛,使产妇的下屏力明显减弱所致。现有研究表明,实施有效椎管内镇痛的产妇第二产程可以延长 1 小时。

4. 全身麻醉药氟烷、恩氟烷和异氟烷等均有宫缩抑制作用,深麻醉时尤为明显。用催产素拮抗全身麻醉药所致的宫缩抑制作用仅对浅麻醉有效,对深麻醉则效果不明显。深麻醉也可增加产后出血。七氟烷是临床全麻时吸入诱导麻醉使用最广泛的挥发性卤代类麻醉药。初步研究发现,间断给予七氟烷镇痛有一定的临床应用前景。氧化亚氮对呼吸道无刺激性,作用迅速,苏醒也快,对产妇呼吸及循环系统无显著抑制作用,对子宫及胎儿无影响。

第三节　分娩镇痛对胎儿和新生儿的影响

一、药物代谢与胎盘屏障

各种麻醉性药物通过胎盘的量和速度受多种因素影响,药物的脂溶性越高,离子化程度越低,母血与胎盘间的药物浓度差越大,越容易通过胎盘屏障。药物分子量大小也影响通过的速度和量,分子量为 100~350Da 的能很快通过,350~1000Da 的能缓慢通过,大于 1000Da 的只能少量缓慢通过。此外,胎盘的面积和厚度也在一定程度上影响药物的通过,去极化和非去极化肌松药因其脂溶性低,离子化程度高,只能微量缓慢地通过。

镇痛药哌替啶能很快通过胎盘,母体肌内注射后 2 小时在胎血内的浓度达到高峰,以后逐渐降低。静脉注射后仅数秒钟就能在胎血中出现,6 分钟在母血与胎血之间达到药物平衡。

局部麻醉药中,常用的普鲁卡因、利多卡因、甲哌卡因、丙胺卡因、布比卡因等都能通过胎盘屏障,但程度各不相同:普鲁卡因进入体内后水解较快,大部分能在胎盘内被破坏,临床应用比较安全;丙胺卡因扩散力很强,能大量通过胎盘屏障,已极少用于产科麻醉;反之,布比卡因的扩散力很低,而利多卡因与甲哌卡因的扩散力则介于两者之间。椎管内分娩镇痛中局麻药主要应用利多卡因、布比卡因、罗哌卡因。

全身麻醉药中的氧化亚氮、氟烷、恩氟烷、七氟烷和硫喷妥钠等都能不同程度地通过胎盘屏障进入胎儿循环,深麻醉或长时间麻醉后,都能抑制产妇和胎儿的呼吸和循环功能。所以,除剖宫产外,在分娩镇痛中应尽可能少地采用全身麻醉。

二、麻醉性镇痛药对胎儿的影响

1. 绝大多数镇痛药和麻醉药都具有中枢抑制作用,而且或多或少能通过子宫胎盘屏障进入胎儿的血液循环:①直接抑制胎儿的呼吸中枢或循环中枢;②使产妇发生缺氧、低血压或高碳酸血症,进而影响胎儿。因此在给药时必须慎重考虑用药剂量、给药时间以及胎儿和产妇的全身情况。如果胎儿是在药物抑制作用的高峰时期娩出,就有可能发生新生儿窒息。

2. 新生儿离开母体后,必须经过自体的代谢来排泄已经进入血液的药物,才能从呼吸或循环抑制中恢复过来,特别在早产儿,因肝脏代谢药物的能力尚差,呼吸的启动和维持都将受到一定影响。

3. **麻醉对子宫血流量的影响**　麻醉药能通过多种途径影响子宫血流量,如改变子宫-胎盘循环对疼痛刺激的反应;影响子宫血管收缩或舒张而改变子宫动静脉间的灌注压差;改变宫缩的强度而影响子宫血管的阻力等。各种常见产科麻醉药对子宫血流量的影响如下。

(1) 局部麻醉药:治疗剂量的局部麻醉药对子宫血流量并无影响,但如将局部麻醉药直接推注入静脉使母血内浓度明显升高,则随着子宫、子宫血管收缩,子宫血流量可明显下降。

(2) 镇痛药:常规剂量的哌替啶对子宫血流量并无影响,但当使用剂量较大时,往往因产妇呼吸受到抑制,产生缺氧和二氧化碳潴留,进而影响子宫血流量。

（3）全身麻醉药：许多全身麻醉药，如硫喷妥钠、恩氟烷等均能在深麻醉时引起产妇低血压而减少子宫血流量。

（4）其他药物：儿茶酚胺能使子宫血管收缩而减少子宫血流量。无论内源性的（如产痛和恐惧时分泌的去甲肾上腺素）或外源性的（如加于局部麻醉药内的肾上腺素），只要它们在血液内达到一定的浓度，即能使子宫血流量明显降低。

在治疗产妇低血压而使用升压药时，不宜采用强烈的血管收缩药，如甲氧明、血管紧张素、去甲肾上腺素等，以免引起子宫血管强烈收缩。相反，麻黄碱、去氧肾上腺素、间羟胺等的子宫血管收缩作用不强，临床用量不致影响子宫血供。

第四节　分娩镇痛的方法

所有缓解疼痛的手段都有其局限性，而且没有一种是无风险的。分娩镇痛（labor analgesia）方式的选择，必须综合考虑镇痛技术的获益和风险、认真评估患者和产科情况、备有适当的复苏设备和药物。另外，了解产妇对镇痛的期望值也非常重要。

一、椎管内神经阻滞分娩镇痛

目前，所有分娩镇痛方法中，椎管内神经阻滞较为安全有效。椎管内神经阻滞包括硬膜外阻滞、蛛网膜下腔阻滞、腰-硬联合阻滞（combined spinal-epidural analgesia，CSEA），以及持续蛛网膜下腔微导管镇痛。硬膜外镇痛和腰-硬联合镇痛是最安全、有效的分娩镇痛方式。

（一）硬膜外阻滞

1979年，Revil在首届全欧产科麻醉会议上确认硬膜外阻滞是产科镇痛最有效的方法。产科硬膜外阻滞镇痛要求其对母婴毒性低，起效快，作用时间长，对阴道神经阻滞弱，以阻滞脊髓节段 $T_{10} \sim L_1$ 为宜。大量的临床研究证明，硬膜外阻滞用于分娩镇痛具有以下优点：①效果确切；②分娩镇痛阻滞平面在 T_{10} 以下，无全麻时误吸的危险；③可满意消除分娩痛对机体的影响；④应用低浓度局麻药可镇痛而不影响躯体运动神经；⑤在方法得当的情况下并发症少；⑥若产妇需行剖宫产，麻醉非常方便；⑦产妇意识清楚，胎儿娩出对产妇精神具有明显鼓舞作用。

1. **适应证**　主要用于第一产程、第二产程的分娩镇痛以及剖宫产或产钳的镇痛，适用于：①宫缩较强和产痛特别剧烈者；②产妇有心血管病或肺部疾患不宜过多屏气者；③痛阈较低的初产妇；④宫缩过强导致胎儿窘迫的产妇。

2. **禁忌证**　不宜采用硬膜外阻滞镇痛者包括：①原发性或继发性子宫收缩乏力；②产程进展缓慢；③失血较多；④已用过大量镇痛药者；⑤凝血功能异常的产妇及存在其他椎管内麻醉禁忌证的产妇；⑥产妇拒绝椎管内穿刺。

3. **操作技术**　阻滞方法以双管法为好，能缩小阻滞范围，以免影响宫缩和产妇血压，即在 $L_{2\sim3}$ 和 $L_{4\sim5}$ 间隙各置1管，高位管向上置入，低位管向下置入。第一产程进入活跃期后从高位管注入 $0.25\% \sim 0.5\%$ 布比卡因约5ml，阻滞 $T_{10} \sim L_2$ 脊神经，以消除宫缩痛。进入第二产程改从低位管注药，使会阴无痛，骨盆底和产道松弛。单管法即一点穿刺置管，多选择 $L_{2\sim3}$ 或 $L_{3\sim4}$ 间隙向头侧置管。

4. **硬膜外阻滞的用药**　利多卡因、氯普鲁卡因、罗哌卡因、布比卡因等皆可应用。用Scanlon计分法测定局麻药对胎儿的影响，其结果表明，在硬膜外阻滞下出生的新生儿中均有不同程度的神经肌肉功能和肌肉张力的改变，而这种副作用与所用的麻醉药是否容易通过胎盘,是否能与母体蛋白大量结合以及在新生儿的半衰期长短有关。据此,近年来的研究结果(表16-2)表明,在产科麻醉中选用布比卡因和氯普鲁卡因较为安全。布比卡因与母体蛋白亲和力强,蛋白结合率高达92%,通过胎盘的药物少(21%),镇痛作用强而运动神经阻滞轻,作用时间长,对宫缩和产程无明显影响,对母儿影响轻微,为分娩镇痛的首选局麻药。剖宫产时,常选用1.5%利多卡因、0.5%布比卡因。麻醉平面宜控制在T_{10}以下。若单纯用于镇痛,则要降低局麻药的浓度和剂量。常用0.125%~0.25%布比卡因。随着局麻药的更新,一些新型局麻药也逐渐应用于分娩镇痛中,如罗哌卡因、左旋布比卡因等,它们具有共同的特点,即感觉运动阻滞分离,镇痛效果好,运动阻滞轻,毒性相对小。罗哌卡因是一种新型长效酰胺类局麻药,与布比卡因是同系物。布比卡因是外消旋混合物,罗哌卡因是S-同分异构体。同分异构体的毒性比外消旋混合物弱,感觉阻滞选择性更高。罗哌卡因运动-感觉分离程度比布比卡因更大,心血管系统和中枢神经系统毒性之间的安全空间更大,因此非常适于产科患者应用。

表16-2 产科常用局麻药及其药理学参数

药物	代谢器官	母/胎血药物浓度比例	与母体血浆蛋白结合率	平均半衰期	
				母体内	新生儿体内
布比卡因	肝	4:1	95%	5小时	<2小时
利多卡因	肝	2:1	50%	1.6小时	3~4小时
甲哌卡因	肝	3:2	65%	1.9小时	8~9小时
氯普鲁卡因	血浆		迅速在血浆内分解	21秒	43秒

5. 连续硬膜外输注稀释的局麻药及阿片类药物 是硬膜外分娩镇痛的一项改良方法。其优点为镇痛效果优于单独应用局部麻醉药,镇痛平面恒定,局部麻醉药总剂量和血药浓度降低,运动神经阻滞较轻,对母婴双方均很安全。常用的复合制剂:0.0625%~0.125%布比卡因或0.08%~0.2%罗哌卡因加上1.5~3μg/ml的芬太尼或舒芬太尼0.2~0.33μg/ml,加用或不加用肾上腺素,采用硬膜外镇痛泵常以8~12ml/h的速度持续输注。

6. 患者自控硬膜外镇痛(patient-controlled epidural analgesia,PCEA) 已经成为分娩镇痛的常用方法之一。其优点如下:最大限度地减少药物用量,便于患者自行给药,减少了医务人员的工作量。该方法使产妇在分娩过程中有良好的自控感和自尊感。PCEA设定单次给予小剂量稀释的镇痛药物,设置合适的锁定时间及小时限定量,在麻醉医师的定期访视指导下使用相当安全。关于PCEA在设定了单次给药(bolus)后是否设定背景输注仍存在争议。虽然使用背景输注会增加药物用量,但同时可以实现更平稳、更满意的阻滞。

7. 注意事项 在妊娠后期,因产妇腰椎发生代偿性前屈,胸腰段弯度增大,施行腰麻时麻醉药容易向胸段扩散而造成平面过高。此外,子宫压迫下腔静脉后硬脊膜外间隙静脉充血,使硬脊膜向内推移,蛛网膜下腔容积缩小,麻醉药扩散范围相应扩大,故脊麻用药量应较非孕妇减少1/3~1/2。同样,因被充血的静脉丛侵占,硬脊膜外间隙缩小,麻醉药的扩散范围也相对扩大,硬膜外阻滞时,用药量亦应减少1/3左右。

硬膜外阻滞用于分娩镇痛需注意以下几方面:①穿刺时取左侧卧位,避免压迫下腔静脉;②开放静脉,必要时给药和防止出现低血压;③局麻药与催产素同时应用易引起胎儿并发症,必须要待局麻药注入后15分钟方可持续静滴催产素;④有先兆子宫破裂者,禁用硬膜外间隙阻滞镇痛法。

8. 硬膜外间隙注射局麻药的缺点 ①起效慢;②局麻药浓度高时,会引起运动神经阻滞而增加器械分娩的发生率;③可能会造成运动阻滞;④存在一定的失败率。

（二） 蛛网膜下腔阻滞

蛛网膜下腔可单次给药，多给予脂溶性阿片类药物或者阿片类药物联合一种长效酰胺类局麻药。该方法的优点在于起效快、方法简单，但是作用时间短，作用时间上不能与整个产程相匹配，常作为腰-硬联合镇痛技术的一部分。

（三） 连续蛛网膜下腔微导管阻滞

麻醉医师可以通过蛛网膜下腔置入导管，通过间断单次推注或持续输注给予局麻药和阿片类药物进行持续镇痛。采用 28～30G 微导管将药物注入蛛网膜下腔，可以获得持续有效的镇痛。该方法可以弥补单次蛛网膜下腔阻滞的不足，避免低血压和运动神经阻滞，减少全身副作用；但是该方法对导管要求高，在置管期间有可能造成神经并发症，如马尾综合征。美国 FDA 在 1992 年已禁止<24G 的导管应用于临床。1996 年，Spinocath 导管逐渐使用于临床。

（四） 蛛网膜下腔-硬膜外联合阻滞（CSE）

最早的 CSE 采用两点穿刺法，先于一间隙行硬膜外穿刺置管，然后于另一间隙行蛛网膜下腔阻滞。现在应用 CSE 联合穿刺装置（needle-through-needle technique），可于一个间隙完成上述两项操作。方法如下：选取腰椎间隙，行常规硬膜外穿刺，确认成功后将微创腰麻针经硬膜外穿刺针管腔刺入蛛网膜下腔；蛛网膜下腔穿刺成功的标志为有脑脊液流出，然后将所需药物缓慢注入蛛网膜下腔，退出腰麻针，行硬膜外置管。

该方法无论对于分娩早期或晚期的产妇都可提供良好的镇痛，既有蛛网膜下腔镇痛，又有硬膜外置管的优越。相比传统的硬膜外镇痛，产妇对 CSE 疼痛控制更加满意，这可能归功于其起效迅速和失败率低。

CSE 的用药：方案为局麻药和某种阿片类药物的联合，如果单独应用脂溶性阿片类药物不能满足第二产程的分娩镇痛，可以复合小量局麻药，如 2.5～5μg 舒芬太尼+2.5mg 布比卡因。这样既可以提供不伴运动阻滞的即时镇痛，又可以提供更长的镇痛时间，即"可行走"的分娩镇痛。然而许多产妇一旦舒适后，宁愿卧床休息也不愿下地活动。尽管行走本身对产程和分娩结局的影响仍无定论，然而很强的运动阻滞会降低自然阴道分娩的概率。"可行走"分娩镇痛的目的是：镇痛阻滞最大化，运动阻滞最小化。

CSE 并发症和副作用：CSE 相对安全，但也存在一定的并发症和副作用。如皮肤瘙痒（皮肤瘙痒多由脂溶性阿片类药物引起，但通常瘙痒程度轻，持续时间短，无需治疗）、恶心/呕吐、低血压、尿潴留、子宫易激惹（uterine hyperstimulation）、胎心减慢、产妇呼吸抑制（多由阿片类药物引起，发生突然；故用药后应当常规监测产妇呼吸状况，不少于 20 分钟）、腰麻后头痛（由于采用微创腰麻穿刺针，故发生头痛的概率明显降低，小于 1%）。

由于 CSE 穿刺设备的特殊设计，硬膜外穿刺时意外地穿破硬脊膜的概率相对普通硬膜外穿刺低。因为 25G 的腰麻针远远细于硬膜外导管，CSE 操作时放置硬膜外导管误入蛛网膜下腔的概率几乎为零。

（五） 骶管阻滞

通过阻滞骶神经使产道和骨盆底松弛，外阴和会阴部痛觉消失，但不能消除宫缩痛，适用于第二产程。

骶管阻滞是经骶裂孔穿刺，产妇可采取侧卧位，从尾骨尖端沿中线向头端方向触摸，成人在距离尾骨尖约 4cm 处可触及一个近似菱形的凹陷，即为骶裂孔。在骶裂孔两旁触摸到骶角,两骶角连线中点即为穿刺点。用 6 号短穿刺针,从穿刺点进针,与皮肤成 60°~90°角方向刺入,穿过骶尾韧带时有明显的突破感,是穿刺针进入骶管的重要标志,如回抽无血或脑脊液,可注入 1%~1.5% 利多卡因 10~15ml,约 10 分钟起效。

骶管阻滞用于产科镇痛的缺点主要包括:①骶管阻滞一般仅阻滞骶段神经,所以只适用于第二产程;②裂孔解剖异常多,穿刺困难增加,易增加污染的机会;③在产程的晚期穿刺有误伤胎头和直肠的危险。

为克服单纯硬膜外或骶管阻滞的一些缺点,曾有人主张联用两种区域阻滞方法,在第一产程中采用腰部硬膜外给药,第二产程中采用骶管给药,不仅能减轻椎管内镇痛对产程的不良影响,而且对各产程均有效。

(六) 椎管内阻滞对子宫收缩及辅助肌肉的影响

子宫收缩是胎儿娩出的主要动力,因此分娩镇痛对子宫收缩力的影响一直是人们关注的重点。采用低浓度局麻药行椎管内阻滞虽然对运动神经无明显影响,但对子宫收缩力可能有一定影响。临床观察发现,硬膜外给局麻药(特别是首剂)后子宫收缩力会出现一定程度的下降,其下降的程度和局麻药的浓度、剂量以及给药的快慢都有一定关系。硬膜外镇痛对子宫收缩力影响的机制还不十分清楚。如前所述,子宫节律性收缩是由前列腺素等一系列激素引起的,但目前还没有研究显示椎管内阻滞会影响前列腺素等的分泌。一般认为,分娩时子宫收缩主要是各种激素引起的自律性收缩,但同时也受神经的调节,骨盆神经丛分出的交感神经(主要是 T_{12}~L_2)支配子宫的肌肉活动,分娩时可引起子宫收缩。低浓度局麻药虽然不能阻滞较粗的运动神经纤维,但却能阻滞无髓鞘的交感神经纤维。因此,硬膜外镇痛对子宫收缩力的影响可能和阻滞 T_{12}~L_2 交感神经有关。需要指出的是,尽管椎管内阻滞可能对子宫收缩存在一定程度的影响,但并不妨碍椎管内阻滞在分娩镇痛中的广泛应用,因为子宫收缩力减弱完全可以用催产素来纠正。临床研究已证明,椎管内阻滞所致子宫收缩力减弱完全可以用催产素来代偿。腹肌、膈肌及肛提肌等辅助肌肉在分娩过程中也发挥着重要作用。目前局麻药多选择罗哌卡因或布比卡因,浓度为 0.075%~0.125%,再复合一定剂量的阿片类药物(如芬太尼 1~2μg/ml)。在此浓度范围之内,既能阻滞支配痛觉的感觉神经,又对运动神经无明显影响。因此,椎管内阻滞对腹肌、膈肌及肛提肌等辅助肌肉的收缩无明显影响。

(七) 椎管内阻滞对分娩方式的影响

大规模的临床研究已经证明,椎管内阻滞即使影响分娩的第一、二产程,但不影响自然分娩、器械助产以及剖宫产的发生率,对母婴无影响,是一项安全、有效的分娩镇痛措施。

(八) 分娩镇痛的管理

麻醉医师在分娩镇痛的管理中起着非常重要的作用,不仅要保障母婴的安全,还要参与分娩的过程。

1. 积极预防椎管内阻滞可能的并发症(如低血压、全身中毒反应、脊髓高位麻醉等),在心理、物质、技术和人员上做好充分的准备,完善分娩镇痛的各项规章制度。

2. 在保证产妇满意镇痛的前提下,使用最低浓度的局麻药(如罗哌卡因等),尽量减少对分娩辅助肌肉的影响。

3. 加强对椎管内阻滞后产妇和胎儿的观察与监测,积极预防和处置可能的并发症。

4. 积极的产程管理。

二、静脉给药分娩镇痛

在当前临床实践中,椎管内镇痛是分娩镇痛最有效的镇痛方法。然而,由于种种原因,全身用药分娩镇痛在世界许多地方仍被使用。

产程中是否应用药物镇痛,应根据具体情况而定,做到有指征、有目的地合理用药,尽量减少不必要的药物镇痛。应用药物镇痛的指征如下:①产妇精神紧张、恐惧、忧虑,造成分娩痛剧烈,不能忍受,不配合医务人员实施任何操作;②子宫收缩不协调,影响子宫收缩强度或出现胎心率异常变化;③宫颈口或子宫下段坚硬,影响宫口扩张速度;④产妇血压较高,兼有镇静、降压的目的。

选择镇静止痛药物的原则:①对产妇及胎儿无危害;②对产力无干扰;③不致引起产妇精神状态模糊;④给药方便、迅速。目前普遍应用的药物是哌替啶、异丙嗪、地西泮或是 3 种药物联合应用。

(一) 麻醉性镇痛药

注射镇痛药是消除分娩痛最简单易行的方法。其安全性关键在于药物的适当选择和合理使用(给药剂量和给药时间)。该类药可通过胎盘屏障进入胎儿循环,直接抑制胎儿的呼吸和循环中枢,导致低氧和低血压,进而影响胎儿。

1. **哌替啶** 在产科镇痛中,哌替啶有镇痛和解痉作用,能使宫缩松弛,加强大脑皮质对自主神经中枢的功能调整,调节不协调的宫缩。哌替啶能通过胎盘屏障,母体静脉注射后数秒钟在胎血中出现。肌内注射后第 2 小时在胎血内浓度达到高峰。哌替啶对新生儿呼吸中枢的抑制可能是其分解产物去甲哌替啶的作用,该类产物在胎儿肝脏内形成,衍变需 2 ~ 3 小时。因此,应用哌替啶应严格掌握给药时间和分次小剂量给药,并应避免静脉注射,以免发生胎儿窒息。

2. **吗啡** 镇痛作用强,极易通过胎盘到达胎儿。10 分钟后胎儿血液中浓度即达到平衡,20 分钟后抑制胎儿呼吸功能,因副作用大,目前在产科中已被哌替啶所代替。拮抗镇痛药引起的呼吸抑制,可首选纳洛酮,成人剂量为静脉注射 0.4mg,新生儿为 0.01mg/kg。

(二) 镇静安定药

1. **异丙嗪** 具有镇静、镇痛和抗惊厥作用,可加强麻醉性镇痛药的镇痛作用,减少其剂量。无直立性低血压,不影响宫缩,并对宫颈有松弛作用。该药可通过胎盘,用药后母体和胎儿的血液浓度达平衡约需 15 分钟。

2. **地西泮** 可作为麻醉的辅助药、治疗妊娠高血压疾病的抗痉挛药和剖宫产术的术前用药,不延长产程,不增加新生儿呼吸抑制的发生率。极易通过胎盘,但对新生儿的呼吸功能无明显影响。主要缺点:新生儿体温降低和肌张力减弱;在新生儿体内的半衰期可长达 36 小时以上;可增加新生儿血内游离胆红素浓度,诱发核黄疸等。在分娩镇痛中,不推荐常规使用,只可少量使用,每次肌内注射 2.5mg,总量不超过 10mg。

以上各种全身镇痛、镇静药物和麻醉药物用于无痛分娩时,应注意以下问题:①产妇应一般情况良好,重要器官及功能无损害,无任何妊娠或分娩并发症;②子宫、产道、胎位、胎盘及胎儿发育均无异常,估计胎儿可以从阴道安全分娩;③镇痛时,第一、二、三产程中都需严密监护产妇及胎儿,遇有异常(如呼吸抑制)应立即妥善急救、处理;④估计第二产程于 2 ~ 3 小时内即将结束者,不再给药。

三、氧化亚氮吸入分娩镇痛

氧化亚氮镇痛作用强而麻醉作用弱。25%～50%为镇痛浓度,50%～75%为麻醉浓度。国外普遍采用氧化亚氮与氧气各半混合,在第一产程宫缩时短暂吸入效果极好。其优点为:①短暂吸入不抑制胎儿和宫缩,产妇保持清醒,能配合医务人员的指示;②吸入30～50秒即能产生有效镇痛,停用后作用很快消失;③氧化亚氮有甜味,不刺激呼吸道;④此法简便安全,可由产妇自己操作,要领易掌握。

氧化亚氮镇痛可在宫口开大至3cm以上或产痛比较剧烈时开始。由于氧化亚氮有30～45秒的潜伏期,宫缩又先于产痛出现,故必须在宫缩开始前吸入才能达满意的镇痛效果。氧化亚氮及其他吸入性麻醉药的吸入都需要特殊装置。麻醉气体经面罩进入气道,可由产妇本人或麻醉医师掌握。

四、局部神经阻滞分娩镇痛

（一）宫颈旁阻滞

在两侧阔韧带的基部有来自子宫神经丛和骨盆神经丛的丰富神经分布,在此处注射局部麻醉药能阻滞子宫下段和阴道上段的神经,从而消除宫颈扩张时的疼痛。宫颈旁阻滞可用于第一产程镇痛。在进行宫颈旁阻滞时必须注意以下问题:①不宜穿刺过深;②必须回抽无血后方可注射麻醉药;③阻滞时需连续监测胎心,注完一侧后观察5～10分钟,如胎心无变化再阻滞对侧;④选用较低浓度的局麻药,每次用量不超过10ml。

（二）阴部神经阻滞

阴部神经阻滞常用于第二产程,以解除阴道下部和会阴部的疼痛,也适用于低位产钳和外阴切开术。局部神经阻滞用于分娩镇痛的优点有:①方法简单;②宫颈旁阻滞对第一、二产程均有效,阴部神经阻滞对第二产程有效;③对产力无影响。主要缺点包括:①宫颈旁阻滞可使胎心一过性减慢;②有局麻药中毒的可能;③较其他方法的镇痛效果差。

（袁红斌）

推荐阅读

1. Bocci V, Borrelli E, Zanardi I, et al. The usefulness of ozone treatment in spinal pain. Drug Design, Development and Therapy, 2015(9): 2677-2685.

2. Birkenmaier C, Komp M, Leu HF, et al. The current state of endoscopic disc surgery: review of controlled studies comparing full-endoscopic procedures for disc herniations to standard procedures. Pain Physician, 2013, 16(4): 335-344.

3. 陈红霞. 康复疗法学. 北京: 人民卫生出版社, 2012.

4. 陈孝平, 汪建平. 外科学. 第8版. 北京: 人民卫生出版社, 2013.

5. [美]蔡斯纳特. Chestnut产科麻醉学. 连庆泉, 译. 北京: 人民卫生出版社, 2013.

6. Croft M, Mayhew R. Prevalence of chronic non-cancer pain in a UK prison environment. Br J Pain, 2015, 9(2): 96-108.

7. 邓小明, 姚尚龙, 于布为, 等. 现代麻醉学. 第4版. 北京: 人民卫生出版社, 2014.

8. 冯艺. 疼痛分册(临床麻醉系列丛书). 北京: 北京大学医学出版社, 2010.

9. 葛均波, 徐永健. 内科学. 第8版. 北京: 人民卫生出版社, 2014.

10. 韩济生. 疼痛学. 北京: 北京大学医学出版社, 2012.

11. 黄宇光. 神经病理性疼痛临床诊疗学. 北京: 人民卫生出版社, 2010.

12. Melzack R, Wall PD. Pain mechanisms: a new theory. Science, 1965, 150(3699): 971-979.

13. Mickle AD, Shepherd AJ, Mohapatra DP. Sensory TRP channels: the key transducers of nociception and pain. Prog Mol Biol Transl Sci, 2015, 131: 73-118.

14. Miller RD. Miller's Anesthesia. 8th ed. New York: Churchill Livingstone, 2014.

15. Old EA, Clark AK, Malcangio M. The role of glia in the spinal cord in neuropathic and inflammatory pain. Handb Exp Pharmacol, 2015, 227: 145-170.

16. Ramamurthy MD, Rogers MD, Alanmanou MD. Decision Making in Pain Management. 2nd ed. Elsevier(Singapore) Pte Ltd. , 2009.

17. [美]麦克纳布. 骨关节及软组织疼痛注射治疗. 第3版. 倪家骧, 唐元章, 译. 北京: 人民军医出版社, 2015.

18. 谭冠先. 疼痛诊疗学. 第3版. 北京: 人民卫生出版社, 2011.

19. 张达颖, 章勇, 刘小健, 等. TESSYS技术治疗中央型腰椎间盘突出并椎管狭窄症回顾性分析. 中国疼痛医学杂志, 2015, 21(4): 270-274.

20. 神经病理性疼痛诊疗专家组. 神经病理性疼痛诊疗专家共识. 中国疼痛医学杂志, 2013, 19(12): 705-710.

21. 中华医学会麻醉学分会专家组. 成人术后疼痛处理专家共识. 临床麻醉学杂志, 2010, 26(3): 190-196.

中英文名词对照索引